W0269134

ZUM
25JÄHRIGEN BESTEHEN
DES
UNIVERSITÄTSINSTITUTS
FÜR KREBSFORSCHUNG
AN DER CHARITÉ

AM 8. JUNI 1928

SONDERABDRUCK
AUS DER „ZEITSCHRIFT FÜR KREBSFORSCHUNG"
BD. 27, HEFT 1 UND 2

SPRINGER-VERLAG BERLIN HEIDELBERG GMBH

ISBN 978-3-662-27949-6   ISBN 978-3-662-29457-4 (eBook)
DOI 10.1007/978-3-662-29457-4

Entstehung und Entwicklung des Universitätsinstituts für Krebsforschung an der Charité zu Berlin.

Von

Geheimen San.-Rat Professor Dr. med. **Ferdinand Blumenthal,**
Direktor des Instituts.

Im Jahre 1901 lag auf der Abteilung meines Kollegen *Max Michaelis* in der I. Med. Klinik der Charité eine Patientin mit einer Carcinose des Bauchfells und einem mächtigen Ascites, der wiederholt punktiert wurde und sich ca. alle 14 Tage, später alle 8 Tage erneuerte. In dieser Flüssigkeit fand mein Chef, *Ernst v. Leyden,* merkwürdige Zellen, die er für Amöben hielt, und die er zur Begutachtung *Schaudinn* vorlegte. *Schaudinn,* der beste Kenner der Protisten, erklärte sie als etwas bisher noch nicht Gesehenes und hielt es für möglich, daß sie mit der Krebskrankheit in spezifischer Beziehung ständen. Es kam eine gemeinsame Veröffentlichung zustande, in der diese Amöbe „*Leydenia gemipara Schaudinni*" genannt wurde. *Leyden* hat niemals behauptet, daß diese Amöbe der Krebserreger sei; je mehr er sich mit ihr beschäftigte, desto mehr kam er davon ab, daß es sich um einen spezifischen Erreger des Krebses handelte. Aber diese Studien wurden für ihn Veranlassung, in dem Krebsgewebe und den Ex-und Transsudaten anderer Kranken ebenfalls nach Amöben zu suchen und er glaubte, sie in Einschlüssen von Zellen beim Brustkrebs zu finden, in denen gewisse Punkte sich besonders intensiv rot mit Carmin färbten, so daß er sie wegen dieser leuchtenden Kerne mit *Vogelaugen* verglich. *Leyden* hielt diese zuerst für Parasiten, später auch für Produkte eines Parasiten. Die Vogelaugen wurden von anderer Seite für identisch mit den Plimmerschen Körperchen erklärt, von *Aschoff* u. a. für Degenerationsprodukte der weißen Blutkörperchen. Zahlreiche Züchtungsversuche, welche *Leyden* anstellte, blieben negativ, und als sich zeigte, daß gerade solche Geschwülste, die sehr viel von diesen Vogelaugen enthielten, wie ein Brustkrebs der Katze, nicht übertragbar waren, während die bekannten Mäusecarcinome, die leicht übertragen werden konnten, keine Vogelaugen aufwiesen, wurde *v. Leyden* in bezug auf ihre ätiologische Bedeutung bedenklich[1]. Er war zwar überzeugt davon, daß der Krebs eine parasitäre Erkrankung sei, d. h. daß entweder sämtliche Krebsfälle durch einen

---

[1] Ähnliche Gebilde in den Geschwülsten sind in den letzten Jahren von *Joseph Koch* als blauweiße Zellen beschrieben und für Parasiten erklärt worden.

spezifischen Parasiten hervorgebracht würden, oder daß wenigstens für jede Gruppe ein bestimmter Parasit vorhanden sei. Die große Bedeutung, welche das Urteil eines Klinikers wie *v. Leyden* in der Öffentlichkeit hatte, lenkte die Aufmerksamkeit der Behörden auf diesen Teil der Krebsforschung. Dazu kam, daß auch andere hervorragende Kliniker, wie *Czerny* in Heidelberg, *Ohlshausen* in Berlin und ein Forscher von dem Ansehen *Metschnikoffs* in Paris, ebenfalls für eine infektiöse Entstehung der Krebskrankheit eintraten. Es waren damals in verschiedenen Fürstenhäusern Europas mehrere Krebsfälle vorgekommen. Dadurch hatten diese einflußreichen Kreise sich für die Krebsforschung interessiert. Vorangegangen war England, das ein Krebsforschungsinstitut errichtet hatte und eine Gesellschaft zur Bekämpfung des Krebses gründete. Deutschland war sehr bald gefolgt unter Führung *v. Leydens*, *Kirchners* und *George Meyers*, und das Deutsche Zentralkomitee zur Erforschung und Bekämpfung der Krebskrankheit wurde 1900 gegründet. Wenn also auch der Krebserreger nicht als entdeckt angesehen werden konnte, so hatte doch der Gedanke, daß der Krebs in ähnlicher Weise wie die Tuberkulose bekämpft werden müsse, in den Ärzte- und Laienkreisen festen Fuß gefaßt.

Am 6. Oktober 1910 starb *Ernst v. Leyden* an den Folgen eines schweren Unfalls. *Leyden* hatte sich der Krebsforschung verhältnismäßig spät zugewandt. Von den Rückenmarkskrankheiten ausgehend, führte sein Weg über die Herz-Nieren-Lungen-Stoffwechselkrankheiten, den großen Problemen der Ernährung, zur Entwicklung der physikalischen Heilmethoden. Der Verlauf der Krebskrankheit, die umwälzenden Forschungen der *Koch*schen Schule auf dem Gebiete der Infektionskrankheiten regten in ihm die Meinung an, daß auch der Krebs, der ja durch seine Metastasenbildung, durch die Fiebererscheinungen, durch das unaufhaltsame Siechtum viel Ähnlichkeit mit einer chronischen Infektionskrankheit, insbesondere der Tuberkulose zeigte, in die Gruppe dieser Erscheinungen zu rechnen sei. An seine Krebsabteilung suchte er die Vertreter verschiedener Richtungen zu fesseln. Ich hatte mich damals im wesentlichen mit chemisch-physiologischen Arbeiten unter Leitung meines unvergeßlichen Lehrers *Ernst Salkowski* befaßt und mir wurde die Aufgabe zugewiesen, die chemischen Vorgänge in den Krebsgeschwülsten und bei den Krebskranken zu studieren. *Leonor Michaelis* hatte eben seine bahnbrechenden Untersuchungen auf dem Gebiete der physikalischen Medizin angefangen; aber er trat in das Institut ein als der hervorragende Schüler *Paul Ehrlichs* auf dem Gebiete der Färbemethoden und um die experimentelle Erforschung der transplantierbaren Tumoren zu leiten. An seiner Seite und nach seinem Fortgang betrieb *Carl Lewin* die eigentliche experimentelle Krebsforschung. *Waldemar Löwenthal* war in der Protozoenforschung besonders ausgebildet. *Fritz Meyer* hatte sich durch seine bakteriologischen Arbeiten einen Namen gemacht und war als behandelnder Arzt auf den Krankenbaracken mit den eigentlichen Krebsaufgaben betraut. Sein Nachfolger auf der Krankenstation *Paul Lazarus*, dessen unermüdliche Hingabe für die Krankenbehandlung von *Leyden* in seinen Memoiren besonders hervorgehoben wurde. Er war dann, als *Leyden* infolge eines Unfalls schwer erkrankte, sein Vertreter. Auch die später eintretenden Assistenten hatten fast jeder eine wissenschaftliche Spezialität. Es war für *v. Leyden* charakteristisch, daß er frühzeitig erkannt hatte, daß die Zeiten vorüber sind, wo ein Forschungsgebiet, wie die Krebsfrage, nur einseitig vom klinischen oder morphologischen Standpunkt angegriffen werden dürfe, sondern daß alle Methoden und Richtungen der Forschung Geltung haben müßten. So konnte er nicht Schüler gebrauchen, die nur in verba magistri schworen, sondern er suchte sich durch seine Assistenten zu ergänzen, und es waren für mich die anregendsten Stunden, wenn ich oft noch abends spät in sein schönes Heim in die Bendlerstraße gerufen, stundenlang mit ihm die schwierigen Probleme diskutieren durfte.

Nach dem Tode von *Leydens* wollte man zuerst das Krebsinstitut an das Pathologische Institut angliedern. Als *Orth* dies Anerbieten gemacht wurde, wies er es ohne Zögern zurück. Sein Taktgefühl lehnte es ab, zugleich Direktor des Leichenhauses und einer klinischen Abteilung zu sein. Vielleicht wäre es eingegangen, hätte nicht damals gerade *Emil Fischer*, der berühmte Chemiker, Versuche anstellen lassen mit Selenpräparaten, die im Reagensglase ein starkes Lösungsvermögen für Krebszellen zeigten. Die Versuche, welche auf seine Veranlassung von *Georg Klemperer* im Moabiter Krankenhause an Krebsmäusen vorgenommen wurden, hatten verheißende Resultate ergeben. Man hoffte daher, daß diese Mittel an Menschen aussichtsreich sein würden. Die Krankenstation wurde Professor *Georg Klemperer*, der seine Stellung als Direktor des Krankenhauses Moabit im Hauptamt beibehielt, zur Verfügung gestellt und die Forschungsabteilung durch Anschluß der Parterreräume Luisenstraße 9 auf dem Hof erweitert. Von den *Leyden*schen Assistenten blieb nur Professor *Carl Lewin*. An Stelle von Professor *Paul Lazarus* trat Dr. *Hans Hirschfeld*; die dritte und klinische Assistentenstelle erhielt Dr. *Georg Meidner*. *Klemperer* hat die mit unendlicher Mühe hergestellten verschiedenen Selenpräparate *Fischers* in den nächsten Jahren geprüft und auch in einzelnen Fällen nicht geringe Wirkungen bei dem Rückgang der Tumoren gesehen, aber ein endgültiges günstiges Ergebnis wurde nicht erzielt. Im Jahre 1914 wurden die Versuche von *Klemperer* abgebrochen, und als der Krieg ausbrach, sollte das Institut geschlossen werden. Diese Frage wurde akut, als von den drei Assistenten zwei, Professor Dr. *Carl Lewin* und Dr. *Meidner*, militärisch eingezogen wurden, so daß nur Dr. *Hans Hirschfeld*, dem nunmehr die Behandlung in den Krebsbaracken übertragen wurde, zurückblieb. Von den beiden Baracken, welche für die Behandlung der Krebskranken bestimmt waren, wurde die Männerbaracke für das in der Charité eingerichtete Lazarett in Anspruch genommen. Die Frauenbaracke blieb zur Aufnahme krebskranker Frauen bestehen.

Zum Zwecke der wissenschaftlichen Forschung besaß das Institut, wie *v. Leyden* und ich im Jahre 1903 in den Charité-Annalen beschrieben haben, eine Baracke, die für chemisch-mikroskopische Arbeiten beschränkte, wenn auch damals genügende Räume gewährte; und für die Tierexperimente die Parterreräume in der Luisenstraße 9. Letztere benötigte ich aber jetzt für andere Zwecke und mietete infolgedessen das erste Stockwerk, von dem die Hälfte leer war, die andere Hälfte mir am 1. Oktober 1915 frei gemacht wurde, hinzu. Es bestand die Absicht, die Tierversuche in der Kriegszeit infolge der großen Teuerung des Tiermaterials nur auf das Notwendigste zu beschränken, weshalb die Tiere in den zu diesem Zweck hergerichteten Kellerräumen in der Luisenstraße 9 untergebracht wurden. Die eine Hälfte der ersten Etage in der Luisenstraße 9 wurde zur Aufstellung der wertvollen Präparate des Instituts benutzt und zur Schaffung von Arbeitsplätzen, welche insbesondere auch den Studien über den Pflanzenkrebs dienen sollten.

Um Krankenmaterial zu erhalten, habe ich mich zuerst an die Armendirektion der Stadt Berlin gewandt, damit diese uns die zahlreichen inoperablen Krebsfälle, welche ihrer Obhut anvertraut sind, zur Diagnostik und Behandlung zuführte. Die Anregung wurde von den Armenärzten mit Freude begrüßt, und die Verhandlungen führten nach Genehmigung durch die mir vorgesetzte Behörde zu der Verabredung, daß im Institut dreimal wöchentlich: Montags, Mittwochs und Freitags von 12—1 Uhr eine Sprechstunde für die krebskranken Stadtarmen eingerichtet wurde, in der diese unentgeltlich beraten und behandelt werden sollten. Das am 17. Mai 1915 eröffnete Ambulatorium hatte einen über Erwarten großen Zulauf, so daß der Betrieb bald auf alle Wochentage ausgedehnt werden mußte. Ganz besonderer Dank gebührt dem verstorbenen Direktor der Krankenkassen, *Albert Kohn*, dem ich meine Pläne vortrug, und der sofort die Bedeutung des Instituts für die in Krankenkassen organisierten Krebskranken erkannte und unser Institut zur Behandlung der Kassenkranken zuließ und uns in jeder Weise förderte. Dasselbe freundliche Entgegenkommen fand ich bei seinem Nachfolger, Direktor *Julius Cohn*. Gleichzeitig wurde mit den Universitätskliniken und Polikliniken in der Charité vereinbart, daß wir alle operablen Fälle an die entsprechenden Kliniken abgaben, während uns alle Fälle, welche diese nicht in Behandlung behalten wollten, zugeschickt wurden. Es waren dies insbesondere die nicht mehr operablen Krebskranken, welche die chirurgische Poliklinik aufsuchen, ferner zahlreiche Carcinome der inneren Organe und verjauchte Tumoren, die aus Mangel einer besonderen Behandlungsstätte bisher dem Lichtinstitut der Hautklinik überwiesen worden waren. Dieses konnte aber nur einen kleinen Teil dieser Fälle in Behandlung nehmen, da es auch anderen Zwecken dient.

Die eingeführten Sprechstunden wurden als solche für Krebskranke, Geschwulstkranke und -verdächtige bezeichnet, und zwar deshalb, damit die Kliniken und Ärzte, wenn sie Kranke in unser Institut schicken, nicht mit der Überweisung an das Krebsinstitut dem Kranken schon gewissermaßen die Diagnose mit auf den Weg gaben. Das hat sich sehr bewährt, denn die Kranken kommen meist ohne jede Verängstigung und hoffnungsvoll in unser Institut. Dabei hat sich für mich, der ich heute noch den entgegengesetzten Standpunkt für den allein möglichen ansehe, überraschend herausgestellt, daß vielen Patienten von ihrem Arzt mitgeteilt war, daß sie an Krebs litten. Es war für uns oft eine recht schwere Aufgabe, diese Patienten wieder hoffnungsvoll zu stimmen und vor allem zu verhindern, daß sie die anderen Kranken nicht über den wahren Charakter ihrer Krankheit aufklärten.

Ferner ergab sich, daß eine nicht geringe Anzahl von Krebskranken in einer geordneten Behandlung überhaupt nicht gewesen ist. Es ist kaum glaublich, in welch verwahrlostem Zustande ihrer Krankheit ein nicht geringer Teil der Krebskranken sich befindet, insbesondere die, welche vom Lande zu uns kommen und einen Begriff davon geben, wie trostlos es dort vielfach um die Versorgung der Krebskranken bestellt ist. Aber auch in der Großstadt sind die inoperablen Fälle recht schwer in den Spitälern unterzubringen; namentlich die Fälle mit Carcinomen der inneren Organe bzw. mit stark jauchenden Tumoren laufen meist von einem Krankenhaus zum anderen, von einer Poliklinik in die andere, wo sie häufig mehr vertröstet als behandelt werden. Eine große Zahl läuft sofort, wenn ihnen eröffnet wird, daß sie operiert werden müssen, zum Homöopathen oder sogar zum *Kurpfuscher*, insbesondere zu den berüchtigten *Biochemikern*. Ich kann diesen, auch einer Anzahl von Homöopathen nicht den Vorwurf ersparen, daß sie durch monatelanges Hinziehen der Behandlung, obwohl sie sehen mußten, daß der Kranke sich immer mehr verschlechterte, den Zeitpunkt zur Operation und Bestrahlung verpaßten. Andere Homöopathen dagegen haben uns ihre Kranken regelmäßig zur weiteren Behandlung zugesandt. Von den Kranken, die sich ihrer Krankheit bewußt sind, kommt eine große Zahl in unser Institut in der Hoffnung, daß dieses besonders für die Behandlung ihrer Krankheit eingerichtet ist. Diese Hoffnung zu erfüllen waren wir bestrebt; wir haben uns daher, soweit es bei unseren bescheidenen Mitteln

möglich war, auf alle nicht operativen Methoden eingerichtet, die zur
Bekämpfung der Krebskrankheit in Betracht kommen können. · Die
operablen Fälle wurden und werden im allgemeinen den betreffenden
Chirurgen bzw. Gynäkologen zugeleitet. Immer größer wird die Zahl
der Fälle, die gemeinschaftlich mit den entsprechenden Spezialisten
(Chirurgen, Laryngologen, Gynäkologen usw.) untersucht werden, und
bei denen auf Grund dieser gemeinsamen Begutachtung der Heilplan
aufgestellt wird. Auf der anderen Seite wird aber streng vermieden,
daß die Kranken ihren bisherigen Ärzten entzogen werden. Der bisher
behandelnde Arzt, insbesondere auch der Facharzt, behält seinen poli-
klinischen Kranken, der nicht etwa, wenn nötig durch den entsprechenden
Facharzt der Charité ersetzt wird.

Als ich im Jahre 1915 die Arbeiten des Instituts wieder in Gang
setzte, war es für mich ein besonderes Glück, daß ich eine Reihe vor-
züglicher Mitarbeiter fand, die sich aufopfernd in den Dienst der Sache
stellten, und die jederzeit als treue Kameraden und Freunde mit mir
Freuden und Leiden des Institutes teilten. Dr. *Hans Hirschfeld* behielt
die Krankenabteilung und übernahm die histologischen und hämatologischen Forschungsarbeiten. Er habilitierte sich im Jahre 1918 und
wurde 1923 zum außerordentlichen Professor ernannt. Professor Dr.
Carl Lewin, der von Begründung an am Institut gearbeitet hatte,
setzte nach Beendigung des Krieges als Mitglied des Instituts seine Forschungen in den nächsten Jahren weiter fort. Dr. *Jacob Tugendreich*,
der beim Ausbruch des Krieges mit selbstloser Aufopferung und vor-
trefflicher Sachkenntnis die Strahlenabteilung übernommen hatte,
schied im Jahre 1919 aus. Sein Nachfolger wurde Dr. *Ludwig Halberstädter*. Dieser habilitierte sich im Jahre 1920 und wurde 1926 zum
außerordentlichen Professor ernannt. Ferner arbeitete mit mir gemeinsam auf dem chemischen Gebiete Dr. *Benno Brahn*, um dann eine
chemische Assistentenstelle am pathologischen Institut zu übernehmen.
An seine Stelle traten Dr. *Lasnitzki* und Dr. *Otto Rosenthal*. Als die
neue Poliklinik im Jahre 1920 eröffnet wurde, trat als Leiter derselben
Oberstabsarzt Dr. *Zerner*, der bis dahin zur 1. medizinischen Klinik
(*His*) kommandiert war, ein. Im Jahre 1926 trat von der II. med.
Klinik der Privatdozent Dr. *Ernst Fränkel* in das Institut über, um hier
die mit Hilfe der Notgemeinschaft, dem Wohlfartsministerium und dem
Deutschen Zentralkomitee zur Erf. u. Bek. d. Krebskr. eingerichtete
Abteilung für Virusforschung beim Krebs zu übernehmen, die sich an
die bekannte englische Arbeit von *Gye* und *Barnard* anschloß.

· Im Jahre 1919 kehrte Frau Dr. *Rhoda Erdmann* aus Amerika nach
Deutschland zurück. Trotz des beschränkten Raumes bei uns wurde
bei der großen Bedeutung ihres Forschungsgebietes (Zellzüchtung in
vitro) auf besonderen Wunsch des Ministerialdirektors *Naumann* ihr

ein Arbeitszimmer von *Orth* und mir im Institut eingerichtet. Allmählich wurde ihre Tätigkeit immer umfangreicher. Im Jahre 1920 habilitierte sie sich zuerst in der philosophischen Fakultät, im folgenden Jahre wurde sie von der medizinischen Fakultät übernommen. 1922 wurde sie zum außerordentlichen Professor und Leiter der Abteilung für experimentelle Zellforschung ernannt. Im Jahre 1924 trat als Assistent Dr. *Hans Auler* in das Institut, der immer mehr mein persönlicher Mitarbeiter wurde. Er leitet seit dieser Zeit ununterbrochen die Krankenabteilung in der Charité und die experimentellen Krebsarbeiten. Mit gleichem Eifer und Erfolge ist Dr. *Simons* auf der Strahlenabteilung seit seinem Eintritt 1920 tätig. Auch die Volontär-Assistenten Dr. *Pickhahn* (ausgeschieden 1926), Dr. *Jacobs*, Dr. *L. Farmer Loeb* und Dr. *Artur Blumenthal* seien hier anerkennend erwähnt, ebenso Dr. *Käte Frankenthal* und Dr. *Werner Friedländer*, die eine Zeitlang auf den Baracken die Krankenabteilung innehatten.

Ende des Jahres 1916 wurde mir vom Ministerialdirektor *Naumann* mitgeteilt, daß große Schwierigkeiten vorhanden wären in bezug auf die Fortführung des Instituts. Dasselbe bestände offiziell überhaupt nicht, d. h. es sei kein planmäßiges Institut, und es sei unmöglich, vom Finanzminister Mittel für ein Krebsinstitut zu bekommen; bisher wären diese nur unter der Form „*für Krebsforschungen in der Charité*" bewilligt worden. Es machten sich überhaupt gegen das Weiterbestehen des Instituts heftige Widerstände bemerkbar. Man wollte eventuell, wie das früher der Fall war, das Institut einer anderen Klinik bzw. einem anderen Institut als Abteilung angliedern. Er selbst sei allerdings für das selbständige *Weiterbestehen* des Instituts. Aber *einige medizinische Autoritäten* hatten sich dagegen und dahin ausgesprochen, ein besonderes Krebsinstitut sei überhaupt nicht nötig. *Das „Wissenschaftliche würde in anderen Instituten getrieben und die Krebskranken könnten in den entsprechenden Kliniken behandelt werden.*" Ich teilte dies Geheimrat *Orth* mit, der kurz vor seinem Rücktritt von der Direktion des pathologischen Instituts stand. *Orth* versicherte mir, daß er seinen ganzen Einfluß im Sinne der Erhaltung des Instituts aufwenden würde, da er fest davon überzeugt sei, daß die Krebsforschung nicht im Nebenamt, sondern als Haupttätigkeit betrieben werden müsse. Das Krebsinstitut an ein *theoretisches* Institut anzuschließen, sei wegen der vorhandenen Krankenabteilung unmöglich, und ein Anschluß an eine Klinik empfehle sich nicht, weil die rein wissenschaftlichen Aufgaben nach seiner Ansicht dabei zu kurz kommen würden. Ich machte *Orth* den Vorschlag, daß *er selbst* sich bereit erklären möge, an die Spitze des Instituts zu treten. Dies war nach meinem Empfinden die einzige Möglichkeit, das Institut zu retten. *Orth* wollte erst nicht. Er wäre bereits emeritiert und könnte als bisheriger Direktor des pathologischen

Instituts nicht den Krankenabteilungen vorstehen. Er müßte daher, falls er überhaupt zustimme, in mir einen klinischen Leiter für die Krankenbehandlung verlangen, so daß danach das Institut zwei Leiter haben müßte, einen wissenschaftlichen und einen klinischen. Dazu sei es aber zu klein. Er wollte es sich überlegen. Von dieser Aussprache machte ich Herrn Ministerialdirektor *Naumann* Mitteilung. Dieser begrüßte den Vorschlag, *Orth* an die Spitze des Instituts zu stellen, ebenfalls als „*einzig mögliche Lösung*". Er bewog schließlich *Orth*, nach seinem Rücktritt vom pathologischen Lehramt die Direktion zu übernehmen. Im Jahre 1917 wurde *Orth* zum Direktor des Instituts, und ich zum Leiter ernannt mit der Maßgabe, daß die wissenschaftliche Tätigkeit des Instituts *Orth*, mir die klinische und die Verwaltung unterstände. Ein Gehalt erhielt ich vorläufig nicht. Es folgten einige Jahre schönsten Zusammenarbeitens mit diesem hervorragenden und vortrefflichen Manne, dessen Kritik und Anregungen für unsere Arbeiten von der größten Bedeutung wurden. Leider verschlimmerte sich sein Gallenleiden, und seine Besuche im Institut wurden immer seltener. Ferner verstimmte ihn die Tatsache, daß die uns im Jahre 1917 versprochene Etatisierung des Instituts von Jahr zu Jahr hinausgeschoben wurde. Dazu kam, daß plötzlich im Kultusministerium erklärt wurde, als wir einen neuen Röntgenapparat für die Bestrahlungsabteilung verlangten, daß Poliklinik und die dem Institut angefügte Bestrahlungsabteilung private Einrichtungen meinerseits seien, für die der Staat keine Unterstützung zu geben hätte. Nur mit Mühe konnte ich *Orth* hindern, von einem zum anderen Tage seine Stellung als Direktor niederzulegen, und er blieb nur noch so lange, bis er sich im Ministerium vergewissert hatte, daß ich zu seinem Nachfolger ernannt würde. Dieses geschah 1921 in der Form, daß ich zuerst zum alleinigen Leiter des Institutes und ein Jahr später zum Direktor des Instituts ernannt wurde. Nunmehr erhielt ich auch einen Lehrauftrag.

Aber die Hauptkrisis sollte erst kommen, als mit der Deflation im ganzen Reiche der Abbau einsetzte. Im Jahre 1924 wurde mir Anfang März mitgeteilt, daß vom Finanzminister keine Mittel für das nächste Etatsjahr, d. h. vom 1. April ab bewilligt seien, und daß daher das Institut am 1. April geschlossen werden müßte. Auf meine Frage, ob man das Institut endgültig fallen lassen wollte, oder ob es sich tatsächlich nur um den Mangel an Mitteln für das Institut handelte, wurde mir erwidert, daß man es sogar mit Freude begrüßen würde, wenn das Institut sich aufrecht erhalten ließe. Ich ging also sofort auf die Suche nach Geld für das Institut und konnte kurz vor dem 1. April dem Ministerium mitteilen, daß ich in der Lage wäre, die nächsten 4 Monate das Institut weiterzuführen. Die Mittel sind mir im wesentlichen durch eine Sammlung des Bankiers *Arthur Hoffmann* in Firma Schwarz, Goldschmidt & Co. an der Berliner Börse verschafft worden. Es waren ca.. RM. 10000,—. Ihm sei hier der herzlichste Dank ausgesprochen.

Im Landtag hatte sich besonders Geheimrat Professor Dr. *Fassbender* für die Wiedereinsetzung der Summe von RM. 40000,— mit Erfolg bemüht, wodurch das Weiterbestehen des Instituts gesichert wurde. In der Folgezeit hat das Institut durch das lebhafte Interesse, das ihm vom Minister für Kunst, Wissenschaft u. Volksbildung, von den Charité-direktoren Obergeneralarzt *Schmidt* und Geheimrat *Pütter*, ferner von dem jetzigen Vorsitzenden des Deutschen Zentralkomitees zur Erforschung und Bekämpfung der Krebskrankheit, Geheimrat *Kraus*, sowie seinem 1. Stellvertreter Geh. Obermedizinalrat Prof. Dr. *Lentz* entgegengebracht wurde, ferner durch die Bemühungen verschiedener Abgeordneten im Preußischen Landtag eine weitere Ausdehnung erfahren können. Den Abgeordneten möchte ich an dieser Stelle meinen ergebensten Dank auszusprechen, insbesondere Herrn Geheimrat *Fassbender*, dem unermüdlichen Verfechter unserer Interessen von Anbeginn an, ferner dem früheren Kultusminister Dr. *Bölitz*, Frau Dr. *Klausner*, *Georg Streiter* und Freifrau Dr. *v. Watter*, sowie dem verstorbenen Abgeordneten Dr. med. *Weyl*. Die Summe für das Institut wurde 1926 auf RM. 60000,— festgesetzt, und dann im Jahre 1927 auf RM. 80000,— und 1928 auf RM. 100000,— erhöht. Daneben hatte sich das Institut jederzeit der finanziellen Unterstützung der Vereinigung der Gönner des Krebsinstituts zu erfreuen.

Ganz besonders aber möchte ich meinen verehrten Freund, Herrn Dr. *Curt Goldschmidt*, hervorheben, dessen wertvolle finanzielle Ratschläge und Unterstützung, insbesondere auch in der Inflationszeit, das Institut über den damals drohenden finanziellen Sturm hinweggebracht haben.

Eine größere finanzielle Schwierigkeit entstand noch, als 1926 die Bestrahlungsabteilung aus den unzulänglichen Räumen Luisenstraße 9 nach den Luisenplatz 6 verlegt wurde. Dies war unbedingt nötig. Die Räume auf dem Hof Luisenstraße 9 waren unwürdig. Die Wartezimmer waren so eng, daß die Kranken auf der Treppe und auf dem Hofe kampieren mußten. Endlich war es mit vieler Mühe und vielem Geld gelungen, das erste Stockwerk Luisenplatz 6 freizubekommen. RM. 5000,— stellte uns dazu das Ministerium zur Verfügung, wodurch der eine Mieter auszog, und mit RM. 3500,— konnten wir den zweiten entfernen. Im letzten Augenblick allerdings meldete das Wohnungsamt für seine Erlaubnis noch eine geradezu phantastische Forderung an. Doch stellte sich glücklicherweise heraus, daß das Wohnungsamt überhaupt nicht berechtigt war, sich in die Angelegenheit zu mischen. Die in der Luisenstraße 9 in Gebrauch gewesenen Röntgenapparate waren mittlerweile so reparaturbedürftig geworden, daß ein Umtransport nicht mehr lohnte. Es mußten daher teilweise neue Maschinen am Luisenplatz 6 aufgestellt werden. Dabei zeigte sich, daß die Decken in dem ersten Stockwerk, wo die Bestrahlungsabteilung untergebracht werden sollte, zu schwach waren, um die Apparate und Maschinen zu tragen. Es mußten daher größere bauliche Veränderungen vorgenommen werden, die auf RM. 7000,— veranschlagt waren. Bei dem Umbau zeigte sich, daß das ganze Haus sich in derartigem Zustand befand, daß die geplanten Sicherungen und Träger viel zu schwach waren. Infolgedessen gingen die Kosten des geplanten Umbaues von RM. 7000,— auf RM. 18000,— in die Höhe. Andererseits mußten für die Röntgen- apparate neue Maschinen angeschafft und fundamentiert werden, was sehr viel Geld verschlang; im ganzen kostete die Neueinrichtung der Bestrahlungsabteilung mit samt dem Umbau RM. 45000,—. Hierzu wurden uns vom Ministerium in dankenswerter Weise alle Mittel be- willigt. RM. 14000,— wurden einer Stiftung entnommen, die ich im Jahre 1920 gemacht hatte. Seit dem Jahre 1925 hatte sich das Institut einer jährlichen Zuwendung in Höhe von RM. 5000,— seitens des Reichsministeriums des Innern zu erfreuen. Im Jahre 1926 hat uns die Familie des verstorbenen Chemikers Dr. *Ernst Wassermann* für 5 Jahre eine Spende von jährlich RM. 5000,— in Aussicht gestellt. In diesem Jahre erhielten wir vom Reichsarbeitsministerium durch das Deutsche Zentralkomitee zur Erforschung und Bekämpfung der Krebs- krankheit RM. 5000,— zur Anschaffung einer pneumatischen Kam- mer. Allen Behörden und Spendern sei unser herzlichster Dank aus- gesprochen.

Was nun das Institut für Krebsforschung anbelangt, so wie es heute besteht, so setzt es sich zusammen, erstens aus der Krankenabteilung innerhalb der Charité, zweitens aus der Bestrahlungsabteilung Luisen- platz 6, I. Stockwerk, aus der Poliklinik Luisenplatz 6, im Erdgeschoß, aus den Tierställen und der Abteilung für Hühnersarkomforschung und aus der chemischen und hämatologischen Abteilung, Luisenplatz 8, der Sammlung in Luisenstraße 9, sowie der Abteilung für experimentelle Zellforschung in der Luisenstraße 9 und im Garten der Charité. Die Krankenstation innerhalb der Charité besteht aus 2 Baracken für je 10 weibliche und männliche Kranke. Dazu gehört noch eine kleine Labora- toriumsbaracke. Die Strahlenabteilung besteht aus den Räumen zur Unterbringung der Röntgenapparate, aus einem Wartezimmer für die zu bestrahlenden Patienten, zwei Zimmern für die ambulante Behandlung von Radiumkranken und einem Untersuchungszimmer. Die Poliklinik hat Räume zur Röntgendiagnostik und zur Behandlung mit Diathermie, Hochfrequenz und Höhensonne. Ferner besitzt sie ein Laboratorium für die klinischen Untersuchungen der Kranken, eine photographische Abteilung, und enthält neben dem Untersuchungs- und Wartezimmer für die Patienten die Bibliothek. Die chemische Abteilung Luisenstraße 8 besteht aus einem großen Arbeitsraum und zwei kleineren Zimmern sowie 1 Waschküche. Die hämatologische Abteilung ebenda besitzt 3 große Arbeitsräume. Neben den Tierställen in Luisenstraße 9 und dem Laboratorium für Hühnertumorforschung befindet sich daselbst die Sammlung des Instituts, die in den 2 großen Räumen untergebracht ist, die frühere die Röntgenapparate der Bestrahlungsabteilung des Instituts enthielt und die dem Unterricht dient.

Die Geschichte des Krebsinstituts soll nun nicht etwa eine Anklage sein gegen die, welche seiner Entwicklung Widerstand entgegengesetzt haben. Dieser war stets ein sachlicher. Soweit es sich um die Behörden handelte, war er begründet in der finanziellen Lage unseres Vaterlandes, und ich kann nur sagen, daß ich stets bei dem mir vorgesetzten Ministerium das größte Verständnis und die möglichste Hilfsbereitschaft gefunden habe, zuletzt erst wieder, als es sich darum handelte, das durch den Umbau der Strahlenabteilung Luisenplatz 6 entstandene erhebliche Defizit zu decken. Ganz besonders fühle ich mich aber den Charité-direktoren Obergeneralarzt *Schmidt* und Geheimrat *Pütter* gegenüber zu Dank verpflichtet, die in allen schwierigen Fällen Rat zu schaffen wußten und in jeder Weise uns bei unsern Arbeiten förderten. Zum Schluß glaube ich auch die Hoffnung aussprechen zu können, daß die Unsicherheit, in der das Institut und seine Angestellten dadurch schweben, daß das Institut kein planmäßiges ist, in dem nächsten Etatsjahr endgültig beseitigt wird.

Die Bestrahlungsabteilung des Instituts für Krebsforschung.

Von

Prof. Dr. L. Halberstädter.

Im Januar 1916 ist im Krebsinstitut der Charité eine Röntgenabteilung eingerichtet worden, die unter Leitung von Dr. *J. Tugendreich* stand und sofort einen sehr starken Zulauf hatte. Die überwiegende Zahl von Patienten hatte bereits operative Behandlung durchgemacht und litt an schwersten, ausgebreiteten Rezidiven oder an Krebsen, die durch Lokalisation oder Ausdehnung inoperabel waren. Daneben wurden glücklicherweise auch eine Anzahl nicht an Krebs erkrankter Patienten behandelt, vor allem Fälle von Drüsentuberkulose, Lymphogranulom, Leukämie, so daß Ärzte und Hilfspersonal nicht ausschließlich eine gänzlich aussichtslose Tätigkeit auszuüben hatten. Immerhin bot das traurige Krankenmaterial, das in den ersten Jahren hauptsächlich die Abteilung aufsuchte, neben der Möglichkeit, den armen Patienten noch eine gewisse Hoffnung zu lassen, auch Gelegenheit zu wichtigen und interessanten Beobachtungen über örtliche und allgemeine Strahlenwirkungen. Besonders erfreulich war uns die Erfahrung, daß bisweilen in ganz desolaten Fällen, wo wir selbst ohne jede Hoffnung an die Behandlung herangingen, Besserungen und Rückgänge für längere Zeit erreicht wurden, die wir nicht für möglich gehalten hatten, und zwar nicht nur bei Sarkomen, sondern auch bei Carcinomen. Allmählich hatten wir und vor allem auch die überweisenden Kliniken und Ärzte gelernt, eine gewisse Auswahl zu treffen, und nicht zu viel von der Strahlentherapie zu fordern; so besserte sich allmählich das Material, das wir zur Behandlung bekamen.

Die starke Inanspruchnahme des räumlich sehr beschränkten Institutes brachte an sich schon gewisse Schwierigkeiten, die durch die damals nicht sehr leistungsfähige Apparatur (Kriegsmaterial) vergrößert wurden. Die Apparate waren dem Dauerbetriebe nicht gewachsen; Durchbrennen der Induktoren war eine häufige Erscheinung, Betriebsstörungen waren an der Tagesordnung. Dankbar erinnern wir uns hierbei des Herrn Oberingenieur *Mylius*, der stets helfend eingriff, wenn es galt, Störungen zu beseitigen. 1918 wurde der von *Dessauer* konstruierte Intensiv-Reform-Apparat mit 2-Röhrenbetrieb aufgebaut, eines der ersten Exemplare dieser Art, der uns viele Jahre lang gute Dienste geleistet hat und trotz stärkster, dauernder Beanspruchung bis zu 10 Stunden täglich, kaum einmal versagte. Wir hatten diesen Apparat, der natürlich inzwischen veraltet ist, noch bis vor kurzer Zeit neben einem Neo-Intensiv-Apparat und einem Hartstrahl (Sanitas) im Gebrauch.

So gut es bei den beschränkten Mitteln, die dem Institut in den ersten Nachkriegsjahren zur Verfügung standen, möglich war, wurden alle Fortschritte auf dem Gebiete der Messung und Dosierung aufgenommen und versucht. Hier ermöglichte uns insbesondere die Opferfreudigkeit der Gesellschaft der Gönner des Krebsinstitutes die Anschaffung der teuren ionometrischen und spektrographischen Instrumente. So konnten wir diese Methoden von Anfang an und mit den älteren Verfahren: Sabouraudtablette, Kienböckstreifen, Intensimeter, vergleichen. Wir stellten hierbei fest, daß die ionometrischen Apparate verschiedener Herkunft erhebliche Abweichungen in den Meßergebnissen aufwiesen, und konnten (*Halberstaedter* und *Jäger*) zeigen, wie sich kleine Abweichungen im Bau der Kammern bei den Resultaten auswirken. Der Meßdienst ist im Institut jetzt so geregelt, daß einmal in der Woche von einem Physiker (*Goldhaber*) mit verschiedenen Methoden gemessen wird. Hierzu dienen ein Iontoquantimeter von *Friedrich*, ein Ionometer von *Koch & Sterzel*, die sich beide sehr gut bewähren, ferner ein Siemens-Dosismesser. Neuerdings hatten wir auch Gelegenheit, das sehr gut durchkonstruierte, ausgezeichnet und präzis arbeitende Mekapion von *Strauss* zu benutzen. Das Instrument besitzt eine Vielseitigkeit der Verwendungsmöglichkeiten wie kaum ein anderes z. Z. auf dem Markt befindliches Meßgerät. Außer diesem besonderen Meßtage wird täglich eine dauernde Kontrolle mit Hilfe des Intensimeters von *Fürstenau*, das in seiner neuen Form recht brauchbar ist, ferner mit Sabouraudtablette und mit einem der Ionisationsapparate eine Kontrolle ausgeübt. Großen Wert legen wir auf die dauernde Kontrolle der auf der Haut der bestrahlten Patienten sich abspielenden Reaktionen, die sich innerhalb einer erheblichen Dosenbreite zunächst nur als Erythem anzeigen. Bei den Behandlungen der Krebse sind wir anfangs über die untere Grenze dieser durchschnittlich ein Erythem erzeugenden Dosis absichtlich hinausgegangen, vermeiden es aber nun schon seit einigen Jahren, diese untere Erythemgrenze zu überschreiten, sofern es sich nicht um sehr kleine oberflächliche Herde handelt. Was die zeitliche Verteilung der Röntgendosis bei der Behandlung tief sitzender Krebse betrifft, so haben wir bei der üblichen Vielfelderbestrahlung immer nur ein Feld an einem Tage bestrahlt und häufig diese Felderdosis in 2—3 Teile unterteilt. Durchschnittlich ist also eine Zeit von etwa 6—12 Tagen für eine Serie erforderlich. Maßgebend für die Tagesdosis und die Dosenfolge ist in erster Reihe das Verhalten des Allgemeinbefindens. Bei der Krebsbehandlung sind wir stets bestrebt, dies so wenig wie möglich zu stören. Stärkere Intoxikationserscheinungen, Appetitlosigkeit, Temperatursteigerungen dürfen nicht als nebensächlich vernachlässigt werden, lassen sich aber selbst bei individuellster Anpassung nicht immer vermeiden. Der Blutstatus wird in der Abteilung selbst mit Hilfe einer besonders dafür eingestellten Laborantin ständig bei allen Patienten überwacht. Wo immer es möglich ist, kombinieren wir die Röntgenbestrahlungen mit Radiumapplikationen, wobei wir den Hauptwert auf das Radium legen. Zur Durchführung dieser Kombinationsbehandlung ist Aufnahme in die Klinik erforderlich. Während dieser klinischen Behandlung lassen sich auch gleichzeitig andere therapeutische Maßnahmen besser anwenden und deren Wirkungen sicherer beurteilen als bei ambulanter Behandlung. Wir kombinieren hierbei vorzugsweise mit den Arsen-Jodinjektionen, wie sie von *Ferdinand Blumenthal* empfohlen sind, und die wir auch nach der Beendigung der Strahlenbehandlung in Intervallen lange Zeit fortsetzen. Wir erwarten von diesen Injektionen keine greifbare direkte Beeinflussung des Tumors, aber eine Hebung des Allgemeinbefindens, Verbesserung des Blutbildes, Resistenzsteigerung und Verminderung der mit der Strahlenbehandlung verbundenen Nebenwirkungen. Neben dieser Kombination haben wir fast alle der vielen empfohlenen Präparate durchprobiert, und es ist unmöglich, diese im einzelnen aufzuzählen. Es sei nur erwähnt, daß wir trotz vieler Versuche mit den von *Meyer*-Wien empfohlenen Traubenzuckerinjektionen keine auch nur einigermaßen gesicherte Verstärkung der Strahlenwirkung auf den Tumor gesehen und daher diese Methode wieder verlassen haben. Wir hatten ferner reichlich Gelegenheit, eine große Anzahl von Kombinationsversuchen zu machen mit Mitteln, von denen man auf Grund experimenteller Ergebnisse etwas erwarten konnte. Es sind das in erster Reihe einige Farbstoffe, die uns von *O. Warburg* zur Verfügung gestellt wurden. Hier fielen uns häufig sehr günstige Wirkungen auf den Tumor selbst auf, allerdings nur bei örtlicher Injektion in den Tumor, es war aber bisher noch nicht möglich, auf intravenösem Wege eine solche Konzentration im Tumor selbst zu erreichen, die für eine Einwirkung nach den experimentellen Ergebnissen erforderlich ist. Ebenso hatten wir mit einem von *Aug. v. Wassermann* hergestellten Präparat, das im Tierexperiment sehr gut wirkte und die Impfcarcinome mit fast absoluter Sicherheit heilte, beim menschlichen Krebs auch bei Kombination mit Bestrahlungen keine Erfolge. Wegen dieser negativen Ergebnisse beim Menschen haben wir darauf verzichtet, unsere ausgedehnten Versuche mit den erwähnten Mitteln zu publizieren. Wir sind aber dauernd weiter damit beschäftigt, serienweise alle diejenigen Mittel, von denen man auf Grund theoretischer Erwägungen oder experimenteller Ergebnisse etwas erwarten kann, zur Unterstützung der Strahlenwirkung heranzuziehen.

Die Radiumtherapie hat sich in der Bestrahlungsabteilung des Krebsinstitutes aus kleinen Anfängen heraus entwickelt. Während in den ersten Nachkriegsjahren nur etwa 200 mg Radiumelement zur Verfügung standen, ist es allmählich gelungen, den fortlaufend größeren Anforderungen entsprechend, diesen Bestand durch weitere Zuwendungen zu erhöhen, so daß wir nunmehr in der Lage sind, mit annähernd 1 g Rad.-El. äquiv. zu arbeiten. Die verschiedenartigen Formen und Größen der zur Verfügung stehenden Strahlenträger machte bei der gleichmäßigen Anwendung und Dosierung gewisse Schwierigkeiten. Wir haben daher nach und nach eine Normalform ausgebildet, die darin besteht, daß fast sämtliche Radiumträger dieselben Ausmaße nach allen Richtungen aufweisen, dieselbe Form, dieselbe Art der Filtrierung und dieselbe Menge strahlender Substanz besitzen. Der größte Teil der radioaktiven Substanz besteht in Mesothorium, das in den Trägern so untergebracht ist, daß dieselben ohne weiteres in beliebiger Weise sterilisiert werden können. Die Art der Metallfassung gestattet eine vielseitige Applikationsmöglichkeit für extracorporale und intracorporale Behandlung. Nur für die Anwendung beim Uteruscarcinom sind besondere Spezialträger konstruiert worden, die ungefähr denen gleichen, die im Pariser Radiuminstitut angewandt wurden. Das Hauptanwendungsgebiet sind primäre oder metastatische Tumoren der äußeren Bedeckungen, Mammatumoren, Uterus-, Rectum- und Oesophaguscarcinome. Ausgedehnte Verwendung wird von einer kombinierten chirurgischen und Radiumbehandlung gemacht, die darin besteht, daß unmittelbar nach Entfernung des Tumors Radiumträger in die Wundhöhle eingelegt werden. Wir haben durchaus den Eindruck, daß es für dieses Anwendungsgebiet bei größerer Erfahrung und weiterer Ausbildung der Technik durch ein entsprechendes Zusammenarbeiten von Chirurgen und Radiologen die Erfolge der chirurgischen oder Strahlenbehandlung allein zu verbessern gelingen wird. Besonders von der Kombination mit der Elektrokoagulation und nachfolgender Radiumbehandlung wird bei uns vielfach Gebrauch gemacht. Hier konnte direkt gezeigt werden (*Halberstaedter* und *Simons*), daß durch die nach der Elektrokoagulation erfolgte Strahlenbehandlung das Auftreten örtlicher Rezidive verhütet oder mindestens stark verzögert werden kann.

Bezüglich der Erfolge erwies sich auch bei uns, in Übereinstimmung mit den Ergebnissen der meisten Radiuminstitute, das *Uteruscarcinom* als ein außerordentlich günstiges Objekt für die Radiumtherapie. Die meisten Fälle, die wir aus diesem Gebiet zur Behandlung bekamen, betrafen allerdings außerordentlich weit fortgeschrittene Carcinome von

großer Ausbreitung oder Rezidive nach Operationen. Insbesondere bei
der letzten Gruppe sind die Ergebnisse ganz schlecht, da hier die sonst
bewährte Technik der Radiumapplikation bei erhaltenem Uterus nicht
angewandt werden kann. Die Zahl der Zugänge von Uteruscarcinomen
betrug in den letzten 6 Jahren 258 Fälle.

Sehr groß war die Zahl der *Oesophaguscarcinome* (152 Fälle in den
letzten 6 Jahren), die uns von verschiedenen Kliniken zur Behandlung
überwiesen wurden. Die Aussichtslosigkeit jeder Therapie gab Veranlassung, immer wieder Versuche einer Radiumbehandlung aufzu-
nehmen. Wenn man sich die Lageverhältnisse beim Oesophaguscarcinom klarmacht, sieht man sofort, daß eine derartige Umfassung
des Tumorgebietes, eine solche Verteilung vielfacher Radiumträger und
dadurch die Entfaltung eines wirksamen Kreuzfeuers hier nicht in
annähernd derselben Weise möglich ist, wie wir das beim Uteruscarcinom ausführen können. Die engen räumlichen Verhältnisse, die
unregelmäßigen Formen der gewundenen Strikturen erschweren die
Technik und heben die Bewegungsfreiheit auf; dazu kommt die Gefahr
einer Schädigung, die bei einem dünnwandigen Hohlorgan die un-
angenehmsten Folgen haben kann. Aus allen diesen Gründen ist weder
eine so gute Verteilung der Strahlung noch eine so hohe Gesamtdosis
wie beim Uteruscarcinom zu erreichen. Wir müssen uns darauf beschränken, Radiumträger in entsprechenden Ausmaßen in die Striktur
einzuführen, möglichst die ganze Länge derselben zu erfassen und durch
wiederholte Applikation die gewünschte oder vielmehr mögliche Dosis
zu erreichen. Die Applikation kann geschehen mit Hilfe einer Sonde
oder durch Schluckenlassen der an einem Seidenfaden befestigten
Träger unter Kontrolle vor dem Röntgenschirm. Beide Verfahren
haben wir meistens angewandt; dagegen haben wir die Einführung
im Oesophagoskop als zu quälend für den Patienten aufgegeben, während
das Durchziehen von Radiumträgern mit Hilfe eines Fadens ohne Ende
nach Anlegung einer Magenfistel uns meistens nicht gelungen ist. Im
letzten Jahr verwenden wir statt des Radiums bzw. Mesothoriums
lieber das rasch abklingende Thorium-X, das in sehr dünnen Gold-
röhrchen von 0,3 mm Wandstärke untergebracht ist und sich infolgedessen auch in außerordentlich enge Strikturen einführen läßt. Wir
bevorzugen geringe Aktivität bei langdauernder Applikation. Sehr
häufig werden funktionelle Besserungen erreicht. Dagegen können wir
über keinen einzigen Dauererfolg von über 6 Jahren berichten. Dies
stimmt mit den Erfahrungen der meisten Autoren überein, von denen
nur einer, *Guisez*, über sehr langdauernde Erfolge berichtet. Versuche,
zu einer direkten intratumoralen Behandlung beim Oesophaguscarcinom
überzugehen, haben wir nach der von *Muir* angegebenen Methode in
vereinzelten Fällen erst vor kurzer Zeit versucht.

Beim *Rectumcarcinom* (131 Zugänge in den letzten 6 Jahren) ergaben sich bezüglich der Technik ähnliche Schwierigkeiten wie beim Oesophaguscarcinom. Auch hier sind wir weit entfernt von einer Methode, die es ermöglicht, so gute Dosierungsverhältnisse zu schaffen wie beim Uteruscarcinom. Besonders hinderlich ist die große Sensibilität der Darmschleimhaut, die Veranlassung zu dem leichten Entstehen einer Proktitis gibt und häufig infolge der Tenesmen und der später sich bemerkbar machenden Schrumpfungsvorgänge zu so quälenden Zuständen führen kann, daß die Patienten unter den Folgen der Radiumbehandlung mehr zu leiden haben, als von der Erkrankung selbst. Die Applikation der Radiumträger nehmen wir mit Hilfe des Rectoskops vor, bevorzugen aber in den letzten Jahren die Anlegung eines Anus praeter iliacus, um mit Hilfe eines Fadens ohne Ende entsprechend lange Ketten von Radiumträgern in den carcinomatösen Abschnitt zu leiten und dort festzuhalten. Diese letztere Methode halte ich für die bessere, da sie eine exakte Applikation innerhalb des Tumorgebietes wenigstens mit einiger Sicherheit ermöglicht und die Unbequemlichkeiten der Radiumbehandlung sowie deren Folgeerscheinungen bedeutend geringer sind. Die Erreichung einer Gesamtdosis von ca. 2500 mg/std. ist auf diese Weise gut möglich. Rückgänge von Tumoren und langes Stationärbleiben bei verhältnismäßig gutem Allgemeinzustand sind auf diese Weise häufig zu erreichen, wobei sicher das Vorhandensein des Anus praeter an sich schon günstig wirkt. Direkte Einbringung von Radiumnadeln in den Tumor im Rektoskop ist nur sehr selten möglich. Die von *Neumann* und *Coryn* angegebene Methode der Freilegung des Tumors zur Nadelbehandlung haben wir nur in so wenigen Fällen ausgeführt, daß uns ein Urteil hierüber nicht zukommt. Die operablen Rectumcarcinome werden den Chirurgen überwiesen.

Bei *Mammatumoren* haben wir in einer größeren Reihe von Fällen Gelegenheit gehabt, lediglich den Tumor zu entfernen und in die Wundhöhle Radiumträger einzulegen. Eine Reihe derartiger Fälle sind bei uns seit mehreren Jahren in Beobachtung und rezidivfrei geblieben. Wir können daher die von *Joseph Hirsch* in der Dtsch. med. Wochenschr. 1927 veröffentlichten Resultate ungefähr bestätigen. In anderen Fällen haben wir Tumoren der Mamma mit dem Nadelverfahren behandelt und später durch Elektrokoagulation entfernt. Auch bei dieser Methode verfügen wir über sehr beachtenswerte Einzelresultate.

Unter unserem Gesamtmaterial nehmen die Mammacarcinome, insbesondere die Rezidive und Metastasen nach Mammaamputationen, sowie die inoperablen Fälle der Zahl nach die erste Stelle ein, die Zahl der Zugänge betrug in den letzten 6 Jahren 708 Fälle. Der größte Teil dieser Patienten wurde uns von Chirurgen zur Behandlung überwiesen, wo dies nicht der Fall war, haben wir bei Primärtumoren zunächst mit einem Chirurgen zusammen die Frage der Indikationsstellung in bezug auf Operation oder Strahlentherapie erwogen. Bei der außerordentlichen Vielgestaltigkeit im klinischen Bilde des Mammacarcinoms ist ein starres Schema der Behandlung unmöglich. Röntgenbehandlung, Radiumdistanzbestrahlung, Radiumkontaktapplikation, Spickverfahren, Koagulation werden je nach dem augenblicklichen Zustand einzeln oder kombiniert angewandt. So haben wir in vielen, immer rezidivierenden, hartnäckigen Fällen die Patienten vielleicht nicht definitiv geheilt, aber jahrelang in gutem Allgemeinzustand arbeits- und leistungsfähig erhalten können.

Die intratumorale Anwendung radioaktiver Substanzen wird seit vielen Jahren in der Abteilung reichlich ausgeübt und in allen den Fällen, wo sie technisch durchführbar ist, vorzugsweise benutzt.

Für die intratumorale Behandlung stehen uns eine Anzahl verschieden geformter Nadeln zur Verfügung, die teils Radium, teils Mesothorium enthalten. Diese wenden wir hauptsächlich bei äußeren, nicht zu ausgedehnten Tumoren an. Bei der Behandlung der Carcinome der Mundhöhle und des Rachens, die ein Hauptanwendungsgebiet für die intratumorale Behandlung abgeben, sind wir von der Anwendung dieser langlebigen, radioaktiven Substanzen vollkommen abgekommen. Wir benutzen für diese Zwecke lediglich die von *Halberstädter* angegebenen Thorium-X-Stäbchen in ihren verschiedenen Formen sowie neuerdings auch die Radiumemanation (Radon), die zunächst in kleinerem Umfange von der Auer-Ges. (Dr. Wolf) hergestellt wird. Mit Hilfe der Thorium-X- bzw. Radon-Capillaren ist eine außerordentlich vielseitige, sehr anpassungsfähige Technik möglich, die gerade bei den genannten Lokalisationen von großer Bedeutung ist. Außerdem besteht der nicht zu unterschätzende Vorteil, daß ein Zurückbleiben der radioaktiven Substanz, sei es im Gewebe, sei es auf irgendeine Weise sonstwie im Körper, z. B. Verschlucken, keinerlei Gefahren mit sich bringt. Die von uns angewandte Technik bewegt sich in den Hauptpunkten in demselben Rahmen wie die im Radiuminstitut Paris und im Memorial-Hospital in New York ausgearbeitete. Ausführlichere Publikationen über unsere Technik und unsere Erfolge, die sich auf etwa 4jährige Erfahrung stützen, liegen von *Halberstädter* sowie *Halberstädter* und *Simons* vor. Ich möchte nicht unterlassen, auf die verständnisvolle Mitarbeit des Herrn Dr. *Wolf* von der Auer-Ges. hinzuweisen. Soweit es in den verhältnismäßig kleinen Laboratorien der Bestrahlungsabteilung möglich war, sind eingehende Untersuchungen über die biologische Strahlenwirkung mit verschiedenen radioaktiven Substanzen, insbesondere bei der direkten Einführung ins Gewebe, ausgeführt worden. Ein Teil der Untersuchungen wurde auch an einzelligen Lebewesen in der Abteilung von Prof. *Hartmann* im Kaiser Wilhelm-Institut ausgeführt. Hierbei erwies sich die Eudorina elegans, die wir auf Anraten von *Hartmann* benutzten, als ein sehr zweckentsprechendes Objekt, an dem eine Reihe interessanter Beobachtungen gemacht werden konnten. Besonders zahlreich sind die Fälle von Krebsen der äußeren Bedeckungen, hauptsächlich des Gesichtes, bei denen wir die intratumorale Anwendung der Thorium-X-Stäbchen vorgenommen haben. Hierbei waren .die Erfolge außerordentlich befriedigend. Die Vorzüge dieser Methode vor der Kontaktapplikation mit radioaktiven Substanzen sind so groß, daß wir die letztere fast vollständig verlassen haben. Der Wert des Verfahrens zeigte sich sehr deutlich bei Rezidiven nach anderen Methoden und insbesondere bei der Behandlung von Herden in strahlengeschädigten Gebieten und bei röntgenrefraktären Fällen. *Simons* hat in der Zeitschr. f. Augenheilk. 1927 über 31 Fälle von Lidcarcinomen aus unserer Abteilung berichtet, bei denen die Resultate in funktioneller und kosmetischer Beziehung ausgezeichnet waren.

Außer den Hautcarcinomen eignen sich für die intratumorale Behandlung noch alle die Tumoren, die nicht einen zu großen Umfang angenommen haben, gut abgrenzbar sind und der Kontrolle des Auges und der Finger bei der Behandlung zugänglich gemacht werden können. Diese Voraussetzungen treffen noch für die Tumoren der Mundschleimhaut, der Zunge, der Tonsille und des Gaumens sowie des Nasenrachenraumes zu, ferner für oberflächliche Haut- und Drüsenmetastasen und gewisse Formen des Mamma-, Vulva- und Peniscarcinoms. Das Anwendungsgebiet ist aber auch schon auf Prostata-, Rectum- und Ösophaguscarcinome sowie Blasencarcinome ausgedehnt worden. Ganz besonders ist zu betonen, daß durch die intratumorale Behandlung von uns nunmehr die Carcinome der Zunge, der Wange und der Mundhöhle überhaupt, die bisher einer rationellen Strahlenbehandlung so gut wie unzugänglich waren, mit größerer Aussicht auf Erfolg behandelt werden können. Bei einer Reihe von Lokalisationen ist das enge Zusammenarbeiten mit den in Betracht kommenden Fachärzten unumgänglich notwendig, schon deswegen, weil vielfach Kombinationen mit chirurgischen Eingriffen und fachärztlichen anderen Behandlungsmethoden erforderlich sind. Gerade dieses Zusammenarbeiten des Krebsinstitutes mit den Fachabteilungen der Charité und anderer Krankenhäuser hat sich in jeder Beziehung als außerordentlich wertvoll und nutzbringend für die Patienten erwiesen.

––––––

An der Bestrahlungsabteilung des Universitäts-Institutes für Krebsforschung wurden vom 1. I. 1922 bis 31. XII. 1927 (6 Jahre) folgende Patienten strahlentherapeutisch behandelt:

I. Maligne Tumoren:

der Haut 159
des Kehlkopfes 82
der Lunge und Bronchien 34
des Oesophagus 152
des Rectum 131
des Magens 68
der Knochen und Gelenke 53
der Mund- und Rachenhöhle einschl. Zunge . . 183
des Uterus 258
der Mamma 708
anderer Lokalisationen 686
                                              ‾‾‾‾‾
                                              2514
II. Andere Erkrankungen 1353
                                              ‾‾‾‾‾
                                              3867

Aus der Abteilung sind seit 1920 65 wissenschaftliche Veröffentlichungen hervorgegangen.

Bericht über die Abteilung für Histologie und Hämatologie.

Von

Prof. Dr. Hans Hirschfeld.

Die Abteilung für Histologie und Hämatologie besteht als solche seit dem Jahre 1923. Bis dahin wurden alle Untersuchungen dieser Art von mir in dem Laboratorium der Krankenbaracken ausgeführt, deren ärztliche Versorgung ich seit 1914 inne hatte. Im Jahre 1923 wurden im Hause Luisenstr. 8 in der 2. Etage eigene Räume, bestehend aus 3 großen Zimmern, für die histologischen und hämatologischen Untersuchungen eingerichtet.

Es sind in dieser Abteilung außer mir 2 Laborantinnen und 1 Diener tätig, von denen letzterer gleichzeitig auch die physikalisch-chemische Abteilung mit betreut.

Es werden in diesem Laboratorium folgende Arbeiten ausgeführt:

1. Die histologische Untersuchung aller bei den Patienten des Institutes vorgenommenen Probeexcisionen.

2. Die mikroskopische, chemische und bakteriologische Untersuchung aller Sekrete und Exkrete der Kranken, soweit kompliziertere Fragen zu entscheiden sind.

3. Die serologischen Blutuntersuchungen, und zwar sowohl die Wassermannsche Reaktion wie die modernen zur serologischen Krebsdiagnose angegebenen Methoden, deren praktische Brauchbarkeit noch in Frage steht.

4. Die morphologischen Blutuntersuchungen.

Wenn auch die Krankenabteilung und Poliklinik, sowie die Bestrahlungsabteilung das meiste Material liefern, so werden uns doch auch aus anderen Kliniken und von den Ärzten der Stadt viele Fälle zur Untersuchung und Diagnosestellung zugesandt. Zahl und Art der Untersuchungen geht aus folgender Tabelle hervor:

1. *Histologische Untersuchungen.*

1923	58 Fälle
1924	105 „
1925	425 „
1926	594 „
1927	443 „
1928 bis 1. April . . .	120 „

2. Morphologische Blutuntersuchungen.

1923	64 Fälle
1924	251 „
1925	274 „
1926	265 „
1927	301 „
1928 bis 1. April . . .	36 „

3. Serologische Blutuntersuchungen.

1924	594 Fälle
1925	510 „
1926	473 „
1927	324 „
1928 bis 1. April . . .	87 „

Es arbeiten an der Abteilung stets einheimische und ausländische Ärzte, die teils Kurse nehmen, teils wissenschaftliche Fragen bearbeiten.

Es sind folgende Arbeiten aus der Abteilung hervorgegangen:

Hirschfeld, H., Über einige neuere Methoden zur Diagnose der bösartigen Geschwülste. Dtsch. med. Wochenschr. 1911, Nr. 27—29. — *Hirschfeld, H.*, Eine neue Präzisionspipette zur Blutkörperchenzählung. Berl. klin. Wochenschr. 1911, Nr. 49. — *Hirschfeld, H.*, Demonstration eines Falles eigenartiger Lymphogranulomatose. Demonstration eines Falles von akuter Myeloblastenleukämie mit massenhaften Tuberkelbacillen. Verhandl. d. Dtsch. pathol. Ges., 15. Tagung. — *Hirschfeld, H.*, Malignes Granulom und aplastische Anämie. Charité-Annalen **36.** — *Hirschfeld, H.*, Carcinom und perniziöse Anämie. Zeitschr. f. Krebsforsch. **11.** — *Hirschfeld, H.*, Über isolierte aleukämische Lymphadenose der Haut. Zeitschr. f. Krebsforsch. **11.** — *Hirschfeld, H.*, Zur Frage der Einwirkung des Blutserums normaler und tumorkranker Tiere auf Tumorzellen. Zeitschr. f. Krebsforsch. **11.** — *Hirschfeld, H.*, Die frühzeitige Erkennung und moderne Behandlung der Blutkrankheiten. Med. Klinik 1914, Nr. 2. — *Hirschfeld, H.*, und *Meidner*, Experimentelles und Therapeutisches über die Wirkung von an unlösliche Substanzen absorbiertem Thorium X auf Tumoren. Therapie d. Gegenw. 1916, H. 11. — *Hirschfeld, H.*, und *Meidner*, Experimentelle Untersuchungen über die biologische Wirkung des Thorium X nebst Beobachtungen über seinen Einfluß auf Tier- und Menschentumoren. Zeitschr. f. klin. Med. **77**, H. 5/6. — *Hirschfeld, H.*, Chronische lymphatische Leukämie, im Anschluß an eine langdauernde Eiterung entstanden, mit Infiltration der Nase und der angrenzenden Gesichtshaut. Berl. klin. Wochenschr. 1916, Nr. 14. — *Hirschfeld, H.*, Die makroskopische Oxydasereaktion als Mittel zum Eiternachweis in pathologischen Körperflüssigkeiten. Dtsch. med. Wochenschr. 1917, Nr. 52. — *Hirschfeld, H.*, Zur makroskopischen Diagnose der Leukocytose und der Leukämie im Blute. Die makroskopische Oxydasereaktion. Dtsch. med. Wochenschr. 1917, Nr. 26. — *Hirschfeld, H.*, und *Weinert*, Zur Frage der Blutveränderungen nach der Milzexstirpation. Berl. klin. Wochenschr. 1917, Nr. 27. — *Brahn, B.*, und *H. Hirschfeld*, Über den Katalasengehalt des Blutes bei den sogenannten Pseudoanämien. Biochem. Zeitschr. **79**, H. 3 u. 4. — *Blumenthal, F.*, und *H. Hirschfeld*, Untersuchungen über bösartige Geschwülste bei Pflanzen und ihre Erreger. Zeitschr. f. Krebsforsch. **16.** — *Hirschfeld, H.*, Über Blut- und Organveränderungen bei tumorkranken Ratten und Mäusen. Zeitschr. f. Krebsforsch. **16.** — *Hirschfeld, H.*, Über Heil- und Immunisierungsvorgänge an Tumortieren. Zeitschr. f. Krebsforsch. **16.** — *Hirschfeld, H.*, Zur Kenntnis des aleukämischen myeloblastischen Schädelchloroms. Zeitschr. f.

Krebsforsch. **16.** — *Hirschfeld, H.*, Farbträger nach v. Blücher. Eine praktische Vereinfachung bei mikroskopischer Färbetechnik. Berl. klin. Wochenschr. 1918, Nr. 2. — *Hirschfeld, H.*, Zur Prognose und Röntgentherapie der lymphatischen Leukämie. Zeitschr. f. physikal. u. diät. Therapie **22.** — *Hirschfeld, H.*, Über die Rolle der Milz in der Pathogenese der perniziösen Anämie. Zeitschr. f. klin. Med. **87.** — *Hirschfeld, H.*, Über die Regulation der Blutzusammensetzung. Berl. klin. Wochenschr. 1919, Nr. 9. — *Hirschfeld, H.*, Methodik und Wert der systematischen Leukocytenuntersuchung. Zeitschr. f. ärztl. Fortbild. 1919, Nr. 3. — *Hirschfeld, H.*, Blutkrankheiten und Geschwülste. Zeitschr. f. Krebsforsch. **19.** — *Hirschfeld, H.*, Erfahrungen mit der Oxydase- und Peroxydasereaktion. Med. Klinik 1924, Nr. 8. — *Hirschfeld, H.*, und *Hittmair*, Ergebnisse und Fehlerquellen bei der supravitalen Färbung des frischen Blutes. Folia haematol. **31.** — *Hirschfeld, H.*, und *Sumi*, Erythrophagocytose im strömenden Blute nach Milzexstirpation und intraperitonealen Blutinjektionen. Folia haematol. **31.** — *Hirschfeld, H.*, Züchtungsversuche mit leukämischem Blut. Folia haematol. **34.** — *Hirschfeld, H.*, Zur Frage der Beziehungen zwischen Erythrämie und Leukämie. Folia haematol. **26.** — *Hirschfeld, H.*, und *Tinozzi*, Vergleichende Untersuchungen über die Folgen der Splenektomie bei gesunden Ratten und Tumorratten. Zeitschr. f. Krebsforsch. **26**, H. 4. — *Hirschfeld, H.*, und *Hittmair*, Über Blutgruppenbestimmungen bei Krebskranken. Med. Klinik 1926, Nr. 39. — *Hirschfeld, H.*, und *Hittmair*, Über den Einfluß parenteral eingeführter Eiweißkörper auf die zellige Zusammensetzung der Bauchhöhlenflüssigkeit. Zeitschr. f. d. ges. exp. Med. **53**, H. 3/4.

Monographien:

Hirschfeld, H., Lehrbuch der Blutkrankheiten. Hirschwald 1918. — *Hirschfeld, H.*, Die Splenomegalien. — *Hirschfeld, H.*, Die primären und sekundären multiplen Myelome. Im Handbuch von Kraus-Brugsch Bd. VIII. — *Hirschfeld, H.*, Die Erkrankungen der Milz. Enzyklopädie der klinischen Medizin. Julius Springer 1920. — *Hirschfeld, H.*, Allgemeine Pathologie des Blutes und der Blutbildungsorgane. In Lüdke-Schlayers Lehrbuch der pathologischen Physiologie. Joh. Ambrosius Barth 1922. — *Hirschfeld, H.*, Leukämie und verwandte Zustände. Die symptomatischen Blutveränderungen. Die Polyzythämie. Im Handbuch der Blutkrankheiten von Schittenhelm. Julius Springer 1925.

Arbeiten anderer Autoren:

Komyia, Morphologische Blutveränderungen bei gespeicherten Tieren. Folia haematol. **35.** — *Moldawsky*, Die praktische Bedeutung der supravitalen Färbung der roten Blutkörperchen. Jahrb. f. Kinderheilk. **116.** — *Moldawsky*, Über den Einfluß der Berufsarbeit der Radiologen auf die erythropoetische Funktion des Knochenmarkes. Folia haematol. **36.** — *Tinozzi*, Über die Kahnsche Albumin-A-Reaktion zur Diagnose von bösartigen Geschwülsten. Zeitschr. f. Krebsforsch. **24**, H. 5. — *Tinozzi*, Refraktometrische Untersuchungen von Blutserum besonders bei Kranken mit bösartigen Geschwülsten. Zeitschr. f. Krebsforsch. **26**, H. 3. — *Taslakowa*, Zur normalen und vergleichenden Morphologie der Zellen in den serösen Körperflüssigkeiten. Virchows Arch. f. pathol. Anat. u. Physiol. 1928. — *Fabisch*, Experimentelle Untersuchungen über das rote Blutbild nach Splenektomie. Inaug.-Diss. Berlin 1927. — *Rachmilewitsch*, Geschichte der Morphologie des Blutes von der Entdeckung der Blutkörperchen bis Rudolf Virchow. Inaug.-Diss. Berlin 1927. — *Roulet*, Carcinomdiagnose aus dem Blut nach dem Ringoldverfahren. Die med. Welt 1928, Nr. 15. — *Roulet*, Ein einfacher Hämosedimeter zur Bestimmung der Senkungsgeschwindigkeit der Erythrocyten. Die med. Welt 1928, Nr. 19. — *Kohanawa*, Beiträge zur vergleichenden Morphologie des Blutes der gesunden Haussäugetiere Fol. Haem. **36**, H. 2. — *Solecka*, Beitrag zur Botelho-Reaktion. Zeitschr. f. Krebsforsch. **25**, 4.

Statistik der Poliklinik des Universitäts-Institutes für Krebsforschung.

Von

Oberstabsarzt a. D. Hans Zerner.

In der Poliklinik sind in der Zeit vom 1. I. 1920 bis 31. XII. 1927 insgesamt 13412 Personen untersucht worden. Unter diesen befanden sich:

Mammacarcinome	1275
Carcinome des Verdauungstraktus ohne Rectum	1011
Carcinome des Rectums	292
Carcinome des Genitaltraktus	587
Carcinome der Haut und Schleimhäute	582
Tumoren des Mediastinums	78
Sarkome	260
Tumoren des Nervensystems	5
Benigne Geschwülste	1510
Blutkrankheiten	892
Lues	462
Drüsentumoren (tuberkulöse)	1715
Krebsfurcht bzw. Krebsverdacht	1989
Gutartige Erkrankungen der weiblichen Brust	905
Varia	1849

Die Krebsfälle verteilen sich auf die einzelnen Jahre folgendermaßen:

	1920	1921	1922	1923	1924	1925	1926	1927
Mammacarcinome	154	113	113	142	153	180	232	188
Verdauungstraktus	84	91	98	78	102	85	115	66
Rectumcarcinome	18	41	37	36	41	45	39	35
Genitaltraktus	58	65	68	69	87	68	73	99
Haut und Schleimhäute	57	70	60	49	65	67	88	126
Mediastinaltumoren	5	7	9	7	12	7	15	16
Sarkome	21	28	22	32	29	28	40	60
Tumoren des Nervensystems	0	0	0	0	1	2	1	1
	397	415	407	413	490	482	603	591

Die Statisik zeigt eine langsame, allmähliche, wenn auch schwankende Zunahme der in der Poliklinik untersuchten Krebsfälle vom Jahre 1920 ab bis 1927, abgesehen von einzelnen kleinen Schwankungen. Auf die einzelnen Organe verteilt sind die Schwankungen ziemlich große innerhalb der einzelnen Jahre. Bei den Brustkrebsen zwischen

Diagnostische Durchleuchtungen und Aufnahmen.

	Oeso-phagus		Magen		Darm		Thorax		Herz		Lunge		Struma + Trachea	Gallenbl.	Niere, Blase, Harnleiter	Extremität.	Schädel	Wirbels., Rippen + Becken
	Durchl.	Aufn.	Durchl.	Aufn.	Durchl.	Aufn.	Durchl.	Aufn.	Durchl.	Aufn.	Durchl.	Aufn.						
1915	7	5	20	24	3	1	65	23	—	—	5	—	—	—	—	2	1	3
1916	10	3	63	20	2	1	176	45	—	—	2	—	—	—	1	8	2	5
1917	13	13	112	52	42	47	539	176	5	4	9	2	4	—	8	57	14	9
1918	21	19	131	91	31	32	747	215	1	—	3	—	—	—	1	60	18	20
1919	15	10	108	62	22	19	390	152	6	—	14	2	2	—	—	20	10	4
1920	24	10	135	40	13	6	557	89	4	1	—	—	1	—	2	15	4	4
1921	27	11	174	43	10	6	455	80	1	—	—	—	—	—	4	20	5	11
1922	37	15	210	70	27	12	484	92	6	2	5	—	5	3	15	42	19	13
1923	16	3	227	42	15	2	547	87	—	—	—	—	8	1	4	37	17	17
1924	25	12	427	45	60	4	717	153	2	—	11	5	2	1	9	70	13	14
1925	12	5	299	45	109	3	689	82	1	—	6	—	2	—	7	46	13	14
1926	37	34	280	80	64	12	565	108	2	—	1	—	—	2	7	77	17	20
1927	32	18	310	109	19	10	401	75	80	4	67	25	15	12	6	95	29	48

der niedrigsten Ziffer 113 im Jahre 1922 und der höchsten Ziffer 232 im Jahre 1926. Die Krebse der Verdauungsorgane zeigen im Jahre 1927 einen auffälligen Rückgang von 115 auf 66, während die Haut- und Schleimhautkrebse sich dauernd vermehrt haben und von 88 Fällen im Jahre 1926 auf 126 Fälle 1927 gestiegen sind. Auch die Mediastinaltumoren, die auch die Lungentumoren enthalten, zeigen seit 1920 eine Verdreifachung, ebenso die Sarkome. Das letztere liegt wohl daran, daß wir in auffallender Weise das Zunehmen der jungen Patienten unter den Krebskranken beobachtet haben.

Über Ergebnisse der experimentellen Krebsforschung*.

Von

Ferdinand Blumenthal.

Wenn wir heute einen Rückblick tun in die 25 Jahre, die unser Institut für Krebsforschung besteht, so kann ein solcher, auch wenn er mit Absicht an dieser Stelle sich von allem Persönlichen fernhält, nicht die beiden Männer übersehen, denen das Institut seine Entstehung und seine Erhaltung verdankt, *Ernst v. Leyden* den Begründer, *Johannes Orth* den Erhalter. Was sie im einzelnen dem Institut bedeuteten, findet sich in der chronologischen Darstellung des Instituts, die in Ihren Händen ist. Hier wollen wir ihren Manen nur still, aber von ganzem Herzen danken und ihrer als der großen Vorbilder gedenken, deren Geist während unserer Arbeit stets unter uns weilen und deren Gedenken uns ein Ansporn sein möge.

Meine Damen und Herren!

Es dürfte reizvoll erscheinen, an einem solchen Tage wie dem heutigen, die Krebsfrage, wie sie vor der Begründung unseres Instituts und der Krebsinstitute überhaupt bei Beginn dieses Jahrhunderts bestand, mit dem Standpunkt, den wir heute erreicht haben, zu vergleichen. Damals wurde die wissenschaftliche Krebsforschung beherrscht von der Morphologie, die therapeutische von der Chirurgie. Die Morphologie hatte Außerordentliches geleistet; sie hatte die Herkunft der Krebszellen von den Gewebszellen dargetan. Die Krebszellen zeigen vielfach die Eigenschaften von Organzellen. So enthalten die von der Schilddrüse stammenden Zellen das spezifische Jodglobulin, die Krebszellen des Mastdarms sezernieren Schleim, wie die Mastdarmzellen selbst, die Leberkrebszellen produzieren manchmal noch in ihren Metastasen Galle, wie die Leberzellen. Die *formale* Genese der Krebszellen schien also gelöst. Aber ihre *kausale* Genese, d. h. die Frage, weshalb eine normale Zelle die Eigenschaften von Krebszellen annimmt, war strittiger denn je. Man nannte den Vorgang Anaplasie (*v. Hansemann*) oder Kataplasie. Aber das schilderte nur den Vorgang, nicht die Ursache desselben. Andere bestritten, daß die Krebszelle überhaupt eine besondere Zelle sei, sie sollte eine normale Zelle sein, der allerdings die Hemmungen fehlten. Nach der Virchowschen Reiztheorie sollte

---

* Ansprache in der Sitzung des Deutschen Zentralkomitees zur Erforschung der Krebskrankheit am 8. Juni 1928.

unter Umständen jedem Reiz die Fähigkeit zukommen, Zellen zur krebsigen Wucherung zu bringen, aber es kam offenbar auf die „Umstände" an, denn so sehr auch klinische Erfahrungen für die Reizwirkung sprachen, experimentell war es bis dahin nicht gelungen, Krebs zu erzeugen. Der Auffassung des Krebsproblems als eines rein cellulären setzten die Vertreter der Klinik und einzelne Biologen die Ansicht entgegen, daß ein bestimmter Parasit für alle Krebserkrankungen oder doch verschiedene Parasiten, aber für jede Krebsgruppe (Carcinome, Sarkome) ein bestimmter in Frage käme. Der Kampf der cellulären Richtung und der parasitären stand damals in voller Blüte; auf der einen Seite die Kliniker *v. Leyden*, *Czerny* in Heidelberg, *Olshausen*, ferner *Metchnikoff*, auf der anderen Seite die Vertreter der pathologischen Anatomie. Für die parasitäre Krebsentstehung sollte das gehäufte Vorkommen von Krebserkrankungen in einzelnen Häusern, Orten, Gegenden sprechen (*Behla*, *Kirchner*), ferner die Häufung von Krebsfällen in Familien, angebliche Fälle von Ansteckung (*Behla*). Die vielfach als Krebsparasiten beschriebenen Lebewesen aber hielten der Kritik nicht stand. Das Hauptargument, daß die Krebskrankheit, wie die Statistiken sämtlicher Länder zeigten, in bedrohlicher Weise zunehme, bewies zwar ebenfalls nichts Sicheres im Sinne einer parasitären Krebsentstehung, hatte aber zur Folge, daß die Öffentlichkeit ihre Aufmerksamkeit mehr als bisher auf die drohende Krebsgefahr lenkte. Als nun im Jahre 1901 *Jensen* in Kopenhagen von einer Maus mit einer Krebsgeschwulst Übertragungen auf andere Mäuse machen konnte, und dies in allen Ländern bestätigt wurde, schien die Möglichkeit gegeben, das Krebsproblem auf experimentellem Wege zu lösen. In England wurde ein Krebsforschungsinstitut in London errichtet, dann folgte Deutschland mit einem solchen in Heidelberg und einer Abteilung für Krebsforschung an der I. med. Klinik unter *v. Leyden* in Berlin 1903, die seit 1907 selbständig wurde und den Namen „Institut für Krebsforschung an der Charité" trägt, sowie einer solchen in Frankfurt a. M. unter *Ehrlich*.

Mit der Entdeckung *Jensens* begann eine neue experimentellbiologische Ära. Auf dem Wege der anatomischen Methoden waren Aufschlüsse über Genese und Ätiologie nicht zu erwarten (*B. Fischer-Wasels*). Ja die morphologische Geschwulstforschung lief bereits Gefahr, sich in unfruchtbaren Hypothesen und Spekulationen zu verlieren, als die experimentell biologische Ära neues Leben in die Geschwulstforschung brachte (*R. Kraus*).

Der *Jensen*schen Entdeckung folgten die *Transplantatforschungen*, welche das ganze erste Jahrzehnt dieses Jahrhunderts umfaßten. Diese führten damals zu folgenden Ergebnissen, die auf den Arbeiten von *Ehrlich*, *Bashford*, *C. Lewin*, *L. Michaelis* u. a. beruhten:

1. Beim Säugetierkrebs ist die erfolgreiche Übertragbarkeit des Krebsgewebes an die *Unversehrtheit* der Krebszellen geknüpft.

2. Die erfolgreiche Übertragung ist nur möglich auf Tiere *gleicher* Art, d. h. von Maus auf Maus, von Ratte auf Ratte, nicht dagegen von Maus auf Ratte, d. h. nicht auf eine fremde Tierart.

3. Es ist nichts aus den Krebsgeweben gezüchtet worden, wodurch wieder Krebs erzeugt werden kann. Also ein außerhalb der Krebszelle lebender, sicht- und züchtbarer Parasit ist bei diesen Krebsgeschwülsten nicht der Träger der Krebsbildung.

4. Man kann Tiere gegen die Übertragung von Krebsgewebe festigen durch Vorbehandlung mit Krebsgeweben aller Art (Passivimmunität), aber auch durch embryonale und andere Gewebe. Diese Festigung scheint aber nicht auf der Bildung von Antikörpern zu beruhen, sondern nur auf einer Resistenzerhöhung des Organismus. Auf jeden Fall ist die Antikörperbildung zu gering, um darauf eine Serumtherapie aufzubauen.

Das Arbeiten mit den Krebstieren fand zuerst heftigen Widerstand. *v. Hansemann* erklärte anfangs die Mäuse- und Rattenkrebse nicht für echte, mit dem Menschen vergleichbare Geschwülste. Andere ignorierten lange die Tierkrebse und *Ribbert* sogar noch 1911. Auch die Versuche, mit nicht morphologischen, z. B. mit chemischen Methoden die Frage der Malignität der Krebszellen beantworten zu wollen, fanden nur geteilte Anerkennung. So die Feststellung von *Petry* über die vermehrte *Autolyse* der Carcinome. Insbesondere aber wurde die Anwesenheit eines *proteolytisch* wirkenden *Ferments* in den Geschwülsten, das *C. Neuberg* und ich als bedeutungsvoll für das bösartige Wachstum erklärten, von *Ribbert* und *v. Hansemann* als unwesentlich oder als postmortale Erscheinung abgelehnt. So konnte sich meine Auffassung, daß die Malignität der Krebszellen eine Folge einer in ihnen vorausgegangenen Stoffwechselstörung, einer chemischen Fermentabartung sei, nicht durchsetzen. Erst 1918 wurden unsere Befunde und die der nachher erwähnten anderen Forscher von *Orth*[1] gewürdigt und in seinem Vortrag als Beweis dafür herangezogen, daß das *Malignitätsproblem* kein *Wachstums-*, sondern ein *Stoffwechselproblem* sei. Aber auch *Orths* Ausführungen fanden nicht die Zustimmung der meisten Pathologen. Jetzt haben die Forschungen in vitro diese Ergebnisse sichergestellt.

Rhoda Erdmann[2] und *Drew* stellten fest, daß die Krebszelle im Gegensatz zu normalen Zellen Fibrin zu lösen vermag. *Fuchs* versuchte, auf ihren besonderen proteolytischen Fähigkeiten eine Blutdiagnostik des Krebses aufzubauen. Und schließlich hat *Demuth* gezeigt, daß nur die Krebszelle in vitro fremdes Eiweiß abbaut, dagegen nicht die embryonale Zelle.

A. Fischer (Dahlem)[5], sowie *Centanni* und *Haagen*[6] heben auf Grund des Verhaltens der Krebszellen gegenüber normalen Zellen in der Gewebekultur hervor, daß das proteolytische Vermögen der Krebszellen deren gefährlichste Waffe gegenüber den normalen Zellen ist und das *eigentliche Wesen ihrer Malignität* darstellt. Die größere Wachstumsenergie ist dabei gar nicht das Wesentliche bei den Krebszellen, wie schon *v. Hansemann* nachwies. Normale Zellen, die z. B. bei der Wundheilung zur Proliferation angeregt werden, wachsen ebenso wie die embryonalen auch in der Gewebskultur schneller als die bösartigen (*A. Fischer*). Das Charakteristische ist, daß normale Zellen bei Beendigung der Wundheilung aufhören zu wachsen, während Krebszellen endlos proliferieren.

Die alte, insbesondere von *Ribbert* vertretene Anschauung, daß die Krebszellen sich gar nicht wesentlich von den normalen Zellen unterscheiden, daß Bösartigkeit und Gutartigkeit nur *Wachstumserscheinungen* seien, daß es gar keine bösartigen Zellen gäbe, ist widerlegt. *Die Krebszelle ist eine chemisch abgeartete Zelle.*

Die Arbeiten *Otto Warburgs*[7] haben die *aerobe Glykolyse* der Krebszellen festgestellt; sie haben gezeigt, daß die Krebszellen durch die elektive Atmungsstörung die Milchsäurebildung nicht hemmen können. Während es sich bei der aeroben Glykolyse um Energie liefernde Fermentvorgänge handelt, sind auch andere fermentative Prozesse, die von dem Krebsgewebe ausgehen und auf dessen Umgebung einwirken, sowie eine Beeinflussung des Gesamtstoffwechsels ausüben können, gestört, und zwar nicht nur die Proteolyse. Veränderungen der Fermentwirkung wurden von *Abderhalden*[8] mit *Rona* und *Pincussen*, von *Rona* und *Lasnitzki*[9], von *Brahn* und mir[10, 11] u. a. für die Peptolyse, Lipase, für Oxydasen und für die Katalase festgestellt. Die einzelnen Veränderungen sind zwar stets *nur quantitativer* und *nicht auch qualitativer* Art, so daß es also bisher an einem *spezifischen* Sekret oder Ferment der Krebszellen fehlt, wodurch sie sich, wie z. B. die Leberzelle, durch die Gallebildung von allen anderen Zellen unterscheidet. Das darf aber nicht hindern, daß die Krebszelle infolge der Gesamtheit der fermentativen und fermentähnlichen Veränderungen, die von ihr ausgehen, bald *Vermehrung* (Proteolyse, Peptolyse, Glykolyse*), bald *Verminderung* (Oxydation, Lipolyse, Katalase) als eine neu gewordene und nunmehr spezifische Zelle anzusehen ist.

Wenn also auch *morphologisch* die Eigenschaften der Krebszelle sich nicht von den anderen Zellen gegenüber klar unterscheiden, so ist doch dies biologisch der Fall. Die stark vermehrte Proteolyse und Heterolyse, die aerobe Glykolyse, die verstärkte Autolyse, d. h. der

---

* Die verstärkte Glykolyse durch Krebsgewebe hat *Braunstein* zuerst festgestellt.

Selbstzerfall der Krebszellen, erklären uns das destruierende Wachstum, die Neigung zur Metastasenbildung, die Neigung zur Geschwürsbildung und schließlich die Störung des Gesamtstoffwechsels, die zur Verelendung der Krebskranken, d. h. die Kachexie führt.

Letztere ist allerdings ebenfalls keine spezifische und häufig schon durch Behinderung der Nahrungsaufnahme, durch Blutungen und durch sekundäre Infektion bedingt. Auch die bei der verstärkten Glykolyse entstehende Milchsäure kann, wenn sie nicht verbrannt wird, nach *Bierich* in die Umgebung diffundieren und so den Krebszellen den Weg bahnen.

Mit der Aufklärung der besonderen Biologie der Krebszellen, d. h. ihrer *Malignität*, ist aber die Frage, *wodurch* die normalen Zellen die Eigenschaften von Krebszellen gewinnen, noch nicht beantwortet. Diese Frage, welche das eigentliche ätiologische Krebsproblem darstellt, war durch die Erforschung der Krebstransplantate nur in der negativen Richtung entschieden, nämlich daß die Entstehung des Krebses *nicht* von *den* Faktoren abhängig ist, welche das Wachstum der Zellen fördern oder hemmen; denn Tiere, welche gegen das Wachstum von Krebstransplantaten *immun* sind, können *spontan* an Krebs erkranken.

Alle Versuche, Krebs bei Tieren zu erzeugen, waren gescheitert, obwohl, wie *Ribbert* ironisch erklärte, darauf sogar Preise ausgesetzt waren. Nach seiner Meinung sollte es überhaupt unmöglich sein, künstlich Krebs zu erzeugen. Der Krebs entstände nur durch Vererbung, indem irgendwelche vererbten, zur Krebsbildung disponierten Zellen eines Tages aus ihrem Schlummer erwachten und dadurch zu Krebszellen würden. Zeigte also damals *Ribbert*, einer der bedeutendsten Pathologen seiner Zeit, eine völlige Resignation in bezug auf die Möglichkeit, durch Experimente das ätiologische Krebsproblem zu lösen, so erklärte sein nicht minder bedeutender Antipode *Orth*, daß man nicht erlahmen dürfe in der Fortsetzung solcher Versuche. Indem *Orth* die Virchowsche Reiztheorie in den Mittelpunkt stellte, betonte er, daß man dauernd chronische Reize setzen müßte, um zu einem Erfolg zu gelangen. *Orth* hatte auf zahlreiche derartige Beispiele beim Menschen hingewiesen, wo jahrelang bestehende Reize zur Krebsbildung geführt hatten. *Orths* Erwartung wurde bald erfüllt. Zuerst durch *Fibiger*[12].

In einer Zuckerraffinerie in Kopenhagen waren mehrere Ratten mit Krebsgeschwülsten gefangen worden. *Fibiger* fand in den Geschwülsten Nematoden. Er verfütterte deren Schaben und konnte auf diese Weise bei Ratten, später auch bei Mäusen in einer erheblichen Anzahl Magenkrebs, auch Zungenkrebs neben anderen, gutartigen Geschwulstbildungen hervorrufen. Diese zum ersten Male künstlich erzeugte Krebsbildung war zwar eine parasitäre, *Fibiger* konnte aber gleichzeitig zeigen, daß dieser Parasit nicht etwa in der Art des Tuberkelbacillus oder Diphtheriebacillus die Krankheit hervorrief und unterhielt, sondern daß er nur für das präcanceröse Stadium in Frage kam, indem er entzündliche Veränderungen in der Schleimhaut des Magens machte, aus denen sich später der Krebs entwickelte. Für die Weiterentwicklung der einmal vorhandenen Krebsgeschwülste waren die Parasiten aber nicht mehr notwendig, da in diesen weder der Parasit selbst, noch seine Eier gefunden wurden.

Während also bei den infektiösen Prozessen, bei den durch Bakterien hervorgerufenen Granulomen das Granulom selbst, d. h. das Produkt der Tätigkeit des Parasiten für den weiteren Verlauf der Krankheit etwas Nebensächliches ist und nur der Parasit für diesen in Betracht kommt, schien im Gegenteil beim Krebs die Krebsgeschwulst der Träger aller bösartigen Eigenschaften zu sein, und das, was die Krebsgeschwulst hervorgebracht hat, schien anscheinend für das Wachstum und die Verbreitung der Krebsgeschwulst und -krankheit keine Rolle mehr zu spielen.

Die Anschauung *Borrels*, daß der Krebs eine Parasiten- und damit eine Infektionskrankheit sei, konnte also durch die Arbeiten *Fibigers* nur insofern eine Belebung erfahren, als man nicht mehr die Parasiten als völlig bedeutungslos für die Krebserkrankung hinstellen konnte, sondern man sich fragen mußte, in welchem Umfange auch andere Krebsbildungen bei Menschen und Tieren durch Parasiten hervorgerufen würden. Es wurde auch von keinem Gegner der parasitären Krebsentstehung bestritten, daß in einzelnen Fällen Parasiten, und zwar sehr verschiedene Parasiten den Anstoß der Krebsbildung auch beim Menschen geben können. Trichinen, Echinokokken waren seit langem bekannt.

Neuerdings hat *Ewing* in 2 Fällen von Zungenkrebs Trichinen, und *Elly Ziegler*[13] 3 Fälle von Leberechinokokken mit Krebs festgestellt. Einige der tierischen Parasiten sind sogar für gewisse Krebsformen so entscheidend bei der Krebsbildung beteiligt, daß sie für diese Form als spezielle, wenn man nicht sagen will, als spezifische Erreger anzusehen sind. In Ägypten dringt mit dem Trinkwasser in den Magen und beim Baden im Nil durch die Haut ein Parasit, *Distomum haematobium*, in das Blut und pflegt sich besonders in der Blase anzusiedeln, macht dort Entzündungen, in deren Verlauf in dem hohen Prozentsatz von 5 bis 10% der Fälle Krebs auftritt. Auch in Japan spielt ein solcher Parasit bei der Erzeugung von Darmkrebs eine große Rolle. In Amerika ist es *Curtis, Bullock* und *Rohdenberg* bei Ratten gelungen, durch Verfütterung der Faeces von Katzen, die Eier eines Katzenbandwurmes enthielten, in einer sehr großen Anzahl von Fällen Lebersarkome und nur solche zu erzeugen, nachdem sich aus den Embryonen der Cysticercus entwickelt und in der Leber angesiedelt hatte. Auch die von *Teutschländer* gefundene Tatsache, daß am Kalkbein des Huhnes Krebs entsteht, wenn vorher eine Krätzmilbe (Cnemidocoptes mutans) dort die ihr typische Erkrankung erzeugt hatte, spricht für die *spezielle* ätiologische Bedeutung dieser Milbe. In dem Kurischen Haff erkrankt die Fischerbevölkerung, die das Fleisch roher Fische ißt, häufig an Leberkrebs, der sonst sehr selten ist, und zwar jedesmal durch Infektion mit einem Leberegel (*Askanazy*).

Aber nicht nur tierische, auch pflanzliche Parasiten (*Bakterien*) spielen bei der Krebsbildung eine Rolle. Es ist bekannt, daß Zungen-

und Lippenkrebs, nicht immer, aber doch häufig eine syphilitische Grundlage haben, d. h. sich aus Veränderungen entwickeln, deren syphilitische Natur sichergestellt ist, und *Brown, Wade* und *Pearce*[14] haben mitgeteilt, daß bei einem am Scrotum mit Pallida geimpften Kaninchen sich ein Hautcarcinom entwickelte. Früher nahm man auf Grund der Lehren von *Rokitansky* an, daß Krebs und Tuberkulose sich ausschließen. Beim Lupus stimmt das ganz und gar nicht, denn nicht wenige Fälle von Lupus gehen schließlich in Krebs über, wenn sie nicht geheilt werden. So haben wir unter 166 Fällen von Hautkrebs 10 mal Lupuskrebs gesehen. In einzelnen Fällen konnte nachgewiesen werden, daß der Lungenkrebs seinen Ausgang von einer früher vorhandenen tuberkulösen Kaverne genommen hatte (*K. Wolf, Friedländer* und *Schwalbe*).

Experimentell sind Beziehungen zwischen der Gruppe der Tuberkelbacillen und Sarkombildung festgestellt, seitdem *Jensen* nach Injektion von Pseudotuberkelbacillen bei Ratten ein Sarkom erhalten hat, das *C. Lewin* im Berliner Krebsinstitut durch 12 Generationen weiterzüchtete.

Ebenso wird neuerdings auf den Zusammenhang zwischen Grippe und Lungenkrebs hingewiesen (*Werner, Askanazy, Berblinger* u. a.), von anderer Seite jedoch bestritten.

In den letzten Jahren haben wir, angeregt durch mehr zufällige Befunde, uns mit der Frage der Bedeutung der Bakterien für die Krebsbildung intensiver beschäftigt[15].

Paula Meyer hatte in unserem Institut im Brustkrebs, in dem die Geschwulst teilweise künstlich verflüssigt war, Stäbchen gefunden, deren Ähnlichkeit mit dem Bacterium tumefaciens *Smith* sehr auffällig war. Dieses Bakterium ist der Erreger von Geschwulstbildung bei Pflanzen (Crown Gall), die *Smith* als „Plantcancer" bezeichnete und für identisch mit den menschlichen Krebsgeschwülsten hielt.

Smith, Werner Magnus u. a. waren der Ansicht, daß Bakterien dieser Gruppe auch für die menschliche Krebsbildung als Erreger, ja sogar als spezifische Erreger in Betracht kommen können. Mit diesen Mikroorganismen machten wir Tierversuche bei Ratten und Mäusen. Obwohl wir in unseren ersten Versuchen bei Mäusen an der Rippe eine kleine Geschwulstbildung feststellten, die histologisch ein Carcinom war, haben wir doch im allgemeinen mit dem Bacterium tumefaciens P.M. allein keine Geschwulstbildung erzielen können, außer später einmal bei einer Maus, und zwar in *einem* Falle ein Plattenepithelcarcinom. Wenn wir aber Kieselgur und von Menschenkrebsen stammende Ödemflüssigkeit hinzufügten, so erhielten wir regelmäßiger Tumorbildung, die in den weitaus meisten Fällen sich als Granulom erwies, wie man es meist auch nach Kieselgurinjektion allein bekommt. Als wir aber diese am Anfang höchst zweifelhaften Tumoren, die wir nie gewagt hätten, als Blastome zu demonstrieren, transplantierten, so nahm öfters der blastome Charakter zu.

Pickhahn[16] hat auch einige Male bei Kieselgurgranulomen von Meerschweinchen beobachtet, daß nach Einspritzung einer Kultur unseres Hübnerstammes sich blastomatöse Veränderungen histologisch zeigten.

Aber auch von allen diesen Fällen erwiesen sich nur 4 als transplantabel, soweit wir Untersuchungen anstellten. In diesen 4 Fällen ist es uns gelungen, 4 Stämme von Tumoren zu erzeugen, die *immer wieder* wie echte Krebsgeschwülste sich transplantabel zeigten, und von denen wir 3 Stämme seit 4 Jahren bis über die 50. Generation weiterzüchten konnten.

Diese 3 Stämme — der Stamm Hübner ist eingegangen — unterschieden sich von vornherein von dem auch in unserem Laboratorium gezüchteten Flexner-Jobling-Tumor durch ihr besonders bösartiges Wachstum und die enorme Neigung zur Metastasenbildung.

Ein weiterer Stamm wurde im Sächsischen Serumwerk in Dresden von *Reichert*[17] mit unserer P.M.-Kultur erzeugt. Der Reichertsche Tumorstamm unterschied sich von dem unsrigen dadurch, daß er vorzugsweise Metastasen in Abdomine machte, während bei unseren Stämmen die Metastasenbildung in die Lungen überwiegt. Bei diesen neoplastischen Bakterien handelte es sich aber nicht um *eine* bestimmte Art, sondern um mindestens 3 unter sich verschiedene Stämme, von denen einer mit dem Bacterium tumefaciens *Smith* identisch ist, der zweite sich serologisch von ihm unterscheidet, der dritte höchst giftige, dem Bacterium fluorescenz und dem Pyocyanus nahesteht. Alle 3 Gruppen sind gramnegativ. Das Gemeinsame der 3 Gruppen war die Fähigkeit, bei Pflanzen und auch bei Tieren Tumoren zu bilden.

Von diesen 3 Gruppen zeigt die letzte eine gewisse Ähnlichkeit mit einem der von *Binz* und *Raeth* aus Menschentumoren isolierten Stämme, dagegen sind sie von den Stämmen verschieden, die *Nuzum, Young, Scott, Laudon, Glover* aus Menschenkrebs gezüchtet haben.

Die Tumefaciensgruppe ist auch von anderen Forschern in tierischen und menschlichen Geschwülsten gefunden worden; von *Petrow* in Leningrad in 1 Fall von Lippenkrebs, von *Casimir Funk*[18] bei Uteruskrebs und von *Kauffmann*[19] im Institut Robert Koch bei 2 aus verschiedenen Laboratorien stammenden Stämmen des Ehrlichschen Mäusekrebses.

Das Bacterium tumefaciens *Smith* ist für die sogenannten Pflanzenkrebse der spezifische Erreger. Ich sage sogenannt, weil die Geschwulstbildungen bei Pflanzen nicht so ohne weiteres mit den tierischen Tumoren verglichen werden können. Einzelne bezeichnen sie als Gallen, andere als Callusbildungen, ·viele als Granulome, hauptsächlich, weil das Wachstum in ihnen durch den Erreger unterhalten würde. Auch ich war früher dieser Ansicht, weil ich glaubte, daß ein autonomes Wachstum, wie es für die echten Blastome gefordert wurde, anscheinend bei dem Plantcancer nicht vorhanden sei. Nun hat sich aber zuerst bei Rübentumoren (*Jensen*), dann auch bei den mit Tumefaciens erzeugten

Tumoren bei Pelargonien und Sonnenblumen gezeigt, daß die Bakterien, wenn das Wachstum der Tumoren gerade voll ausgebildet ist, in den Geschwülsten selbst vielfach nicht mehr nachweisbar sind (*Blumenthal* und *Hirschfeld*); wir fanden sie meist nur im noch nicht krebsigen Gewebe am Rande der Geschwulst, also im präcancerösen Stadium.

Jensen konnte zwar die Rübengeschwülste auf andere Rüben transplantieren, fand aber in den Transplantaten nicht mehr das Bacterium tumefaciens. Dieses *Verschwinden* der Bakterien in den Tumoren ist aber eine höchst merkwürdige und prinzipiell wichtige Erscheinung. Impft man nämlich eine Pflanze, Pellargonie oder Sonnenblume zur Tumorerzeugung mit einer Tumefacienskultur, von der man verhältnismäßig viel einreiben muß, so bekommt man zuerst ein Quellungsstadium, das dem präcancerösen der tierischen Geschwulstbildung entspricht. Nun hat sich gezeigt, daß schon in diesem Stadium, wenn die Geschwulstbildung eben beginnt, die Bakterien nicht mehr nachweisbar sind. *Kauffmann* hat sie in seinen Versuchen nur bis zum 12. Tage nach der Einreibung in den Sonnenblumenstengel finden können, also noch vor der makroskopisch sichtbaren Tumorentwicklung. Diese Versuche bestätigen also, daß auch beim Pflanzenkrebs, ebenso wie bei den bakteriellen Krebserzeugungen bei Mensch und Tier die Bakterien nur für das präcanceröse Stadium notwendig sind, und daß diese Pflanzentumoren nicht gegen das Gesetz vom autonomen Wachstum der Geschwülste verstoßen. Wir haben also keine Veranlassung, die Tumefaciensgeschwülste für Granulome und nicht für echte Blastome zu erklären*. Mit dieser Auffassung stehe ich nicht allein, sondern auch im Einklang mit *Jensen, Fibiger*[20], *Magrou*[21], *Stapp*[22] und *Lieske*, während der Botaniker *Küster*[24], sowie *B. Fischer-Wasels*[25] und die meisten Pathologen jede Beziehung der sogenannten Pflanzentumoren zu der tierischen Tumorbildung ablehnen**. Es hat sich nun weiter gezeigt, daß die Bakterien der neoplastischen Gruppe die Fähigkeit, Tumoren zu bilden, häufig ganz außerordentlich schnell verlieren können, z. B. das Bacterium tumefaciens schon nach einer Passage durch den Tierkörper, und daß viele auf Grund aller bakteriologischen Reaktionen zur Tume-

---

* Ich übergehe hier absichtlich die Befunde *d'Herelles* betreffend die Feststellung, daß das Bact. tum. einen Bakteriophagen bildet. Bestätigen sich seine Mitteilungen, so bedeutet das Unsichtbarwerden des Tumefaciens in den Tumoren nicht das Fehlen desselben.

** *Küster* erklärt die Tumefaciensgeschwülste bei Pflanzen für Callusbildungen. Das stellt die Morphologie als das allein Entscheidende hin und schiebt die Biologie in den Hintergrund. Mindestens muß man von maligner Callusbildung sprechen. Das unbegrenzte Wachstum ist das Wesentliche, wodurch sich die T.-Geschwülste vom Callus unterscheiden und als echte Geschwülste darstellen. Selbstverständlich muß dabei die ganz verschiedene Anatomie der Pflanzen und Tiere berücksichtigt werden.

faciensgruppe gehörigen Stämme, auch wenn sie frisch aus den Pflanzentumoren gezüchtet waren, keine Tumoren zu bilden vermochten (*Smith, Stapp*). Dasselbe gilt auch für unsere aus Menschentumoren gezüchtete neoplastische Gruppe und für die Stämme, die *Kauffmann* aus dem Ehrlichschen Mäusekrebs isolierte. So haben wir vor 3 Jahren aus dem Gehirn eines Brustkrebskranken einen Stamm gezüchtet, der zwar mit einem durch den Stamm PM. erzeugten Serum bei einer Verdünnung von 1 : 1000 noch agglutinierte, aber trotzdem keine Tumoren bei Pflanzen bildete.

Diese recht auffällige Tatsache findet sich aber auch bei den *tierischen* Krebsparasiten. Die Cysticercen der Taenia crassicollis bilden nur im Rockefeller Institut die Lebersarkome. In Berlin, in unserem Institut, mißlangen *Beatti* alle derartigen Versuche, dagegen zeigten neuerdings unsere Tumorstämme, wenn sie von Cysticercen spontan infiziert waren, in 4 Fällen gerade am Rande der Kapsel des Cysticercus Sarkombildung*. Der Cysticercus verursacht also da, wo er allein keine Geschwülste zu erzeugen vermag, doch eine Disposition für die metastasierende Krebsbildung. Die Fibigerschen Nematoden, welche die Krebsepidemie in Kopenhagen hervorgerufen hatten, waren aus Westindien eingeschleppt — die einheimischen hatten diese Fähigkeiten nicht; aber auch die eingeschleppten verloren später die carcinogene Wirkung. *Apolant* hat gleich nach der Fibigerschen Entdeckung vergeblich solche Versuche mit analogen Spiropteren in Frankfurt angestellt, andere desgleichen.

Später fanden *Bonne* und *Beatti*[26] die Hepaticola gastrica je einmal im Vormagenkrebs einer Ratte. Und neuerdings hat *Fernand Arloing*[27] berichten können, daß er nach Verfütterung von Faeces von Krebskranken, die die Spiroptera enthielten, einige Male bei gesunden Mäusen bösartige Geschwulstbildungen entstehen sah.

Weitere parasitäre Krebserzeugung gelang *Nissle*[28] bei Mäusen durch Einspritzen von Filtraten von Pilzkulturen (Penicillium glaucum), die er aus verschimmeltem Brot gewonnen hatte.

Alle die genannten Parasiten und Bakterien scheinen also nur Krebserreger zu sein, wenn sie einen besonderen carcinogenen Reiz mit sich führen oder besondere Stoffwechselprodukte absondern, die als Krebsreize wirken.

Ziehen wir nun die Folgerung für die Rolle der Parasiten und Mikroorganismen für die Geschwulstentstehung, so sehen wir, daß von vornherein die Vielheit und verschiedene Art der Parasiten, Makro- und Mikroorganismen der Annahme entgegensteht, daß wir in einem derselben den *universalen* Krebserreger zu sehen haben. Auch dagegen, daß in

---

* Es handelt sich um Doppeltumormäuse, die auf der einen Seite mit Sarkom 37 (*London*), auf der anderen Seite mit C. 63 geimpft waren. In einem fünften Falle war der Tumor ein Endotheliom.

jedem Fall von Krebs etwas Parasitäres von außen in den Körper eindringt, spricht schon der Teerkrebs und die verschiedenen durch physikalische Reize verursachten Krebsbildungen. Dies und die Tatsache, daß man in den abgeschlossenen Krebsgeschwülsten fast nie Parasiten oder Bakterien fand, führte dazu, die Lebewesen unter den Krebsreizen namentlich beim Menschen als bedeutungslos zu erklären. Diesem Schluß kann ich nicht zustimmen. Ich komme später noch darauf zurück.

Sambon, Willy Meyer, Bland-Sutton, Caspari, Alessandrini[80] u. a. schreiben neuerdings den tierischen Parasiten eine größere Rolle auch in der menschlichen Krebsätiologie zu. Während aber *Borrel, Sambon* u. a. in den tierischen Reizen die Träger eines carcinogenen Virus sehen, meint *Caspari,* daß sie chemische Substanzen absondern, die die Krebsbildung durch ihren Reiz hervorrufen.

Auch *Fibiger* hatte an toxische Stoffwechselprodukte gedacht und *Erwin Smith,* daß das Bacterium tumefaciens durch Säurebildung wirkt, während *Bechhold*[29] einen ultrafiltrablen Stoff, den er Plastin nennt, als Träger tumorbildender Eigenschaften feststellte.

Was nun den *Mechanismus* der Krebsbildung durch die Mikroorganismen anbelangt, so verhält dieser sich genau ebenso wie der der unbelebten Krebsreize, Teer, Verbrennungen usw. Bei allen diesen geht der eigentlichen Krebsentstehung fast immer die präcanceröse Entzündung voraus. Diese präcanceröse Entzündung ist also bald eine Infektion, bald die Folge eines mechanischen Insults, bald eine chronische Intoxikation, immer ein lokaler Prozeß, immer ausgezeichnet durch gleichzeitige Regenerationserscheinungen.

Das *präcanceröse Stadium* ist von einer ganz besonderen Bedeutung schon deshalb, weil es sehr lange währen kann und weil noch mehr als bisher in diesem Stadium bereits unsere therapeutischen Bestrebungen einsetzen müssen, um den Ausbruch von Krebsfällen zu verhindern. *Orth*[90] hat zuerst gezeigt, daß es bei dem präcancerösen Stadium sich um ein jahrelandes Hin und Her handelt, bis der Krebs entsteht. Beim Teerkrebs, Anilinkrebs, Schneeberger Lungenkrebs, Krebs nach Röntgenverbrennungen hat man sogar die Erfahrung gemacht, daß dort, selbst wenn der Reiz bereits aufgehört hat, ja noch nach einem Jahrzehnt der Krebs auftreten kann. Aber das Wichtige ist, daß die Krankheitssymptome, welche diese Krebsreize hervorgerufen haben, nie ganz geschwunden waren. Es müssen bis zur Krebsbildung stets sogenannte *Brückensymptome* vorhanden sein. Diese Erkenntnis hat zu einem völligen Umsturz in unserer *Begutachtung* über den Zusammenhang von Gewalt nach allen Arten äußerer Einwirkungen auf die Krebsentstehung geführt und die gesamten Standardzahlen der Krebsdauer unserer ersten Gutachterautorität, wie *Thiem,* sowie das Dogma, daß zwischen Unfall und Krebsbildung kein Zeitraum von mehr als 2 Jahren liegen dürfe, über den Haufen geworfen. Auch ein *einmaliges* Trauma kann zur Krebsbildung führen, es müssen aber die Folgen desselben bis zur Krebsbildung kontinuierlich erkennbar sein. Ein Reiz, der einmal völlig in seiner Wirkung ausgeglichen ist, wo also der angerichtete Schaden völlig repariert ist, kann nicht zum Krebsreiz werden.

Das *präcanceröse* Stadium besteht in einer erhöhten Regeneration mit verstärkter Zellteilung; es ist ausgefüllt durch einen Kampf zwischen dem Krebsreiz und der Abwehr, indem der Organismus den entzündlichen Prozeß durch fortwährende Bestrebungen der Regeneration zu heilen versucht, bis diese in eine falsche Bahn, d. h. der Krebsentstehung gelenkt wird.

Deelmann und *van Erp*[30a] zeigten, daß die in allen Wundgebieten ohne Ausnahme zahlreich vorhandenen Mitosen sich bei geteerten Mäusen an vielen Stellen auf einem höheren Niveau in bezug auf die basale Zellschicht befanden als in den Wundgebieten, welche normalen Mäusen entstammten.

Alle experimentell erzeugten Carcinome kommen nur über eine erhebliche Zellproliferation zustande. Das zeigte sich beim Spiropterakrebs, beim Teerkrebs (*Yamagiwa*), beim Röntgencarcinom (*Halberstädter*).

In seinem Vortrag in Wiesbaden über Polarität und Regeneration hat *Friedrich Kraus*[30] an unseren Pflanzentumoren demonstrien können, daß neben der Tumorbildung eine Reihe von Regenerationsprozessen einhergeht, wie Blätter- und Wurzelbildungen. Neuerdings hat *Pentimalli*[31] gezeigt, daß tatsächlich das Regenerationsgewebe biologisch dem Krebsgewebe nahesteht, denn es weist einen ähnlichen Zuckerstoffwechsel auf wie das Krebsgewebe. Weiter zeigt sich bei der künstlichen Krebserzeugung durch Reize, daß es gar nicht immer besonders schwere Insulte zu sein brauchen, die zur Krebsbildung führen, und daß das *Trauma* für die Krebsentstehung auch insofern von Bedeutung ist, als es die Wirkung des Krebsreizes von der Stelle des Reizes an den Ort des Traumas verlegt. So fand *Deelmann*[31a], wenn er bei mit Teer gepinselten Kaninchenohren an nicht geteerten Stellen scarifizierte, daß, nachdem mit dem Teeren aufgehört war, sich die Tumoren in den Wunden entwickelten.

Was die *Intensität* der Insulte anbelangt, so hat zuerst *Stahr*[32] betont, daß es mehr schwache Entzündungsprozesse sind, die zum Krebs führen.

Stahr kommt zu dem, wie er sagt, sehr wahrscheinlichen Ergebnis, daß die geschwulstmäßige Wucherung im ersten Stadium der Lymphogranulomatose durch wenige oder wenig virulente Tuberkelbacillen verursacht wird. Wenn auch die Tierversuche bisher negativ waren, so beweise das nichts, weil es eben darauf ankäme, die Reizstärke und die Reaktion so abzustimmen, daß der Reiz nur ausreicht zu lokaler, cellulärer und geweblicher Reaktion, wobei die Defensive nicht einsetzen darf. Auf diese Weise käme es immer wieder zur örtlichen Hyperplasie, die zur geschwulstmäßigen bzw. blastomatösen Wucherung führt.

Stahr zitiert *Fibiger*, der schon beobachtet hatte, daß bisweilen Carcinome bei der Spiropterainfektion sich gerade dort nachweisen ließen, wo nur zweifelhafte oder ganz schwache Entzündungserscheinungen bestanden, während infizierte Vormagen, die gewaltige entzündliche Vorgänge und kolossale papilläre Excrescenzen zeigten, nicht carcinomatös verändert zu sein brauchen.

K. H. Bauer sieht das Wesen der Krebszelle in einer Mutation, d. h. in einer Abänderung ihres Gen- und Chromosomenbestandes gegenüber der Ausgangszelle, er verlangt, daß der Reiz mutationserzeugend, d. h. gen- oder chromosomenändernd wirkt.

Schon von jeher wissen wir, daß in bestimmten Organen sich mit Vorliebe der Krebs entwickelt, z. B. im Magendarmkanal. Da dieser dem mechanischen Reiz des Speisebreis ausgesetzt ist, so glaubte man, diesen allein beschuldigen zu können. In meinem Institut haben nun *Rosenthal* und *Lasnitzki* (33) nachgewiesen, daß die Schleimhaut des Magendarmkanals einen ähnlichen anäroben Zuckerstoffwechsel aufweist, wie die Krebsgeschwulst, aber sich durch das Fehlen des äroben unterscheidet. Diese Gewebe stehen also mit ihrem Stoffwechsel dem Krebs näher als z. B. Niere und Leber, in denen selten der Krebs primär entsteht. *Die Krebsdisposition der einzelnen Organe ist also auch durch ihren Zuckerstoffwechsel als solche charakterisiert.* Manche, z. B. *G. Döderlein*[34], haben behauptet, daß die Disposition beim Krebs die Hauptsache sei; ja man könnte glauben, sie allein bedeutet alles, wenn man die Versuche von *Maud Slye*[79] betrachtet, die immer wieder die spontan an Krebs erkrankten Mäuse einer Zucht miteinander kuppelte, und so schließlich eine Generation von Mäusen heranzüchtete, in der jedes Exemplar einen Krebs bekam.

Lynch[4] hatte ähnliche Resultate, wenn auch keineswegs 100%, erzielt. Das mahnt dazu, die hereditären Einflüsse nicht zu vernachlässigen, aber es darf nicht dazu führen, sie zu überschätzen, wenigstens nicht bei den Kulturvölkern. Unsere Statistik zeigt, daß die Heredität in der Anamnese unserer Krebskranken keine große Rolle spielt. Das gleiche berichtet *Werner*. *Maisin*[35] in Louvain hat dagegen auffallend häufig eine hereditäre Belastung bemerkt. Es ist durchaus möglich, daß bei einer seßhaften, immer wieder untereinander heiratenden Bevölkerung in einem kleinen Lande die Verhältnisse anders liegen als in den fluktuierenden Großstädten und Großländern. Es gibt sicher Familien — auch ich kenne solche — wo der Krebs zahlreiche Mitglieder erfaßte. Charakteristisch für diese ist, daß meist nur ein bestimmtes Geschlecht, männlich oder weiblich, betroffen wird, ebenso ein bestimmtes Organ, z. B. die Brust, und daß diese Krebsfälle in einem bestimmten Alter, meist schon im mehr jugendlichen, um 30 oder 40 Jahre herum, auftreten. Wenn also die Krebshäufung in der Antecedenz sich verhältnismäßig frühzeitig zeigt, so rate ich den Angehörigen, bei der Verehelichung darauf zu achten, daß die Familie des Partners möglichst krebsrein ist. Haben sich aber die Fälle erst im Greisenalter, sagen wir nach 65 Jahren, ereignet, so halte ich dies im allgemeinen für unbedenklich.

Aber der Krebs entsteht *nicht etwa durch Vererbung von Krebszellen*, sondern die *Disposition* wird vererbt (*Murray*[3]); und wir sahen, daß die Disposition charakterisiert ist durch einen präcancerösen Stoffwechsel. Wir wissen weiter, daß im Körper gewisse lokale Veränderungen vorhanden sind oder im Laufe der Jahre sich ausbilden, die wir darum als Vorstadium der Krebsbildung ansehen, weil bei ihnen schon verhältnismäßig geringe Reize genügen, um den Krebs entstehen zu lassen. Das sind z. B. Hautpigmentierungen (Naevi) und die seborrhöischen flachen Warzen des Alters. Diese und andere lokale Veränderungen der Konstitution sind besonders ins Auge zu fassen, und je mehr wir auf diese Dinge achten, desto mehr werden wir die Zahl der entstehenden Krebsfälle verringern. Das Alter bedeutet also dadurch eine Disposition, daß im Alter diejenigen Veränderungen sich ausbilden, die den exogenen Reizen nicht mehr den gleichen Widerstand entgegensetzen wie die Organe im jugendlichen Zustand, z. B. die Seemannshaut, die runzliche Haut der alten Leute. Oft erkennen wir bei zahlreichen an der Außenfläche des Körpers entstehenden Krebsgeschwülsten den äußeren Reiz als Realisationsfaktor der Krebsbildung und können ihn beim Namen nennen, aber für die innere Krebsbildung ist der Nachweis eines von außen kommenden Reizes meist unmöglich. Es wird in der Brust, im Gehirn, im Knochensystem usw. plötzlich ein Krebs entdeckt, ohne daß die genaueste Nachforschung eine Ursache dafür entdecken kann. Aber auch dort, wo wir äußere Reize anzunehmen berechtigt sind, wissen wir nicht, warum diese Reize gerade in dem einen Falle den Krebs hervorrufen, und in hundert gleichartigen nicht. Das sehen wir auch im Tierexperiment. Derselbe Gasteer läßt in einem Ort fast in 100 % Krebs entstehen, in einem anderen Orte bei gleicher Tierart in 50 %, in einem anderen gar nicht.

So gelingt es uns, mit unserem Gasteer bei Kaninchen jedesmal, bei Mäusen niemals Hautkrebs zu erzeugen, während andere Experimentatoren mit einem anderen Gasteer oder auch bei anderen Kaninchen- und Mäusestämmen das Umgekehrte beobachteten. Die Fibigersche Spiroptera versagte in der Hälfte der Fälle bei Ratten, fast stets bei Mäusen. Die Haut der Ratten und Meerschweinchen ist für den Teerreiz unempfindlich.

Es gibt also gegen alle Krebsreize eine Immunität, die ganze Tierarten, Tierstämme und einzelne Individuen eines Tierstammes betrifft. Aber wir wissen noch recht wenig darüber, worauf dies beruhen könnte. *v. Leyden* und *Bergell* fanden in der Leber gesunder Tiere Krebszellen zerstörende Eigenschaften, die bei Krebstieren fehlen. Das Blut der Gesunden enthält Krebszellen auflösende Stoffe, die im Alter verringert, bei Krebskranken noch geringer sind. (*C. Neuberg, Freund, Kaminer, Sachs, Waterman*.) Die elektrochemischen physikalischen Messungen

Watermans[36] an Krebsmäusen bewiesen die Veränderung elektrolytischer Leitfähigkeit der Zelloberfläche beim Teercarcinom.

Das erklärt aber nicht die ererbte Disposition, sondern mehr die erworbene*. Die vererbte Disposition kann nun, wie in den Versuchen von *Maud Slye*, so stark werden, daß der äußere Reiz nur so gering zu sein braucht, daß kein Tier ihm entgehen kann. Auch bei anderen Krankheiten, z. B. der Tuberkulose, bedeutet die Konstitution sehr viel, manchmal fast alles, aber niemals alles; der Tuberkelbacillus ist die conditio sine qua non. Der Krebsreiz könnte also, wenn man an die 100% Disposition des vererbten Mäusekrebs denkt, so klein sein, daß wir ihn als solchen gar nicht bemerken.

Hierbei sagt *C. Lewin*[23], daß das Wesen der Vererbung die Spezifität des Gewebes gewisser Organe ist, auf einen entzündlichen Reiz mit Tumorbildung zu reagieren.

Der Reiz braucht nicht immer von außen zu kommen, er kann im Körper entstehen und braucht nur außerhalb der Zelle auf sie zu wirken. Er kann auch aus einer erworbenen Stoffwechselstörung stammen, wenn dabei Produkte entstehen, die wirksam werden. Tatsächlich haben *Carrel* und *A. Fischer*[36] mit Zusatz von Chemikalien, wie Teer, Indol, arsenige- Säure, im Reagensglase zu embryonalen Hühnermilzzellen Tumoren vom Typ des Roussarcoms erzeugt. Von diesen Produkten stammt das Indol aus der bakterischen Zersetzung, es kann aber auch ein intermediäres Stoffwechselprodukt sein. Solche Stoffwechselprodukte, die als Krebsreiz wirken können, mag es mehrere geben. Und auch die Parasiten mögen, wie schon *Fibiger* annahm, durch bestimmte toxische Produkte, die sie absondern, zu Krebserregern werden.

Schon dadurch, daß wir bereits mehrere chemische Substanzen kennen, die für die Tumorbildung als Reize in Betracht kommen, Teer, Paraffin, Indol, Arsen (*Leitch*), Kobalt, Anilin (*Rehn, Leitch*) bei Tieren und Menschen, Milchsäure und flüchtige Fettsäuren bei Pflanzen, ist gezeigt, daß die schon an sich recht verschiedenartigen exogenen Reize wieder recht verschiedenartige Substanzen zur Entstehung bringen, die unter Umständen, d. h. wenn die Disposition da ist, zum Krebsreiz werden können. Denn weder der Reiz noch die Disposition allein macht die Krebskrankheit, beide müssen zusammen wirken.

Die Tumorbildung ist, wie wir gesehen haben, ein mit überstürzter Proliferation einhergehender Regenerationsprozeß. Dieser führt aber,

---

* In seiner eben erschienenen Abhandlung kommt *K. H. Bauer*[37] auf Grund der Befunde *R. Goldschmidts*, wonach die Mutation in den Genen somatischer Zellen stattfinden kann, zu dem Ergebnis, daß es beim Menschen Mutationen von Erbfaktoren in Keimzellen gibt. Seine sich daran anschließenden Ausführungen sind höchst bemerkenswert.

so verschieden auch die Reize sind, die ihn auslösen können, zu einem spezifischen Ergebnis, denn die Krebszellen zeigen das Phänomen, daß sie *die erworbenen, einzig dastehenden Eigenschaften weiter vererben können*. Die Krebszelle ist keine degenerierte Zelle, sondern eine solche mit anderen Genen und damit neuen Eigenschaften, die die gleichen Chromosomenabweichungen auf ihre Tochterzellen fortvererbt. (*K. H. Bauer*.) Diese Vererbung geht auch im Explantat, d. h. außerhalb des Körpers vor sich. Während man aber diese Vererbung in der Kultur früher nur bei den Sarkomzellen feststellen konnte, ist es in den letzten Jahren *A. Fischer*[37] gelungen, auch Carcinomzellen zu züchten und schon über 1 Jahr virulent zu erhalten. Die meisten Autoren, z. B. *Rhoda Erdmann*[38], konnten früher in der Kultur die Carcinomzellen zwar zur Vermehrung bringen, aber sie verloren die tumorbildenden Eigenschaften, und sie schienen sie erst wieder zu gewinnen, wenn ihnen aus dem Stroma ein Extrakt zugefügt wurde. *Rhoda Erdmann* dachte daher, daß die Krebszelle eine normale Zelle plus einem X-Stoff sei, den sie in der Kultur verlöre. Der X-Stoff wird von anderen auch als Wuchsstoff bezeichnet, der aus dem Gewebe des Wirtstieres stammen und die Zelle zu ihrem malignen Wachstum anregen soll. Der Nachweis eines solchen Wuchsstoffes ist aber nicht gelungen, und keine normale oder embryonale Zelle vermag es, den Organismus zur Lieferung dieses hypothetischen Wuchsstoffes zu reizen. Die Krebszelle dagegen bringt bereits alles mit in den neuen, aber artgleichen Organismus, dessen sie zu ihrem malignen Wachstum bedarf. Sie bildet sich selbst ihre Wuchsstoffe (*Bisceglie, Centanni, A. Fischer*). Ihr braucht der neue Organismus keinen Wuchsstoff zu liefern.

Bei den Transplantatversuchen der Säugetiertumoren schien es nicht möglich zu sein, weder bei den Carcinomen, noch auch bei den Sarkomen das tumorerregende von den Geschwulstzellen zu trennen. Dies hat zu dem Dogma geführt, daß alle Cancereigenschaften an die *unversehrte Krebszelle* geknüpft seien. Es war daher eine große Überraschung, als bei den sog. Rousgeschwülsten der Hühner Geschwülste auch mit Tumor*filtraten* erzeugt werden konnten. Diese Feststellung wurde meist auf ein belebtes, aber ultravisibles Virus bezogen, obwohl *Peyton-Rous, Orth* und ich auch die Möglichkeit erörterten, daß es sich auch um ein Enzym handeln könne[39]. Die Pathologie lehnte zuerst die Rousgeschwülste ab, eben weil sie parasitär zu sein schienen. Sie sagte, 1. es seien keine echten Krebsgeschwülste, 2. die Filtrate seien nicht zellfrei. Ferner vertrat *R. Kraus*[48ᵃ] die Ansicht, zur Erzeugung von Zellen sei nicht eine unversehrte Zelle nötig, es genüge auch ein Granulum. Omnis cellula e granulo. Schließlich wollte *Gye*[40] aus Hühner- und Säugetiersarkomen, ferner aus Carcinomen ein Virus isoliert und zur Vermehrung gebracht haben. In billionenfacher Verdünnung sollte es wirksam sein und nicht nur beim Roussarkom, sondern auch bei den Säugetierkrebsen der Erreger sein. Das Virus sei ubiquitär, d. h. in fast jedem Organismus vorhanden, aber ohne Hinzutreten eines zweiten spezifischen Faktors unwirksam. Dieser Faktor, z. B. Teer, müsse erst die Zellen reizen, so daß das Virus in sie eindringen könne. Die von *Gye* beigebrachten Beweise sind unbestätigt geblieben. Der spezifische Faktor, der eigentlich nie ein spezifischer Faktor war, wie z. B. Teer, ist als *unspezifisch* jetzt zugegeben.

In den letzten Jahren hat sich aber die Auffassung der Pathologen, das Roussarkom betreffend, geändert. Es ist als echtes Blastom jetzt meist anerkannt, ja sogar vielfach in den Vordergrund bei den Experimenten zur Lösung des Krebsproblems gerückt. Dieser Umschwung kam dadurch zustande, daß man glaubte, es sei nicht mehr der parasitären Entstehung verdächtig, und zwar auf Grund der erwähnten Tumorerzeugung *Carrels* durch Teer und Indol bei Hühnern.

Carrel hat mit dem Filtrat einer solchen durch Teer- und Indoleinspritzung erhaltenen Geschwulst wieder Tumoren hervorgerufen; dagegen konnten *Murphy* und *Landsteiner*[41], *Maisin*[42] u. a. diese Versuche nicht bestätigen. Es gelang ihnen niemals, wirksame Filtrate zu erhalten. Man zog aus *Carrels* Versuchen folgenden Schluß: Die Teergeschwulst sei durch Teer, nicht durch Parasiten erzeugt, folglich kann das wirksame Filtrat nichts ursächlich Parasitäres enthalten. Das akzeptiere ich. Ferner aber schloß man weiter, wenn die Teertumoren bei Hühnern nicht parasitär sind, dann brauchen es auch nicht die Rous-Tumoren zu sein. Dieser Schlußfolgerung kann ich nicht folgen. Die Versuche *Carrels* beweisen nach meiner Ansicht nicht das geringste Neue für eine parasitäre oder nichtparasitäre Entstehung der Rous-Sarkome. Die Histologie dieser Tumoren ist nicht einwandfreier als die der Rous-Sarkome, und wenn man früher den Einwand gegen die Filtrate der Rous-Sarkome gemacht hat, daß sie noch Zellen oder Kerne enthielten, so liegt kein Grund vor, diesen Einwand bei den Filtraten der Teersarkome fallen zu lassen, denn sie sind genau so hergestellt wie die beanstandeten Filtrate aus den Rous-Sarkomen. Teer und Indol können übrigens hier im Sinne *Gyes* nur Agenten für das Eindringen eines Virus in die Zelle sein.

Die Frage, ob überhaupt bei den Rous-Sarkomen etwas von der Tumorzelle zu trennendes das Geschwulstprinzip darstellt, ist nach meiner Ansicht erst durch die Versuche von *Bürger*[42a], *Busch*, *Pentimalli*[43], *A. Fischer*[44] und die von *Ernst Fränkel*[45] in unserem Institut unter Ausschluß von den beanstandeten Tumorfiltratversuchen einwandfrei entschieden worden. Diese Autoren konnten auch mit Blut, Milzbrei, gewaschenen roten Blutkörperchen, *Ernst Fränkel* auch mit stark zentrifugiertem Serum, mit aus Blut dargestelltem Globulin, Eidotter, sogar

mit diesem Material von sicher metastasefreien Hühnern, die charakteristischen Geschwülste bei Hühnern erzeugen. Dazu kommt, daß
Carrel, Lewis und *Andervont* und *Haagen*[82] auch mit Blutmonocyten
von Rous-Hühnern wieder Sarkome bei Hühnern erzeugen konnten.

Damit erst ist für die Rous-Sarkome bewiesen, daß in- und außerhalb der Tumoren *etwas* vorhanden ist, mit dem man die Tumoren
hervorrufen kann, d. h. *daß das Tumoragens keine Tumorzelle zu sein
braucht.* Nun habe ich[25a], ebenso wie auch *Borst*[46] und *B. Fischer-Wasels*
betont, daß wir die Paradigmata für die Krebslehre, insbesondere
beim Menschen, nicht von den Rous-Sarkomen ableiten dürfen, die dem
menschlichen Carcinom, ja selbst Sarkom von allen Krebsgeschwülsten
am unähnlichsten zu sein scheinen, ebensowenig wie ein Schluß allein
aus den Erkenntnissen der Pflanzentumoren gestattet sein würde.

Solange also mußte der *Gegensatz* zwischen den *Roustumoren* und
den Säugetiertumoren, auch den menschlichen Tumoren, bestehen
bleiben, als bei letzteren die erfolgreiche Übertragung des Krebsgewebes
an die *Unversehrtheit* der Krebszellen geknüpft zu sein schien. Eigentlich sind schon seit vielen Jahren immer wieder Versuche mitgeteilt
worden, in denen Filtrate von Säugetiertumoren wirksam, d. h. tumor-
erzeugend waren (*Haaland, Keysser, Henke, Morris* u. a.). Aber sie
wurden damit abgetan, daß die Filtrate nicht zellfrei waren. Auch die
Übertragungsversuche von *Keysser*[47], der in 4 Fällen mit menschlichen
Tumoren Krebsgeschwülste bei Mäusen erzeugte, konnten sich ebensowenig wie die älteren von *C. Lewin*[48] und *Dagonet* durchsetzen, obwohl die Resultate *C. Lewins* und *Keyssers* kaum anzuzweifeln waren.
Es wurde behauptet, daß die implantierten Geschwulstgewebe als solche
bei den Tieren einen Reiz auf das Gewebe ausübten und diese zur
Wucherung brachten (*Borst*). Die Anschauungen *C. Lewins* und *Keyssers,* daß dabei mit dem Krebsgewebe etwas Besonderes, etwa ein Parasit
übertragen sei, wurden von den meisten Pathologen abgelehnt. Nur
Lubarsch und *Fibiger* diskutierten diese Ansicht als möglich.

Vor 2 Jahren gelang es mir mit *Auler*[49a], Stauungslymphe von
ganz besonders malignen menschlichen Krebsfällen nach Zusatz von
Kieselgur als Reizmittel in 3 Fällen auf Ratten erfolgreich zu übertragen.
Hier waren nicht Krebszellen übertragen worden, denn Geschwulst-
masse wurde gar nicht eingespritzt. Einer der 3 Tumoren war ein
neuartiger; im 1. Falle entstand nach pleuritischem Exsudat eines
Mammacarcinoms ein auch in die Milz metastasierendes Sarkom (Tumor E.A.); im 2. Falle nach Lymphe aus dem geschwollenen Arm eines
Brustkrebses ein dem Flexner-Jobling-Tumor ähnelnder Tumor (Tumor B); im 3. Fall (*Liedtke*) entstand ebenfalls aus Lymphe des geschwollenen Arms eines anderen Brustkrebses ein zweifelloses Carcinom. In diesen Versuchen ist also etwas Krebserzeugendes von Mensch

auf Ratte übertragen worden, was *nicht* Krebszellen sein konnten. Neuerdings hat nun *Lothar Heidenhain*[50] auf dem letzten Chirurgenkongreß mitgeteilt, daß solche Übertragungen von Menschentumoren auf Tier (Maus) in 5—6% bei den Versuchstieren angehen, insbesondere auch, wenn man autolysierte Tumoren, d. h. solche überträgt, in denen die Tumorzellen nicht mehr lebensfähig waren. Dies würde mit unseren Versuchen gut übereinstimmen, denn das Exsudat eines Pleuracarcinoms dürfte einem solchen Autolysat biologisch ähnlich sein. *Heidenhain* nimmt auf Grund seiner ausgedehnten Versuche ebenfalls an, daß das Krebsprinzip in und außerhalb der Krebszelle vorhanden ist. Das Ansehen des Autors, seine jahrelangen, höchst sorgfältigen Versuche sind eine Gewähr für die Richtigkeit seiner Versuche. Immerhin sind auch bei ihm die Versuche nur in 5—6% positiv, und es wird bereits der Einwand gemacht, daß bei der langen Dauer des Latenzstadiums über 1 Jahr man es mit Spontantumoren zu tun haben könnte. In unseren Versuchen war die Inkubationsdauer bis zum Entstehen der Tumoren allerdings erheblich kürzer. Im ersten Fall 3 Wochen, im zweiten 4 Monate, im dritten etwa 4 Wochen. Die Möglichkeit, die auch *Heidenhain* berücksichtigt, daß auch ebenso behandelte *normale* Gewebe das gelegentliche Erscheinen von Geschwülsten zur Folge haben könnten, ist infolge der Versuche *Askanazys, Carrels* und *A. Fischers*, wonach schon gewisse chemische Zusätze (Äther, Indol, arsenige Säure) in minimalen Mengen aus embryonalen Geweben und Zellen maligne Tumorzellen machen können, durchaus gegeben und stellen überhaupt kaum einen ernstlichen Einwand dar. 5—6% positive Ergebnisse mit Tumorextrakten gehen nach dem, was wir bisher über spontanes Auftreten von Tumoren in gewöhnlichen Zuchten von weißen Mäusen wissen, über die Grenzen der Fehlerquellen hinaus. Auch die Erzeugung von Arsentumoren bei Hühnern ist übrigens ebenfalls nur einige Male positiv ausgefallen; neuerdings wieder bei *Haagen*. Es kommt wahrscheinlich sehr darauf an, ob der benutzte Tierstamm mehr oder weniger empfänglich ist. Das haben auch wir erfahren. *Ernst Fränkel* hatte einen glycerinisierten Extrakt von Rous-Tumoren, von dem er auf Bitte einen Teil nach Leningrad schickte. Da alle unsere Versuche damit in Berlin aber negativ ausfielen, so schrieben wir nach Leningrad, um uns zu entschuldigen und neuen Extrakt anzubieten. Wir erhielten aber die Nachricht, daß der Extrakt dort Tumoren erzeugt habe.

Neuerdings ist aus dem englischen Krebsinstitut mitgeteilt worden (*W. Cramer*[51]), daß die Hühnertumoren ihre Filtrierbarkeit verändern, d. h. zwei Stadien aufweisen, ein filtrables und ein nichtfiltrables. Wie dem aber auch sei, es ist kein Zweifel, daß die Hühnersarkome häufiger filtrabel gefunden werden, während dies bei den Säugetiertumoren die Ausnahme bildet.

Es scheint nun aber, daß die Filtrate von Säugetiertumoren unter Innehaltung bestimmter Bedingungen wirksam werden können. So hat *Rhoda Erdmann* gefunden, daß Filtrate von Flexnertumoren sich wirksam zeigten, wenn vorher das reticulo-endotheliale System durch Tuscheinjektionen blockiert war. Solche Blockierungen sind außer durch Tusche auch durch Farbstoffe, Eisensalze usw. vorgenommen worden. *Haagen* hat dies für Mäusecarcinome bestätigt, während es mir bei einigen anderen Stämmen und *Büngeler* bei *B. Fischer-Wasels*[52] nicht glückte. Aber *Rhoda Erdmann* hat neuerdings gezeigt, daß bei der Blockade mit anderen Substanzen die Filtrate auch von Flexnertumoren unwirksam sind.

Trotzdem ist es wichtig, daß wir noch von einer anderen Seite aus den Nachweis führen konnten, daß etwas, was nicht die Krebszelle ist, auch beim Säugetierkrebs maligne Tumoren hervorbringen kann. Wir waren überrascht, als wir eines Tages nach Einspritzen von *Milzbrei* einer Ratte, die mit unserem E.A.-Tumor behaftet war, wieder eine gleichartige Geschwulst bekamen[52a]. Wir dehnten diese Versuche auf andere unserer Tumoren aus, die noch nie Metastasen in der Milz gezeigt hatten, und erhielten ebenfalls mehrere positive Ergebnisse. Als wir dann mit *Marja Solecka*[53] die gleichen Versuche bei dem sogenannten Jensen-Rattensarkom machten, erhielten wir in 3 Fällen *alveoläre* Tumoren, also *neuartige* Tumoren. Auch mit Milzbrei von Tumormäusen S. 37, C, 63 und C. 113 konnten wir einige, allerdings immer gleichartige Tumoren erzeugen. Stets war ein Probestück der Milz frei von Metastasen befunden. Das Entstehen von Tumoren aus metastasenfreiem Milzbrei, insbesondere auch das Entstehen von neuartigen Tumoren ist ein Beweis, daß hier nicht mit dem Milzbrei Tumorzellen übertragen wurden, sondern daß *ein krebserzeugendes Prinzip in der Milz frei oder in deren Zellen vorhanden gewesen sei.* Während drei von den mit Sarkomratten erzeugten Tumoren auch transplantabel waren, ist uns die Transplantation der Milzbreitumoren, die von der Milz von Carcinomratten stammten, nie und bei Carcinommäusen nur je einmal gelungen, und alle mit Milz carcinomatöser Tiere erzeugten Tumoren gingen nach kurzem Wachstum schließlich *wieder zurück*. Vielleicht ist dieser Unterschied trotzdem kein prinzipieller, aber es ist auch nicht ausgemacht, daß alle malignen Blastome, die wir bisher unter diesem Begriff zusammenfassen, dieselbe Biologie aufweisen.

Vor kurzem erschienen höchst interessante Versuche von *Koose* und *Lemmel*[49]. Sie fanden, daß Gefrierung von Gewebe bis 4 Tage in flüssiger Luft zwar die Lebensfähigkeit der Zellen, auch der Krebszellen aufhebt, daß sich aber trotzdem ein so behandelter Mäusekrebsstamm ohne Abschwächung der Virulenz verimpfen ließ. In der Kultur überstehen irgendwelche Zellen 5 Minuten lange Gefrierung in flüssiger Luft nicht. Versuche mit gefrorenem Tumormaterial hat in meinem Institut *Auler* mit Sarkom 37 und Ca-Ehrlich durchgeführt. Vollvirulente Tumoren wurden mit Kieselgur verrieben und 10 Minuten in Kohlensäureschnee gefroren. Die Tumoren gingen erst 10 Tage später an als die Kontrollen, zeigten aber im Gegensatz zu diesen stärkere Metastasenbildung.

Fragen wir uns, an welche *morphologischen Bestandteile* ist in der Milz das Tumoragens gebunden oder ob es *frei* vorhanden ist? Das letztere war schon deshalb unwahrscheinlich, weil beim Zentrifugieren des Milzbreis von Tumortieren das wirksame Prinzip stets im Rückstand war. *Ernst Fränkel* fand das Rous-Agens an die roten Blutkörperchen und an das Globulin gebunden, oder besser adsorbiert. Es scheint sich also immer an das corpusculäre zu heften. Zuerst hat *Rhoda Erdmann*[54] bei Tumorratten das Verschwinden von gewissen runden Zellen in der Milz beobachtet und diese in Beziehung mit dem angenommenen X-Stoff gebracht. Solche runden, amöboiden Zellen sind es auch, die in vitro aus dem Tomor auswandern, und mit denen *A. Fischer* wieder Tumoren bei Hühnern hervorbringen konnte. Mit gleichartigen Zellen, aus der Milz eines Tumortieres (Maus) gezüchtet, gelang es in unserem Institut *Auler* und *Brigitte Wolff*, nach Einspritzung in eine normale Maus wieder einen Tumor zu bekommen, der histologisch ein Sarkom war, in dem einzelne Stellen an Carcinom erinnerten, das sich aber nicht transplantieren ließ.

Es war schon vorhin die Rede davon, daß das Krebsagens an die Monocyten im Blut der Rous-Hühner gebunden ist. *Carrel, A. Fischer, Haagen* u. a. konnten ferner zeigen, daß die runden, amöboiden Zellen und nicht die Fibroblasten in den Hühnersarkomkulturen die Träger der malignen Eigenschaften sind.

Die Tatsache, daß die Milzbreitumoren so *selten* transplantabel sind und die Neigung haben, sich wieder zurückzubilden, haben sie mit vielen *Initialtumoren* gemeinsam, z. B. auch mit vielen Teertumoren, weshalb *Borst* diese als Carcinoide bezeichnen will. *Cramer* hat darauf hingewiesen, daß zwar im allgemeinen die Krebszellen das Bindegewebe beherrschen, daß aber auch das Umgekehrte vorkommt, daß es um die lebenden Krebszellen herumwuchert, sie einschließt und erdrückt, so daß es zu einer Narbenbildung kommt. Auf diese Weise gehen gelegentlich die transplantierten Tumorstämme zurück.

Ich habe schon 1917 betont[39], ebenso wie nachher *Caspari, G. Döderlein* und *Sachs*, daß der gesunde Organismus überhaupt weit öfters, als wir feststellen können, allererste Anfänge von Krebsbildung auch beim Menschen wieder rückgängig zu machen imstande ist. Auch *Borst*[78] schreibt: „Wer kann sagen, wie oft im Laufe eines Lebens Zellen zu bösartiger Wucherung ansetzen, aber im Aufkeimen erstickt werden?" Wenn *Otto Strauss* festgestellt hat, daß Menschenkrebs nur äußerst selten spontan zurückgeht, so steht dies nicht mit dem eben Gesagten in Widerspruch, weil es sich bei den menschlichen Krebsfällen um vorgeschrittene handelt, in denen jede Abwehr des Organismus schon versagt hatte, während bei den ersten Anfängen der Kampf gegen die Krebsbildung eben noch besteht.

Die *Milz* steht aber noch in anderer Weise mit der Biologie der Tumoren in Beziehung. Entfernt man normalen Ratten die Milz, so erkranken sie an einer schweren Anämie (*Lauda*); exstirpiert man sie Tumorratten, so bleibt diese Krankheit aus, tritt aber auf, wenn die Tumoren verschwinden (*Blumenthal* und *Auler*, *H. Hirschfeld* und *Tinozzi*[55]). *Der Tumor kann also gewisse Funktionen der Milz übernehmen.* Dieser Zusammenhang zwischen Tumor und Milz ist nun nicht so zu verstehen, daß der Krebs eine Erkrankung der Milz oder der Makrophagen ist, denn Milzexstirpation pflegt nicht das Wachstum von Tumoren bei Tumortieren zu schädigen, sondern häufig zu fördern, und vorherige Exstirpation hindert das Angehen von Tumortransplantaten nicht. Die Milz ist auch nicht das einzige Organ, in welchem das Krebsagens sich zeigt. Es ist also an sich nicht nötig, daß das Agens wirklich in der Milz gebildet wird. Es können auch die Makrophagen der Milz das Agens in sich aufnehmen und es in die Zirkulation verschleppen. So wurden von *Lewis* in Baltimore aus dem Blute von Sarkomratten weiße Blutkörperchen gezüchtet, nach deren Einspritzung bei Ratten Sarkome entstanden. Mit der Tatsache, daß die Makrophagen das Tumoragens beim Rous-Sarkom und bei Sarkomratten enthalten, geht noch nicht hervor, daß das Agens von den Makrophagen oder nur von ihnen gebildet wird. Es kann auch ein Bestandteil der Krebszellen sein und nur dann in der Zirkulation erscheinen, wenn diese zerfallen. Wird es dort von den Makrophagen aufgenommen, so können diese allerdings dadurch selbst zu Sarkomzellen werden, oder sie können das Agens auf bis dahin gesunde Zellen, Gewebszellen oder Epithelien übertragen, die somit zu Sarkomzellen oder Carcinomzellen werden. Wenn der Tumor aber erst durch eine Art Infektion von Gewebszellen mit Hilfe der Makrophagen durch das Agens entstehen sollte, so müßte dieses schon vorhanden sein, ehe der Tumor da ist.

Ein Ergebnis von *Laser*[56] deutet auf diese Möglichkeit hin. *Laser* injizierte einem Huhn eine Teerlösung und züchtete dann zu einer Zeit, als noch kein Tumor da war, Makrophagen aus dem Blut. Mit diesen Makrophagen konnte er wieder einen Tumor beim Huhn erzeugen. Die Basis dieses einen Versuches ist aber für eine solche Folgerung noch zu schwach.

Die Frage der *Natur des Tumoragens*, Parasit oder nicht, ist auf das engste verknüpft mit der Frage nach seiner Herkunft. Es ist besser zu fragen: celluläre Herkunft oder körperfremde? Man kann sich vorstellen, daß auch freigewordene Teile einer Zelle sich vermehren können und sich wie ein Lebewesen verhalten. Ist das Agens aber körperfremd, etwas Parasitäres, so muß es angesichts der 100% Erfolge beim Teerpinseln im Organismus präformiert und ubiquitär sein. Beispiele hierfür sind aus der Infektionslehre genug bekannt: Diplokokken, Staphylokokken usw. Auf jeden Fall hat das Agens infektiöse Eigenschaften. Und wenn es aus der Krebszelle frei werden kann, so kann es auch in die umgebenden Gewebe diffundieren und dort bis dahin gesunde Zellen zu Krebszellen machen. Das Agens braucht deshalb noch kein Parasit zu sein. Es könnte auch ein Katalysator, ein Enzym (*Mühlmann*[57]) sein, unter dessen Wirkung die krebsigen Eigenschaften in den Zellen entstehen, und deshalb will *Teutschländer*[58] lieber von Induktion als von Infektion sprechen. Die Annahme, daß das Krebsagens ein Lebewesen, ein Virus ist (*Gye*), stützt sich besonders darauf, daß es sich in der Kultur vermehren könne und in billionenfacher Verdünnung wirksam sei. Dies ist aber bisher nicht bewiesen.

Bisher hat man als Kriterium für ein Lebewesen angenommen, daß es sich von selbst vermehren könne. *Carrel* hat dies für das Rous-Prinzip behauptet. Aber schon wird Vermehrung nicht mehr als Beweis von Leben angesehen und darauf hingewiesen, daß *Ostwald* bei autokatalytischen Phänomenen Beispiele dafür gegeben hat (*Centanni*[6]). Wir müssen also noch abwarten, wie sich in Zukunft die Definition des Lebewesens gestalten wird.

Nun habe ich vorhin ausgeführt, daß *Borrel, Fibiger* u. a. und ich selbst vertreten haben, daß die krebserregenden Eigenschaften tierischer Parasiten, auch möglicherweise der aus Menschenkrebs gezüchteten Tumefaciensstämme auf dem *Anhaften* eines Virus invisible beruhen. Heute würden wir sagen eines Krebsagens, und ich habe schon vor 2 Jahren gemeint, daß unsere Tumefaciensbacillen und möglicherweise auch andere aus Tumoren stammende Bakterien dieses Agens, das ihnen nur anhaftet, mit sich herumschleppten, bis sie es in den Kulturen wieder verlören, was verschieden schnell geschehen kann.

Ein aus Mäusekrebs von *Kauffmann* gezüchteter T.-Stamm zeigte noch nach 1 Jahr die Eigenschaft, Tumoren bei Pflanzen zu machen, ein anderer hatte sie bereits verloren. Unser PM.-Stamm besitzt sie noch nach 6 Jahren; alle anderen verloren sie schon nach den ersten Überimpfungen in der Kultur.

Nun hat neuerdings *Ernst Fränkel* beim Hühnersarkom einen Befund erhoben, der für diese Frage von Bedeutung ist. *Fränkel* fügte zu einer Bouillon einen Abguß von einer stark zentrifugierten Tumoraufschwemmung. Es entwickelten sich innerhalb 24 Stunden im Brutschrank bei 37° in der Bouillon banale Stäbchen, und mit dieser nunmehr 1:50 verdünnten Bouillon konnte er wieder nach der Einspritzung von 1 ccm in den Brustmuskel eines Huhnes einen transplantablen Tumor erzeugen. Da es ausgeschlossen ist, daß die *banalen* Bacillen etwa *Erreger* der Rous-Sarkome sind, so muß die Bouillonkultur etwas enthalten haben, was aus den Tumoren hineingeimpft wurde. Auch *Fujinami* und *Inamoto* haben bereits einmal mit staphylokokkenhaltigem Material einen Tumor erzeugen können.

Das läßt vermuten, daß das Agens möglicherweise auch an banale Bacillen innerhalb der Tumoren sich anfügen und mit ihnen verbreitet werden kann. Zu diesen Bacillen können z. B. auch die von *Binz* und *Räth*[59], die von *Heyninx*[81] u. a. gehören. Solche Bacillen, die die adsorbierten Eigenschaften bald wieder verlieren, sind also dann nicht Erreger der Krankheit, sondern Krankheitsträger, und das, was mit übertragen werden kann, ist der besondere, carcinogene Reiz, von dem die Rede ist[25a]. Dieser muß aber die Zelle befähigen, bei ihrer Vermehrung immer wieder dieses gleiche Phänomen, d. h. das Tumoragens zu bilden. Damit soll aber keineswegs gesagt sein, daß alle die genannten Parasiten *jedesmal nur* als Träger des Krebsagens wirken. Der Fall kann vorkommen. Meistens dürften Parasiten durch einen besonderen Stoffwechsel wirken, der ihnen aber ebenso wie der Toxinstoffwechsel bei den spezifischen Infektionserregern nicht immer eigen ist.

Meine Schlußfolgerungen, soweit sie die *Natur* des *Krebsagens* betreffen, decken sich in den Grundzügen mit denen *Teutschländers*, der in ihm (Ens malignitatis) eine körpereigene, chemische Substanz sieht, die gesunde Mesenchymzellen des Tieres zur Bildung dieser selben Substanz anregt und sie zu Tumorzellen macht. Für *Centanni* ist das Agens ein chemisches Gift. *Carrel* u. a. denken an etwas Ähnliches wie an die lytische Substanz von *Twort* bzw. an den Bakteriophagen *d'Herelles*. Hierbei kommt es in dem Stadium der Kenntnisse, in dem wir uns befinden, wirklich nicht auf den Namen an: Autokatalysator, Enzym, Ens usw. Auch ich sehe in dem Krebsagens etwas Celluläres, das, obwohl es in dem einen oder anderen Fall auch einmal von außen in den Körper gelangen kann, doch sonst erst in dem erkrankten Organismus, also endogen entsteht. Es liegt kein Bedürfnis vor, anzunehmen, daß das Agens ein bis dahin im Körper saprophytisch lebender Parasit bzw. ein ubiquitäres Virus ist. Aber endgültig widerlegt ist dies noch nicht; darin muß ich *W. Cramer* zustimmen. Auf jeden Fall ist das Agens kein *exogener* Parasit, wie ihn sich die alte parasitäre Krebstheorie vorstellte, die einen Krebserreger als einzige direkte Ursache des Krebses ansah. Wenn das Agens aber cellulärer Abstammung ist, so erhebt sich die prinzipielle wichtige Frage: *Kann etwas infektiös und doch „nicht parasitär" sein?*

Mit *diesem* Begriff des Infektiösen ist aber *nicht* die *Haftung* von übertragenen Krebszellen gemeint, sondern ein *Neuerkranken* von bis dahin gesunden Zellen. Es ist kein Zweifel nach allem, was gerade die experimentelle Krebserzeugung uns gelehrt hat, daß viele Krebsfälle (Teer, Anilin, Verbrennungen usw.) sicher *nicht* dadurch entstehen, daß wir uns mit krebshaltigem Material infizieren. Auf die klinischen Erfahrungen aber, die dagegen zu sprechen scheinen, daß eine Ansteckung so gut wie nie vorkommt, möchte ich nicht viel geben, seitdem wir wissen, daß der Krebs oft eine vieljährige Dauer zu seiner Entstehung braucht. Wer will da feststellen, ob vor so langer Zeit Infektion vorgelegen hat? Daß der Krebs von einer Stelle desselben Körpers auf eine andere, z. B. Unterlippe auf Oberlippe, übertragen werden kann, ist bekannt (Abklatschcarcinome); ebenso ist bewiesen, daß zerriebene Krebsgeschwülste, wenn sie denselben Krebskranken unter die Haut gespritzt werden, wie dieses bei der Autovaccination zu Heilzwecken geschehen ist, auch einmal angehen können (*Delbet*[60]). Dagegen ist die Übertragung von spontan entstandenen Tumoren auf gesunde Tiere äußerst schwer, zumal wenn man die Massenwirkung dabei angewandten Materials berücksichtigt.

Unter 23 Fällen gelang es uns nur einmal, die Geschwulst weiter zu züchten. Aber auch diese Züchtung, anfangs gutartiges, später bösartiges Adenom der Ratte, ging schon in der 3. Generation wieder ein. Die übrigen Spontantumoren bildeten übertragen kleine bis bohnengroße Geschwülste, die dann zurückgingen. Ähnlich ging es *Ehrlich, Bashford* u. a. Auch beim Menschen dürfte die Transplantation von Krebsgewebe auf ein gesundes Individuum meist nicht haften. Das beweist auch der heroische Versuch von *Kurtzahn*[61] an sich selbst. Vielleicht gelingt es mit *Heidenhains* Herstellung von Autolysaten mehr Erfolg bei Spontantumoren zu erzielen, vielleicht muß man die Versuchstiere länger, als wir dies taten, beobachten, über 1 Jahr lang. Wie schwer aber Krebszellen überhaupt haften, geht daraus hervor, daß eine erfolgreiche Transplantation bei Tieren immer nur auf Grund einer Massenwirkung erfolgt, während es sich dort bei der natürlichen Übertragung von Krebszellen nur um einzelne handelt.

Ferner können wir uns für die geringe Übertragungsfähigkeit auf unsere klinischen Erfahrungen beim Uterus- und Vaginalkrebs berufen. Beide Lokalisationen sind sehr häufig und beide können lange latent sein, bis sie entdeckt werden. Trotzdem habe ich keinen Fall von dem übrigens recht seltenen Peniscarcinom gesehen, in dem dessen Frau gleichzeitig an Uteruskrebs oder Vaginalkrebs litt.

Dagegen scheint es bei den Hunden *Sticker* gelungen zu sein, Penisgeschwulst auf die Vulva der Hunde zu übertragen. Vielleicht ist die Schleimhaut der Vulva disponierter als die Epidermis des Penis. *Stickers* Geschwülste, die er für Sarkome hielt, sind übrigens von vielen, z. B. *Orth* nicht als solche anerkannt.

Der Spontankrebs entsteht also nicht durch eine Transplantation von Krebszellen von einem Individuum auf ein anderes. Trotzdem aber ist Infektion mit Krebsmaterial vorgekommen, das beweisen, abgesehen von den früher gesammelten Fällen *Behlas*[63], die eigenen Beobachtungen von *Leyden* und *Naunyn*[62]. Bei beiden handelt es sich um junge Ärzte, die nach der Magenausheberung von Magenkrebskranken sich beim Wassertrinken vergriffen und einen großen Schluck des krebsigen Mageninhalts tranken. In dem Fall von *Leyden*, in dem nach 2 Jahren ein Magenkrebs auftrat, könnte es sich, da dieselbe Krebsform entstand, immer noch um übertragene Krebszellen gehandelt haben; in dem Fall von *Naunyn*, bei dem er 8 Monate* nach Trinken des Carcinommaterials

---

* Bei *J. Wolff* Bd. II, S. 58 ist angegeben, daß der Krebs bereits nach $^1/_4$ Jahr entstanden sei. Davon steht in der zitierten Mitteilung *Naunyns* nichts. Kongreß f. inn. Med. 1902, S. 183.

ein Sarkom feststellte, ist dies unwahrscheinlich, und es dürfte das Krebsagens durch Infektion von bis dahin gesunden Zellen einen Tumor entwickelt haben.

Ein weiterer Fall ist der eines französischen Arztes, den *Lecène* und *Lacassagne*[83] berichten. Ein junger Arzt stach sich mit einer Spritze, mit der er Krebsmaterial aus einem Brustkrebs (atypisches Epitheliom) aufgesogen hatte, in die Hohlhand und bekam nach 2 Jahren ein Sarkom in der Hohlhand. *MacLeod* teilte folgenden Fall mit: „Herr X., ein eifriger Pfeifenraucher, pflegte seine Pfeife alle paar Wochen zu wechseln. Er hatte 3 Freunde, denen er jedem eine von seinen gebrauchten Pfeifen schenkte. Diesen war unbekannt, daß Herr X. an Magenkrebs litt. Dieser starb im Laufe des Jahres. In den nächsten 2—3 Jahren starben diese 3 Freunde ebenfalls an Krebs; der eine an Zungenkrebs, der 2. an Magenkrebs, der 3. an Darmkrebs. Sie hatten alle 3 die ihnen geschenkten Pfeifen benutzt." Auch *Jacubson*[88] führt höchst bemerkenswerte Fälle dieser Art an.

Ist es nun nötig, daß bei der Krebsinfektion der Krebs immer *an der Stelle der Infektion* entsteht. Bei der Krebszellentransplantation muß man dies voraussetzen, nicht aber ist dies nötig, wenn man eine Infektion durch das Krebsagens annimmt, das leicht gleich in die Zirkulation geraten kann. Für das Krebsagens brauchen wir auch nicht, wie die gelungene Übertragung von Mensch auf Tier beweist, eine *Artspezifität* anzunehmen.

Für das *Roussarkom* hat nun *Ernst Fränkel* nachgewiesen, daß der nach Filtratinjektion entstehende Primärtumor auch an einer von der Injektionsstelle durchaus entfernten Stelle sich bilden kann und in *Heidenhains* Versuchen war dies ebenfalls in den meisten Fällen der Fall. Auch die schon vor 2 Jahren publizierten Versuche *A. Fischers*[64] sprechen für eine Fernwirkung des Rousagens. Nunmehr erscheint die Möglichkeit, daß sich jemand am Uteruskrebs ansteckt, aber nicht ein Peniscarcinom, sondern einen Krebs irgendeines anderen Organs bekommt, nicht mehr undenkbar. Wir müssen den Dingen klar ins Auge sehen, wie sie sind, und von dem Standpunkt unserer heutigen Wissenschaft aus die Frage der Infektiosität des Krebses von neuem studieren. Dabei dürfen wir aber von vornherein erklären, daß eine Infektionsgefahr, wie sie etwa bei der Tuberkulose besteht, beim Krebs ausgeschlossen ist; es kann sich immer nur um eine Minderzahl von Fällen handeln und davon, daß wir etwa zum Schutze gegen die Krebskranken allgemeine Maßnahmen ergreifen sollen, kann gar keine Rede sein. Aber wir werden mit seinen Absonderungen vorsichtiger umzugehen haben als dies bisher geschah.

Ich gehe also hier weiter als *Teutschländer*[65], mit dem ich sonst in vielem übereinstimme. Dieser vertrat, bisher wenigstens, die Anschauung, daß nicht der Krebs selbst, aber gelegentlich die präcanceröse Krankheit infektiös ist, nämlich, wenn der Krebsbildung eine Infektionskrankheit vorausgeht. Und wenn auch die Krebserreger meist nur indirekt wirken und viele eines Wirtswechsels bedürfen, so kommt er doch zu dem Ergebnis, daß an der Bedeutung von Infektion und Ansteckung in diesem Sinne und der Möglichkeit seuchenartiger Ausbreitung des Krebses durch Hautungeziefer nicht gezweifelt werden kann. Auch *Caspari* machte in Wiesbaden auf die Krebsgefahr, die von dem mit Parasiten infizierten Ungeziefer ausgeht, aufmerksam und warnte in diesem Sinne vor der Rohkost. *Fibiger* hielt es gleichfalls nicht für ausgeschlossen, daß bei Krebsendemien unter den Menschen das endemische Auftreten von Krebs in Beziehung zu besonderer Häufigkeit irgendwelcher Helminthen stehen könne, wie das bei den Bilharziakrebsen bekannt ist. Damit komme ich auf die frühere Bemerkung zurück, daß die Bedeutung von Parasiten für die Krebsentstehung auch mit der Begründung abgelehnt wurde, daß die abgeschlossenen Tumoren fast immer steril gefunden wurden. Ich bin durchaus mit *Fibiger* und *Teutschländer* einig darin, daß zweifellos mehr Geschwülste parasitären Ursprungs sind als bisher bekannt. *Borrel*[66] entdeckte einige Male, daß der Parasit gerade, als er die tierische Geschwulst aufschnitt, dabei war, diese zu verlassen, und einen ähnlichen Fall beschreibt *Teutschländer* beim Kalkbeincarcinom des Huhnes. Im vorigen Jahre hatten *Teutschländer* und ich das gleiche Referat über die Infektionsfrage des Krebses, er[65] in Danzig bei den Pathologen, ich[86] in Wien bei den Mikrobiologen, und zwar am selben Tage. Beide kamen wir zu einem ähnlichen Ergebnis, aber *Teutschländers* Standpunkt, die Infektiosität der präcancerösen Infektionskrankheit betreffend, wurde in Danzig von *Borst, Lubarsch* und *C. Sternberg*[67] als *bedenklich* zurückgewiesen. —

Bisher habe ich bei der Krebsenstehung immer nur von den *exogenen* Faktoren gesprochen, wobei auch die Produkte, die im Körper entstehen, als solche anzusehen sind, soweit sie von außerhalb der Zelle auf diese wirksam sind. Diese Körper könnte man ja auch als endogene Faktoren bezeichnen. Unter diesen aber verstehen wir gewöhnlich Produkte der Tätigkeit der sog. endokrinen Drüsen. Je weniger man von der Krebsentstehung wußte, desto mehr war die Rede von dem Einfluß solcher endokrinen Störungen, von dem wachstumfördernden und wachstumhemmenden Sekreten und Hormonen. Man hatte immer dabei übersehen, daß all die zahlreichen Experimente, die den Einfluß der Organextrakte auf die Krebstransplantate dartun sollten, nur etwas für das Wachstum derselben, nichts aber für die Krebsentstehung beweisen. Aber neuerdings hat *L. Loeb* Versuche mitgeteilt, wonach unter Umständen die Entstehung von Brustkrebs durch Entfernung der *Ovarien* gehindert werden kann. *L. Loeb*[68] hatte eine Zucht von Mäusen, in der jedes Weibchen in einem bestimmten Alter Krebs bekam. Wenn er dagegen diesen Mäusen in einem noch jugendlichen Alter die Ovarien exstirpierte, so blieb der Krebs aus. Mehr Beweise aber haben wir für die Bedeutung der endokrinen Drüsen für das Krebswachstum. (Siehe die schöne Darstellung dieser Frage von *Elsner*[84].) Wiederholt hat man bei der Hyperfunktion der *Thyreoidea* Hemmungen auf das Wachstum des Krebses, insbesondere des Brustkrebses beobachtet und therapeutisch zur Unterstützung der Strahlenbehandlung verwandt (*Forsell*). Dabei hat man auch die Regulation des Kalkstoffwechsels durch die Schilddrüse mit herangezogen. Auch die von mir empfohlene Therapie mit organischen Jodpräparaten, sowie mit Introcid (*Jodcer, C. Lewin*) wurde als wirksam über die Schilddrüse angesehen. Auf die Bedeutung der *Milz* für die Tumorbildung und Zerstörung habe ich vorhin hingewiesen. *Auler, Joannowicz, Flörken, Tinozzi, Heim*[72] u. a. haben gezeigt, daß *Nebennierenexstirpation* das Wachstum von Krebsgewebe hemmt. Die Entfernung der *Hoden* regt bei Hirschen das gutartige Wachstum des Geweihs mächtig an und führte zu einer Art geschwulstartiger Mißbildung, dem Perückengeweih (*Lauterborn*).

Der Einfluß der *Ernährung* auf das Wachstum der Transplantate ist bekannt. Bei der Kriegsnahrung starben uns alle Tumorstämme aus. Kalkreiche Nahrung hemmt das Wachstum, kaliumhaltige fördert sie. *Friedberger* hat den Einfluß verschiedener Diät auf das Wachstum der Transplantate festgestellt. Lipoidhaltige Mittel, Cholesterin beeinflussen das Wachstum. Neuerdings konnte *Kretschmar* in meinem Institut zeigen, daß bei Ratten, die mit Gehirnsubstanz, und vor allem mit frischer Darmschleimhaut in großen Mengen ernährt wurden, die Tumortransplantate schlecht oder gar nicht angingen, daß dagegen bei Zusatz von Herzmuskel zur Nahrung sehr virulentes Wachstum der gleichen Transplantate auftrat. Versuche von *Caspari*[69] haben die Bedeutung der einzelnen Vitamine in der Ernährung der Tumortiere dargetan, ja eine vitaminarme Nahrung vermag den Tieren eine gewisse Immunität gegen das Angehen von Tumortransplantation zu verleihen. Dies alles zeigt uns den Zusammenhang zwischen verschiedenen Organen, verschiedener Diät und pathologischem Wachstum und Krebswachstum. Die Versuche von *Loeb* zeigen auch, daß die Krebsbildung verhütet werden kann durch das Ausschalten einer Organfunktion. Aber es ist bisher noch durch keinen Versuch bewiesen, daß der Krebs *entsteht,* weil ein *bestimmtes* Organ, und zwar immer dasselbe Organ, in seiner hormonalen Funktion gestört ist.

Die Bedeutung der hormonalen Tätigkeit der Organe für das Wachstum der Krebszellen scheint in einer Regulation des *sympathischen Nervensystems* zu bestehen. Das beweisen die Versuche von *Auler*[70] allein und mit *Gohrbandt,* wobei Durchschneidung der entsprechenden Stränge des Sympathicus bei Tumorratten auch in einem Falle beim Menschen Verschwinden der abhängigen Geschwulst zur Folge hatte. Auch *Heim* und *Tinozzi* kamen beim Tumortier zu positiven Ergebnissen. Daß dabei die wirksamen Substanzen, die die Organe absondern, und die den Sympathicus beeinflussen, sich in irgendeine Gruppe der Vitamine unterbringen lassen, ist durchaus annehmbar, beweist aber an sich noch nicht die ursächliche Bedeutung der Störung des Gleichgewichts der Vitamine in der Ernährung für die Krebsentstehung, weder allgemein noch in bestimmten Fällen. Erst die Versuche von *Saiki*, von *Rhoda Erdmann* mit *Haagen* und *Käte Börnstein*[71] haben eine Stütze dafür erbracht, daß bei einer bestimmten Änderung in der Zusammensetzung der Vitamine in der Nahrung Veränderungen im Magen von Versuchstieren auftreten, die man als präcancerös bezeichnen kann, um so mehr, als es schließlich in dem einen oder anderen Fall zur Geschwulstbildung kam, die man mindestens als krebsähnlich bezeichnen konnte. Ich möchte aber diese Versuche nicht als Beweis dafür anführen, daß der Krebs *jedesmal* eine allgemeine Stoffwechselstörung sei, bei der es nur irgendwo mehr zufällig *lokal* zu einer Tumorbildung kommt. Das Wesen der Krebserkrankung ist anfangs wenigstens eine streng *lokale* Krankheit.

Murray[89] hat neuerdings darauf hingewiesen, daß, sobald ein Organ von Krebs befallen ist, eine Immunität in anderen Organen gegen primäre Krebsentstehung auftritt.

Eine allgemeine Stoffwechselstörung kann allerdings dadurch zur Krebsursache werden, daß bei ihr Produkte entstehen, die als Tumorreize wirken. Als Beispiel eines solchen Produkts habe ich vorhin das Indol angeführt.

Der Körper der Indol- und Skatolgruppe, die im Darm durch Bakterienfäulnis aber auch unter Umständen als Zellstoffwechselprodukte entstehen, werden zu Indoxyl und Skatoxyl entgiftet. Nun haben aber vor fast 20 Jahren *Jaffé* und später ich[72] nachgewiesen, daß Indol als solches oder als Indolcarbonsäure in Spuren im Harn vorkommt. Dies spricht dafür, daß es auch in dieser freien Form in Spuren in den Geweben zirkulieren kann. Aber gerade nur der Zusatz von minimalen Spuren von Indol war es, der sich in den Versuchen *Carrels* als wirksam zeigte.

Ganz gleich, ob Indol oder ein anderes nichtspezifisches Produkt der carcinogene Faktor solcher Stoffwechselstörungen ist, eins ist sicher, es muß sich lokal auswirken, d. h. der zirkulierende Krebsreiz muß eine prädisponierte Stelle, ein passendes Milieu vorfinden. Das *Krebsmilieu* ist uns heute nicht mehr ein Wort ohne greifbare Bedeutung. Wir wissen, daß dazu gehört die Verringerung der Oberflächenspannung, der lokale O-Mangel, die Störung des Ionengleichgewichts, der Calciummangel und der Kaliumüberschuß u. a. mehr. Dabei ist es gleich, ob der Reiz sich dieses Milieu erst schafft, wie z. B. beim Teerkrebs (*Lipschütz, Dustin* u. a.) oder ob er es schon vorfindet, wie bei der hereditäten Disposition, im Alter, Naevi usw.

Die Veränderungen, die der Krebsreiz, z. B. Teer, hervorruft, mögen auch allgemeiner Natur sein (*Bierich*[77], *Mertens*[74] u. a.), aber sie führen nur an *dem* Ort zur Krebsbildung, an welchem der Reiz wirkt. Dies ist auch der Fall, wo er scheinbar eine Fernwirkung hat, wie zuerst *Mertens* an geteerten Kaninchen zeigte. Wenn also *Möller* nach Teerpinselung auf der Haut von Mäusen keinen Hautkrebs, sondern Lungenkrebs bekam, so hat sich eben in den Lungen die präcanceröse Veränderung, die der Teerung eigentümlich ist, besonders ausgebildet, und der Teer hat durch Einatmung oder von der Blutbahn aus seine Wirkung ausgeübt. Das Letztere nimmt auch *v. Meyenburg*[73] von jenem Friseur an, der Teerseife selbst fabrizierte und dann einen Lungenkrebs bekam. Das gleiche haben auch wir bei einem Friseur beobachtet.

Aus allem diesem geht hervor, wie kompliziert das ätiologische Krebsproblem ist. Es ist in jedem Falle nicht nur ein Wachstums-, sondern auch ein Stoffwechselproblem. Es ist aber auch ein Zellenproblem und auch ein Problem, das die Grenze des belebten und unbelebten berührt, die Frage, ob tierische Zellen etwas produzieren können, das parasitäre Eigenschaften zeigt. *R. Kraus*, *Martin Heidenhain* u. a. lassen Zellen aus ultramikroskopischen Elementarkörperchen entstehen. *Felix Marchand* hat von lebenden Molekülen gesprochen. *Dörr** spricht von invisiblen übertragbaren Stoffen[85]. Es ist unmöglich, das Krebsproblem auf eine einfache Formel zu bringen, wie es unmöglich ist, eine einfache Definition der Krebsgeschwülste zu geben. Wir können nicht der einzelnen Zelle ansehen, ob sie maligne ist oder nicht. Es geht uns hier ähnlich wie bei der rein morphologischen Betrachtung der Infektionserreger. *Die Biologie ist das Entscheidende.* Trotzdem können wir diese am einfachsten und sichersten erkennen durch das Verhalten der Krebszellen zu dem umgebenden Gewebe, d. h. durch die histologische Betrachtung. Diese ist also trotz ihrer Mängel heute ebenso wie früher unser Fundament geblieben. Ohne sie ist die Krebsdiagnose nicht möglich. Große Fortschritte brachte uns in der Erkenntnis der Krebszelle die Gewebezüchtung. Wir verdanken den physikalischen und chemischen Methoden, wenn sie auch für eine Diagnostik noch zu kompliziert sind, ganz neue Kenntnisse der Biologie der Krebszelle. So wissen wir heute schon recht viel von ihr, mehr als von jeder anderen Zelle des Organismus, wie *Warburg* treffend gesagt hat. Wir wissen auch schon recht viel von den Krebsreizen und von der Krebsentstehung. Was wir leider in den meisten Fällen nicht wissen, ist, welcher Reiz gerade exogener oder endogener Art in dem einzelnen Fall in Frage kommt. Trotzdem sind wir in einer Anzahl imstande, diesen Nachweis zu führen, bei den sogenannten Berufskrebsen und vor allem dem Krebs der Haut,

---

* Ich zitiere *Dörr* betreffend das Studium der invisiblen übertragbaren Stoffe, weil dies auch hier zutrifft. „Fragen, wie der Unterschied zwischen belebten und unbelebten Naturkörpern, die Generatio aequivoca, die Größenordnung als Existenzbedingung der Lebewesen, die Aufteilbarkeit der lebenden Substanz treten beständig an uns heran und werden sich vielleicht von diesem Angriffspunkt aus erfolgreich bearbeiten lassen, wenn man die Ziele und Methoden dieses Forschungsgebietes nicht so enge begrenzt, als das bis jetzt der Fall war."

und man hat bereits dagegen mit einer Prophylaxe begonnen, so in den Schneeberger Bergwerken, in England in den Textilfabriken und ebenso in Amerika. *Frederick Hoffman*[75] glaubte, auf die Bedeutung der Überernährung für die Krebsentstehung auf Grund seiner statistischen Forschungen hinweisen zu müssen. *Barker, Caspari, Kretschmar* haben dies im einzelnen erhärtet. All das beweist uns, daß wir den Krebs bekämpfen können und müssen. Allerdings kann das nicht geschehen unter der Voraussetzung, der Krebs ist nicht ansteckend, der Krebs ist nicht vererblich, Nahrung, Beruf und Klima haben keinen Einfluß, unser Wissen vom Krebs ist zu gering. Wir wissen genug von ihm, um in gewisse Bergwerke zu ziehen und den Lungenkrebs zu verhüten, wir müssen in den Textilfabriken, bei der Brikettfabrikation nachschauen, ob wir Fälle von Hautkrebs verhindern können. Bei der chemischen Fabrikation müssen wir den Blasenkrebs der Anilinarbeiter, den Paraffin- und Teerkrebs einzuschränken suchen. In Ägypten und in den Tropen müssen wir die Bilharzia und anderswo andere Parasiten ausrotten. Wir müssen die Verhältnisse der möglichen Ansteckung und Vererbung richtig schildern und warnen, ohne zu erschrecken. Dieses *sozialhygienische* Problem, das hier nicht so einfach ist, wie bei den Infektionskrankheiten, darf deshalb nicht vernachlässigt werden. Es ist auch ein *Fürsorgeproblem*, das Aufklärung über Frühsymptome, über Wesen der Krankheit verbreiten und die bei der Therapie Nachlässigen immer wieder an den Behandlungstisch bringen muß. Wenn wir auch keine *Frühdiagnose* des Krebses aus dem Blut bisher gewonnen haben, so können wir doch durch Aufklärung des Publikums es dahin bringen, daß nicht, wie bisher, über die Hälfte aller Krebskranker in nicht mehr operablem Zustand in unsere Behandlung kommt. Wir müssen aber auch alle die ausrotten, die den unglücklichen Kranken hindern, rechtzeitig sich in geeignete Behandlung zu begeben, die Kurpfuscher und die Biochemiker. Aber wir müssen auch dafür sorgen, daß diejenigen, welche die wirksamen Methoden anwenden wollen, auch wirklich etwas davon verstehen.

Auf dem berühmt gewordenen Meeting in Lake Mohonk 1926 hat Amerikas größter lebender Pathologe *Welch*[76] gesagt, der Krebs sei nicht nur das schwierigste, sondern auch das wichtigste Problem für die Menschheit. Es sterben heute mehr Menschen an Krebs als an Tuberkulose. Aber nicht dies allein ist das Schlimme, sondern daß die jugendlichen Fälle unsere Krankensäle mehr bevölkern als früher.

Die Zahl der erkannten Krebsfälle vermehrt sich von Jahr zu Jahr. Ob diese Zunahme *in diesem Ausmaße* echt oder mehr scheinbar ist, lasse ich dahingestellt. Vorläufig verbergen sich noch unter den mit der Diagnose Altersschwäche Verstorbenen zu viel Krebsfälle. *Roussy* fand im Altersheim in Paris unter 78 solcher Fälle 39 mal bei der Autopsie

Krebs, andererseits werden bereits soviel Fälle von Krebs geheilt, die früher daran starben und jetzt an Lungenentzündung, Herzschlag usw. zugrundegehen, so daß die Mortalitätsstatistik nicht mehr alle an Krebs Erkrankten erfaßt. *Die Diagnose Krebs braucht nicht mehr den sicheren Tod zu bedeuten,* wie alle Laien und manche Ärzte glauben. *Halberstädter* hat auf dem Wiesbadener Kongreß eine Anzahl von Krebsfällen aus unserm Institut demonstriert, in denen eine chirurgische Behandlung unmöglich war, und dennoch Heilung durch kombinierte Strahlenbehandlung erzielt wurde.

Operation, Elektrokoagulation und Strahlenbehandlung retten, frühzeitig und richtig angewandt, den größten Teil der damit behandelten Kranken.

Auch an den Fortschritten der Strahlenbehandlung ist unser Institut beteiligt. Radium wurde zum ersten Male von *Caspari* und mir Krebskranken in die Geschwulst gespritzt und so die intratumorale Behandlung begründet und die dabei erfolgende Autolyse der Krebsgeschwulst analysiert. *Braunstein* stellte bei uns aus Radiumbromid Emanation her und spritzte sie als erster intratumoral. *Halberstädter*, der seit 1919 unsere Strahlenabteilung leitet, ist es mit *Wolff* von der Auer-Gesellschaft gelungen, Thorium X in feinste Nadeln zu bringen, die eine mindestens ebenso vielseitige Anwendung ermöglichen, wie die im Ausland gebrauchte Radiumemanation. Der Vorteil vor dem Radium besteht vor allem darin, daß uns in Deutschland größere Mengen Thorium X zur Verfügung stehen, während die Anwendungsmöglichkeit des Radiums eine eng begrenzte ist. In den verschiedenen Arbeiten von ihm und *Simons* sind die recht beachtenswerten Resultate aus unserem Institut mitgeteilt.

Die *Chemotherapie* hat noch nichts endgültig Brauchbares geleistet. Die früher aussichtsreiche Metalltherapie ist an der Giftigkeit gescheitert. Vaccine, Farbstoffe, Lipoidtherapie, Sauerstoff und vieles andere sind in den Anfängen stecken geblieben oder noch nicht beurteilungsreif. Vereinzelten Erfolgen stehen unzählige Mißerfolge gegenüber. Wir können wohl mit vielem die Krebszellen vernichten, aber wir vernichten auch gleichzeitig den übrigen Organismus. Ein Körnchen Hoffnung steckt aber in allen diesen Versuchen. Bei ihnen aber muß die experimentelle Forschung das Fundament bleiben, wenn wir vorwärts kommen wollen. Der Streit um das Krebsagens ist kein theoretischer. Die Kenntnis des Agens stellt auch die Therapie vor neue Probleme. *A. Fischer* hat gezeigt, daß die Immunisierung gegen die Krebszelle keine Immunität gegen das Agens gewährt. Bisher galt unsere Therapie nur der Krebszelle, sie wird in Zukunft auch das Agens berücksichtigen müssen.

―――

Literaturverzeichnis.

[1] *Orth,* Zeitschr. f. Krebsforsch. **16**, 373; *F. Blumenthal,* Ebenda S. 357. — [2] *Erdmann, Rhoda,* Ges. f. Mikrobiol. 1923; Zeitschr. f. Krebsforsch. **20**; Med. Klinik 1925, Nr. 16. — [3] *Murray,* zit. bei *C. Lewin,* Die Ätiologie der bösartigen

Geschwülste. Berlin: Julius Springer 1928. — [4] *Lynch*, Journ. of exp. med. **39** u. **42**, 829; **43**, 339. — [5] *Fischer, A.*, Zeitschr. f. Krebsforsch. **25**, 89 u. 482; **24**, 580 u. **26**, 80; *A. Fischer* und *Laser*, Arch. f. exp. Zellforsch. **3**, 363. — [6] *Centanni*, siehe *Bisceglie* und *Juhász-Schäffer*, Gewebezüchtung in vitro. Julius Springer 1928. — [7] *Warburg, Otto, Posener* und *Negelein*, Biochem. Zeitschr. **152**, 309 u. a. 1924; Naturwissenschaften 1924 und 1927. — [8] *Abderhalden*, Hoppe-Seylers Zeitschr. f. physiol. Chem. **66**. — [9] *Rona* und *Lasnitzki*, Biochem. Zeitschr. **152**, 505; *Lasnitzki*, Zeitschr. f. Krebsforsch. **22**, 297; *Bauer* und *Lasnitzki*, Klin. Wochenschr. **4**, Nr. 9. — [10] *Blumenthal, F.*, und *Brahn*, Zeitschr. f. Krebsforsch. **8**, 435; *Blumenthal, F.*, Zeitschr. f. Krebsforsch. **5**. 1907; Cancer 1914; Asher-Spiro **10**. 1910. — [11] *Brahn*, Preuß. Akad. d. Wiss. **34**. 1910; 1916. — [12] *Fibiger*, Zeitschr. f. Krebsforsch. **14**, 292; **17**, 1; Dtsch. med. Wochenschr. 1921, Nr. 48/49. — [13] *Ziegler, Elly*, Zeitschr. f. Krebsforsch. **24**, 425. — [14] *Brown, Wade* und *Pearce*, Journ. of exp. med. **37** u. **38**. — [15] *Blumenthal, F., H. Auler* und *Paula Meyer*, Zeitschr. f. Krebsforsch. **21**, 387. 1924; *F. Blumenthal* und *Hans Auler*, Zeitschr. f. Krebsforsch. **22**, 297; *H. Auler*, Ebenda S. 506. — [16] *Pickhahn*, Zeitschr. f. Krebsforsch. **22**, 496. — [17] *Reichert*, Zeitschr. f. Krebsforsch. **22**. — [18] *Funk, Casimir*, Cpt. rend. des séances de la soc. de biol. 1925 u. 1926. — [19] *Kauffmann*, Zeitschr. f. Krebsforsch. **23**, 502; **24**, 260; **26**, 18. — [20] *Fibiger*, Zeitschr. f. Krebsforsch. **13**, 217; **14**, 295; **17**, 1. — [21] *Magrou*, Ann. de l'inst. Pasteur **38**, 857. 1924; Revue scient. 1925, Nr. 2. — [22] *Stapp*, Ber. d. dtsch. botan. Ges. **45**, 480. 1927. — [23] *Lewin, C.*, Die Ätiologie der bösartigen Geschwülste. Berlin: Julius Springer 1928, S. 124. — [24] *Küster*, Pathologische Pflanzenanatomie. Jena 1925, S. 321; *Rehwald*, Zeitschr. f. Pflanzenkrankh. **35**, 67. 1927; Bericht der Oberhessischen Gesellschaft für Natur- u. Heilkunde, Gießen Bd. 10. 1925. — [25] *Fischer-Wasels*, Allgemeine Geschwulstlehre. Berlin: Julius Springer 1927. — [25a] *Blumenthal, F.*, Dtsch. med. Wochenschr. 1926, Nr. 31. — [26] *Beatti*, Zeitschr. f. Krebsforsch. **19**, 325. — [27] *Erdmann, Rhoda*, Wien. klin. Wochenschr. Nr. 15; Med. Klinik 1925, Nr. 16. — [28] *Nissl*, Zentralbl. f. Bakteriol., Parasitenk. u. Infektionskrankh., Abt. I, Orig. 1927, Beiheft; Verhandl. d. Mikrobiologentages in Wien. — [29] *Bechhold* und *Leonard Smith*, Zeitschr. f. Krebsforsch. **25**, 97. — [30] *Kraus, Friedrich*, Zeitschr. f. Krebsforsch. **27**, H. 1. — [30a] *Deelmann* und *van Erp*, Zeitschr. f. Krebsforsch. **24**, 66. — [31] *Pentimalli*, Zeitschr. f. Krebsforsch. **25**, 347. — [31a] *Deelman*, Zeitschr. f. Krebsforsch. **24**, 87. — [32] *Stahr*, Dtsch. med. Wochenschr. 1925, Nr. 38. — [33] *Rosenthal* und *Lasnitzki*, Klin. Wochenschr. 1928. — [34] *Döderlein, G.*, Zeitschr. f. Krebsforsch. **23**, 241. — [35] *Maisin*, Revue des Questions scientif. 1927. — [36] *Carrel*, Cpt. rend. des séances de la soc. de biol. 1927, S. 1121; *A. Fischer*, Ebenda S. 1201 u. 19; Münch. med. Wochenschr. 1926, S. 1079. — [37] *Fischer, A.*, Zeitschr. f. Krebsforsch. **25**, 89. — [37a] *Carrel*, Paris méd. 1926, S. 274; Journ. of the Americ. med. assoc. 1925, S. 157. — [38] *Erdmann, Rhoda*, Dtsch. med. Wochenschr. 1926, Nr. 9; 1927, S. 796; Zeitschr. f. Krebsforsch. **26**. — [39] *Blumenthal, F.*, Zeitschr. f. Krebsforsch. **16**, 70. — [39a] *Caspari*, Zeitschr. f. Krebsforsch. **19**, 74 u. **27**. — [40] *Gye*, Lancet 1925, S. 109. — [41] *Murphy* und *Landsteiner*, Journ. of exp. med. 1925. — [42] *Maisin*, siehe Nr. 35. — [42a] *Bürger*, Zeitschr. f. Krebsforsch. **14**, 526. — [43] *Pentimalli*, Zeitschr. f. Krebsforsch. **15** u. **22**, 62 u. 74. — [44] *Fischer, A.*, Klin. Wochenschr. 1927, 1337 u. 433. — [45] *Fränkel, Ernst*, Zeitschr. f. Krebsforsch. **24** u. **25**, 407. — [46] *Borst*, Münch. med. Wochenschr. 1928, Nr. 1. — [47] *Keysser*, Wien. klin. Wochenschr. 1913, S. 1664; Arch. f. klin. Chir. **114**, 730; **117**, 318. — [47a] *v. Dungern-Werner*, Das Wesen der bösartigen Geschwülste. Leipzig: Akad. Verlag 1907, S. 146. — [48] *Lewin, C.*, Zeitschr. f. Krebsforsch. **6** u. **11**; Dtsch. med. Wochenschr. 1909, S. 710. — [48a] *Kraus, R.*, Med. Klinik 1926, Nr. 14 u. 15; Wien. med. Wochenschr. 1925, Nr. 10, 20 u. 25. — [49] *Loose* und *Lemmel*, Bruns' Beitr. z. klin. Chir. **141**, 489. — [49a] *Blumenthal, F.*, und *Hans Auler*, Zeitschr.

f. Krebsforsch. **22**; Verhandl. d. IV. Tag. f. Verdauungs- u. Stoffwechselkrankh., von 22. bis 26. X. 1924. Berlin: S. Karger. — [50] *Heidenhain, L.*, Problem der bösartigen Geschwülste. Berlin: Julius Springer 1928. — [51] *Cramer, W.*, Zeitschr. f. Krebsforsch. **26**, H. 3. — [52] *Fischer-Wasels*, Klin. Wochenschr. 1928; *Büngeler*, Frankfurt. Zeitschr. f. Pathol. **35**, 67. — [52a] *Blumenthal, F.*, und *Hans Auler*, Zeitschr. f. Krebsforsch. **24**, 285. — [53] *Blumenthal, F., Hans Auler* und *Marja Solecka*, Zeitschr. f. Krebsforsch. **25**, 229. — [54] *Erdmann, Rhoda*, Strahlentherapie **15**, 622; Dtsch. med. Wochenschr. 1926, S. 352. — [55] *Hirschfeld, Hans*, und *Tinozzi*, Zeitschr. f. Krebsforsch. **26**. — [56] *Laser*, Klin. Wochenschr. 1927, S. 698; Zeitschr. f. Krebsforsch. **25**, 297. — [57] *Mühlmann*, Zeitschr. f. Krebsforsch. **23**, 385. — [58] *Teutschländer*, Zeitschr. f. Krebsforsch. **24**, 223. — [59] *Binz* und *Räth*, Zeitschr. f. angew. Chem. **38**, 641. 1925. — [60] *Delbet*, Disc. conf. intern. du Cancer, Paris 1910. — [61] *Kurtzahn*, Klin. Wochenschr. 1926, S. 1166. — [62] *Leyden, Naunyn*, Kongr. f. inn. Med. in Wiesbaden 1902. — [63] *Behla*, Dtsch. med. Wochenschr. 1901, Nr. 26. — [64] *Fischer, A.*, Cpt. rend. des séances de la soc. de biol. **94**, 1217 u. **96**, 1200; Zeitschr. f. Krebsforsch. **26**. — [65] *Teutschländer*, Verhandl. d. Dtsch. Pathol. Ges. 1927. S. 37. — [66] *Borrel*, Presse méd. 1927. — [67] *Borst, Lubarsch, Sternberg*, Diskussion zu Teutschländer Verhandl. d. Dtsch. Pathol. Ges. S. 124, 127, 131. — [68] Zitiert bei *Maisin* Nr. 35. — [69] *Caspari*, Zeitschr. f. Krebsforsch. **19, 21**, 131; Dtsch. med. Wochenschr. 1923, Nr. 1; Strahlentherapie **15**, Nr. 6; Klin. Wochenschr. 1926 u. 1927. — [70] *Auler*, Zeitschr. f. Krebsforsch. **23**, 473. u. **25**, 78. — [71] *Erdmann, Haagen, Knote, Börnstein*, Dtsch. med. Wochenschr. 1927, S. 796. — [72] *Jaffé*, Arch. f. exp. Pathol. u. Pharmakol. 1908, Festschr. f. Schmiedeberg; *F. Blumenthal*, Biochem. Zeitschr. **29**, 485. — [73] *v. Meyenburg*, bei *Probst*, Zeitschr. f. Krebsforsch. **26**, 44. — [74] *Mertens*, Zeitschr. f. Krebsforsch. **23**, 35 u. **21**. 1924. — [75] *Hoffman, Frederick*, Zeitschr. f. Krebsforsch. **25**. 1927. — [76] *Welch*, Cancer Control, Lake Mohonk Conference 1928. The Surgical Publ. Company of Chicago. — [77] *Bierich* und *Moeller*, Münch. med. Wochenschr. 1921, Nr. 42. — [78] *Borst,* Naturwissenschaften 1921, S. 41. — [79] *Slye*, Journ. of cancer research 1923—1927; Zeitschr. f. Krebsforsch. **13** u. **15**. — [80] *Alessandrini*, Lega italiana per la lotte contro il cancro. 1926. — [81] *Heyninx*, Scalpel 1927. — [82] *Haagen*, Dtsch. med. Wochenschr. 1928, S. 92. — [83] *Lecene* und *Lacassague*, siehe Zentralbl. f. Chir. **33**, 856. 1926. — [84] *Elsner*, Berlin: Bei Karger 1926; Zeitschr. f. Krebsforsch. **23**, 28. — [85] *Dörr*, Klin. Wochenschr. 1923, S. 909. — [86] *Blumenthal, F.*, Zentralbl. f. Bakteriol., Parasitenk. u. Infektionskrankh. **104**, Beiheft 1927. — [87] *Bauer, K. H.*, Mutationstheorie der Geschwulstentstehung. Berlin: Julius Springer 1928. — [88] *Jacubson*, Zeitschr. f. Krebsforsch. **21**. 502. — [89] *Murray*, Lancet 1927. — [90] *Orth*, Zeitschr. f. Krebsforsch. **10**.

(Aus der Bestrahlungsabteilung des Universitätsinstitutes für Krebsforschung zu Berlin.)

Zur Radiumbehandlung der Mundhöhlenkrebse.

Von
L. Halberstaedter.

Mit 15 Textabbildungen.

Die malignen Tumoren der Zunge sind in der weitaus überwiegenden Zahl der Fälle Carcinome, und zwar meist verhornende Plattenepithelcarcinome, die sich in den reichlich vorhandenen Lymphbahnen rasch ausbreiten können und daher die Neigung haben, bald die regionären Lymphdrüsen zu befallen. Auf diesem Umstand beruht die große, bei Ärzten und Laien bekannte und gefürchtete Bösartigkeit der Zungenkrebse. Bis in die letzten Jahre kam als einzige rationelle Behandlungsmethode, wenn möglich, die operative Entfernung mit Ausräumung der regionären Drüsen in Betracht, für die inoperablen Fälle versuchsweise oder solaminis causa die Strahlenbehandlung. Nach *C. Partsch* (Zweifel-Payr, Klinik der bösartigen Geschwülste 1925) sind die Erfolge der operativen Behandlung noch nicht befriedigend. Es wird dort eine Zusammenstellung von 306 Fällen aus verschiedenen Kliniken gegeben, von diesen sind an der Operation $51 = 16,5\%$ gestorben, nur $34 = 11\%$ blieben über 3 Jahre rezidivfrei. Diese Resultate werden zweifellos durch einzelne, auf diesem Gebiet besonders hervorragende Operateure übertroffen werden, stellen sich aber doch als außerordentlich betrübend dar, insbesondere wenn man die großen körperlichen und seelischen Leiden berücksichtigt, die mit der Radikaloperation, also Entfernung der Zunge, für den Patienten verbunden sind. Ein sehr erheblicher Teil der Patienten kommt bereits in einem sehr weit vorgeschrittenem, inoperablen Zustand in die Krankenhäuser. Man müßte annehmen, daß gerade bei der Zunge sehr frühzeitig eine Diagnose gestellt wird, da schon die geringsten Veränderungen bei dieser Lokalisation auffallen und ja die Furcht von Zungenkrebs sehr verbreitet ist. In den meisten dieser zu spät diagnostizierten Fälle ist kostbare Zeit dadurch verlorengegangen, daß auf Grund der falschen Einschätzung der positiv ausgefallenen WaR. erst eine antiluetische Kur vorgenommen wurde. Nach einer Aufstellung von *Douglas Quick* kamen im Memorial Hospital

New York 50% der Zungenkrebse bereits in einem inoperablen Zustand ins Krankenhaus und bei unserem Material ist der Prozentsatz sicher nicht kleiner. Ähnlich ungünstig liegen die Verhältnisse beim Wangencarcinom. Auch hier wird häufig unter Verkennung des Leidens längere Zeit mit Ätzmitteln örtlich, oder allgemein mit antiluetischen Kuren behandelt. Rezidive nach Operation sind außerordentlich häufig. Nach *C. Partsch* (l.c.) beträgt die Zahl der nach 3 Jahren noch rezidivfrei gebliebenen Fälle nur 15,4%, doch liegen auch Berichte vor, die viel schlechtere Resultate ergeben. Ungefähr dasselbe läßt sich von den Gaumen und Tonsillencarcinomen sagen.

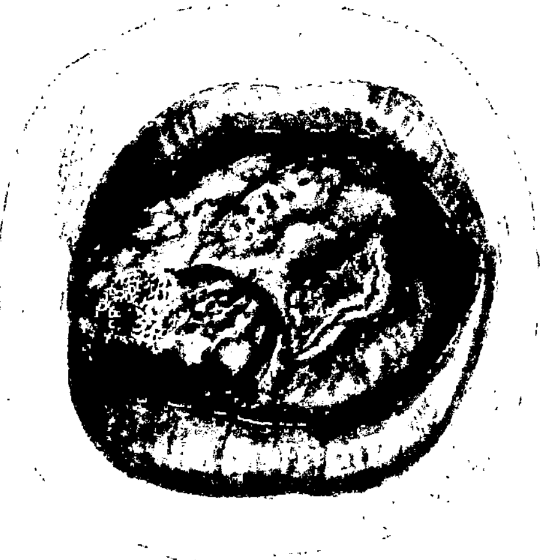

Abb. 1.

Bei dieser Sachlage ist man nicht nur berechtigt, sondern verpflichtet, zu versuchen, mit anderen Mitteln das Los der unglücklichen Kranken zu verbessern. Solange es uns nicht gelingt, den Krebs mit chemotherapeutischen Mitteln oder auf dem Wege der Immunisierung zu heilen, müssen wir auf die Strahlentherapie zurückgreifen, die uns wenigstens bei gewissen Lokalisationen greifbare und nicht zu bezweifelnde Erfolge gegeben hat. Es hat auch nicht an Versuchen gefehlt, bei den Krebsen der Mundhöhle auf strahlen therapeutischem Wege

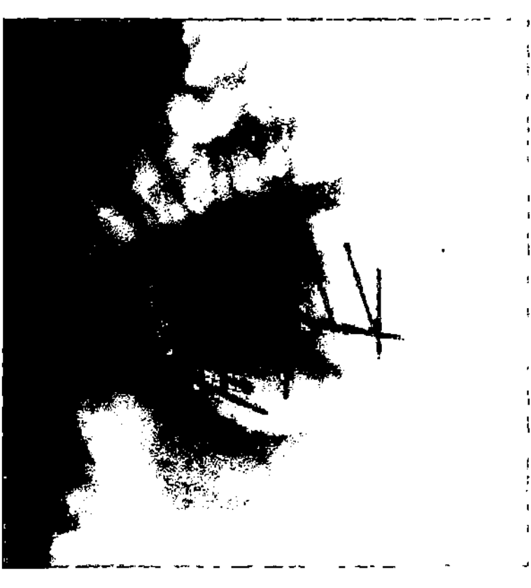

Abb. 2.

etwas zu erreichen. Die Erfahrung hat nun zunächst beim Zungencarcinom gezeigt, daß die *Röntgentherapie* so gut wie keine nennenswerten Erfolge aufzuweisen hat. Allerdings liegen Berichte über einige gute Beeinflussungen des Zungenkrebses durch Röntgenstrahlen vor, aber es handelt sich dabei um verhältnismäßig wenige Einzelerfolge, wie sie z. B. *Wintz* auf dem internationalen Radiologenkongreß in London 1926 erwähnte. Ich selbst habe trotz zahlreicher

Versuche und bei mannigfaltigen Modifikationen der Bestrahlungstechnik in bezug auf die räumliche und zeitliche Verteilung der Dosis, auch in Kombination mit verschiedenen Mitteln wie Jod-Arsen, Trauben-

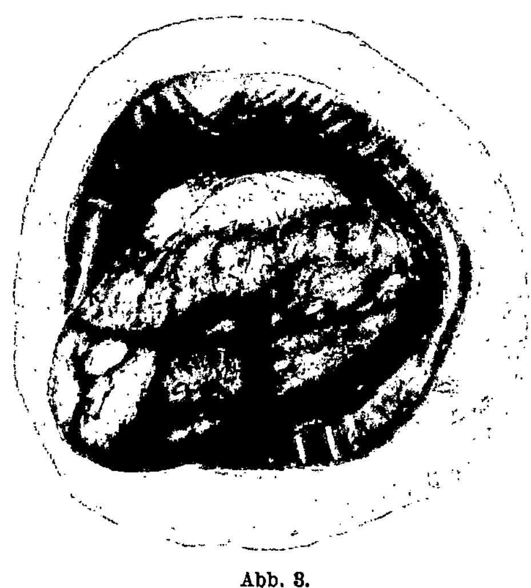

Abb. 3.

zuckerinjektionen u. a. höchstens vorübergehende Besserungen unter der Röntgenbehandlung gesehen, nie aber das örtliche Zurückgehen eines Zungen- oder Wangenkrebses. Mehr schien die Behandlung mit Radium

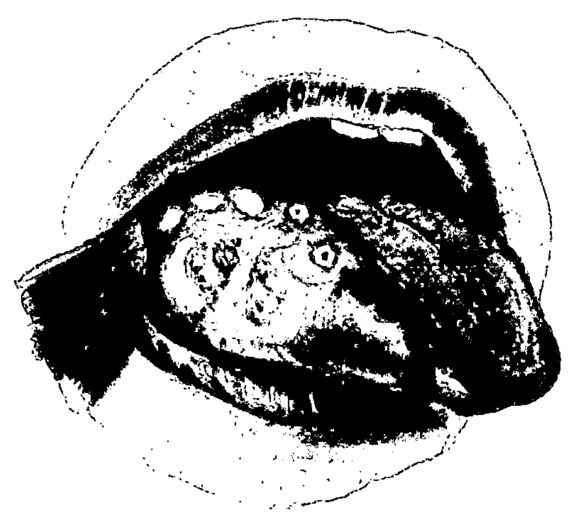

Abb. 4.

in Form einer Kombination von Kontakt- und Abstandsbehandlung zu leisten, wie sie von verschiedenen Radiologen schon vor langer Zeit versucht und auch noch neuerdings wieder von einigen amerikanischen

Autoren wie *Pfahler, Grier, Pancost* (Americ. journ. of Roentgenology 1926) empfohlen wird. Zweifellos sind hierbei Rückgänge der Zungen und Wangentumoren zu beobachten, aber in den von mir behandelten Fällen war auch hiermit eine völlige Beseitigung des Tumors, wenigstens für eine größere Zeit, nicht eingetreten, die Erfolge also durchaus unbefriedigend; nur bei den Tonsillenkrebsen waren mit dieser Methode Einzelerfolge zu erreichen. Ein ganz erheblicher Umschwung trat durch die intratumorale Anwendung radioaktiver Präparate ein, durch die es gelang, in einem greifbaren Prozentsatz Erfolge beim Zungencarcinom zu

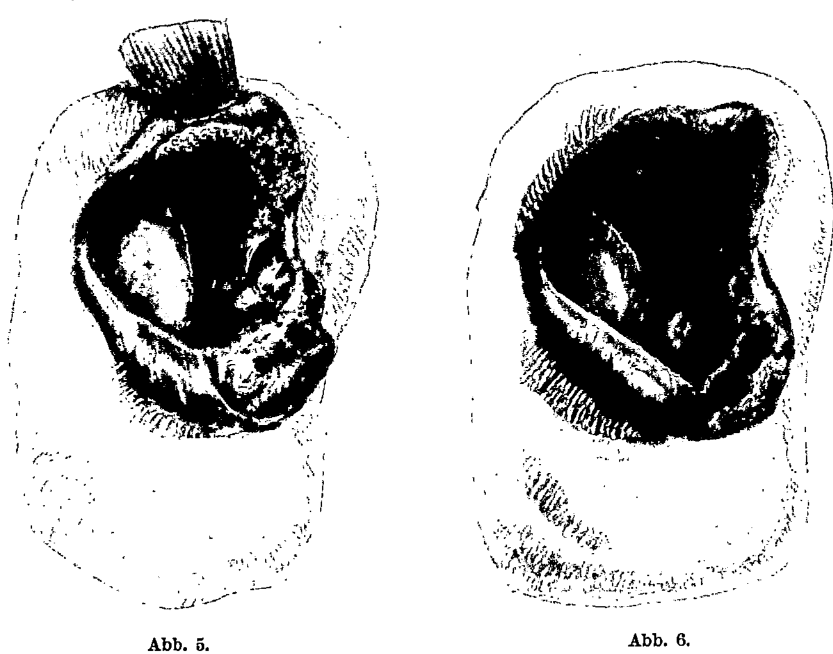

Abb. 5.   Abb. 6.

erzielen und über die Einzelerfolge hinauszukommen. 1916 hat *Stevenson* feine, mit Radon gefüllte Glascapillaren ohne weitere Filtrierung in das Innere von Zungentumoren versenkt, eine Methode, die weiterhin im Memorial Hospital New York ausgebildet wurde. Diese Methode lieferte schon eine Reihe guter Resultate, jedoch mußten die Patienten an den sich unter der starken Betastrahlenwirkung entwickelnden Nekrosen und Jauchungen außerordentlich leiden, so daß *Failla* zur Anwendung von radonhaltigen Goldcapillaren überging, bei denen die Betastrahlen abgeschwächt waren. Aus demselben Grunde, d. h. zur Verhütung schwerer Nekrosen, hat *Regaud* für die intratumorale Behandlung radiumhaltige Platinnadeln angewandt, welche in bestimmter Weise in die Zunge eingestochen und durch Naht befestigt werden. Diese

Nadeln werden nach mehreren Tagen wieder entfernt. Kleiner und handlicher sind die von *Muir* angegebenen mit Radon gefüllten Platincapillaren, die mit Hilfe eines sinnreich angebrachten Fadens wieder entfernt

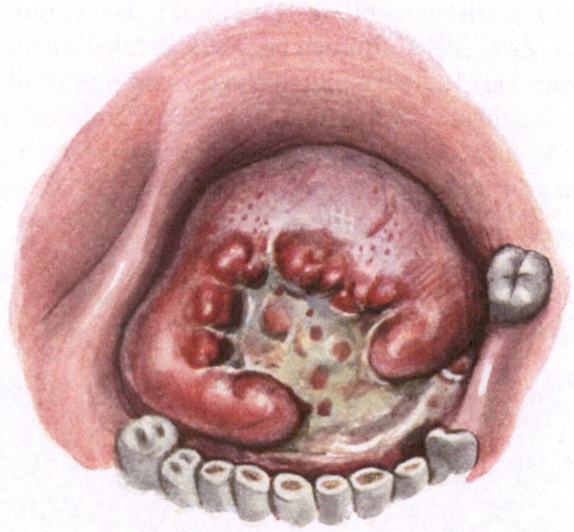

Abb. 7.

werden können und für manche Lokalisationen Vorzüge vor den Nadeln besitzen. Über die Erfolge liegen schon Beobachtungen an dem großen Material des Memorial Hospital und des Pariser Radiuminstituts vor,

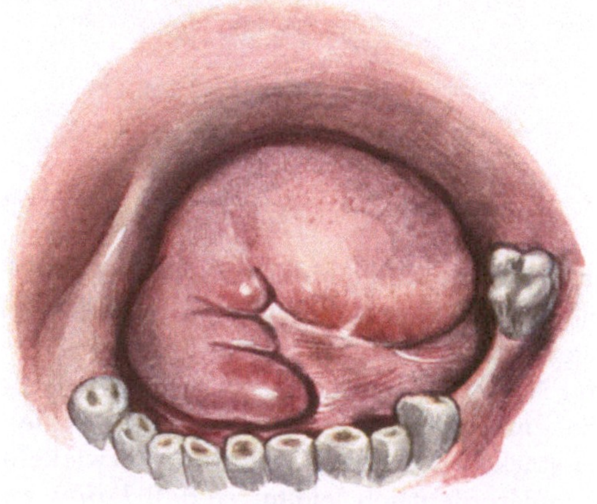

Abb. 8.

die beide annähernd dieselben Resultate ergeben. *Quick* berichtete 1926 im Brit. journ. of radiol. 31 über 414 intratumoral behandelte Zungenkrebse aus dem Memorial Hospital, von denen 20% nach mindestens einem Jahr noch rezidivfrei waren. Unter Berücksichtigung des Umstandes, daß unter den behandelten Fällen sehr viel inoperable gewesen sind, ist dieses Resultat als günstig anzusehen. *Regaud* berichtete ebenfalls 1926 (l.c.) über 186 mit seiner Nadelmethode im Pariser Radium-

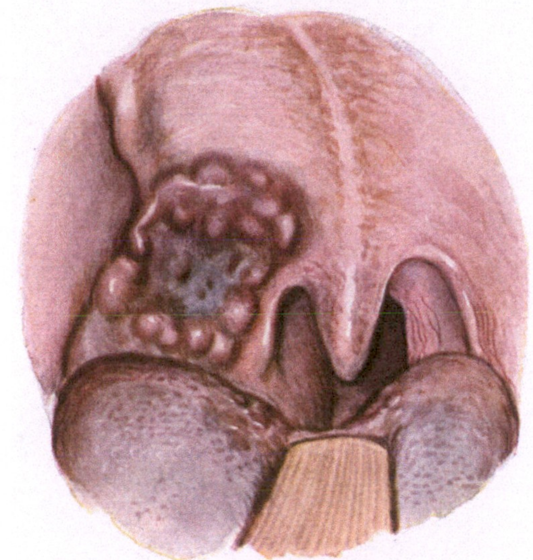

Abb. 9.

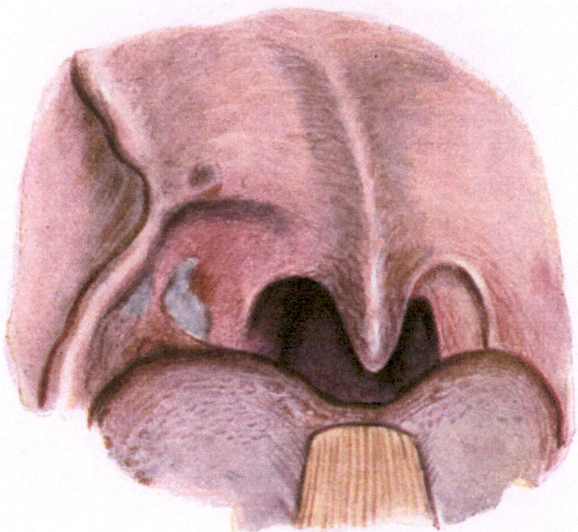

Abb. 10.

mstitut behandelte Zungenkrebse, von denen 22% nach über einem Jahr noch rezidivfrei waren. Ich habe beide Methoden angewandt, indem ich die Technik unter Verwendung von ungefilterten und gefilter-

ten Thor-Stäbchen etwas modifizierte, bzw. Goldnadeln von 0,3 mm
Wandstärke mit Thor x gefüllt nach dem Vorgang von *Regand* in die
Tumorstelle einnähte. Schon bei der Anwendung der nackten, unge-

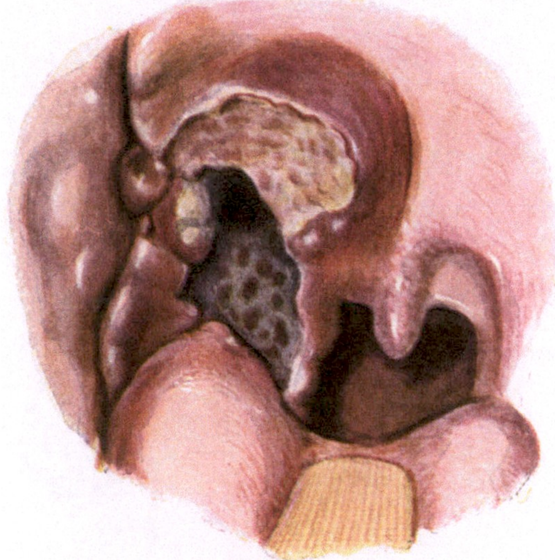

Abb. 11.

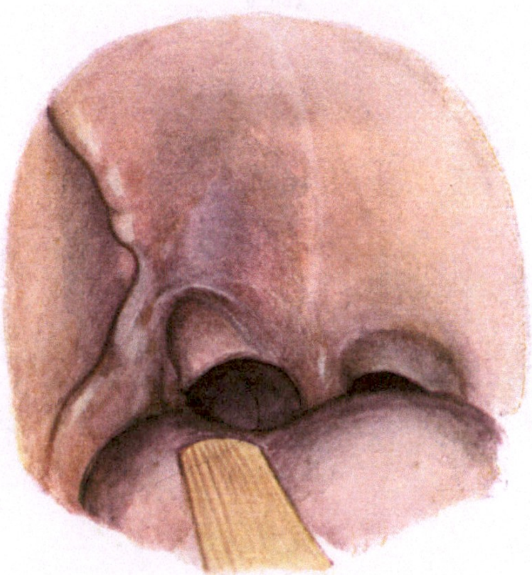

Abb. 12.

filterten Thor-x-Stäbchen hatten wir Einwirkungen, die weit über die
Beeinflussungen hinausgingen, die wir bei der Röntgenbehandlung der
intraoralen Tumoren gesehen haben. Wir haben hierüber schon früher

berichtet (*Halberstaedter* und *Simons*, Strahlentherapie 1925 Bd. XX).
Da bei größeren Tumoren die Nekrosen sich unangenehm bemerkbar
machen, haben wir später überwiegend Goldcapillaren von 0,1 mm
Wandstärke benutzt und sind schließlich zu Goldnadeln von 0,3 mm
Wandstärke übergegangen und sind bei dieser starken Filtrierung bei
den intraoralen Tumoren fast ausschließlich geblieben. Der intratumoralen Behandlung geht stets eine Röntgenbehandlung von außen mit
Einschluß der gefährdeten Drüsenregionen voraus. Während dieser Zeit
wird die Mundhöhle sorgfältig gereinigt und eine sachgemäße Bear-
beitung der Zähne und des Zahnfleisches vorgenommen. Außerdem wird
sofort eine Jod-Arsen-Injektionsbehandlung eingeleitet.

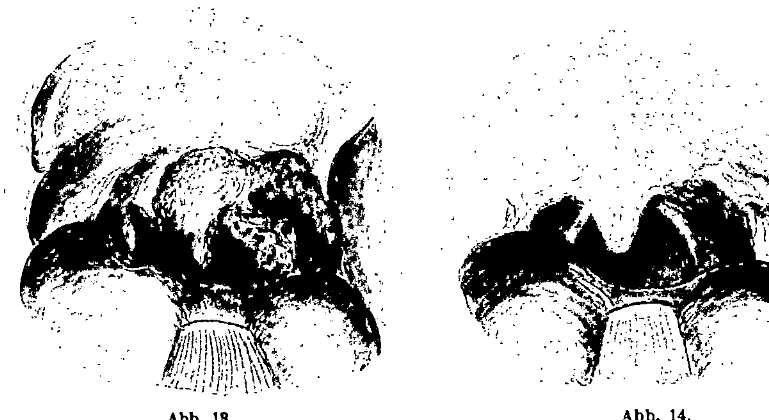

Abb. 18.   Abb. 14.

Auf die eigentliche Technik der intratumoralen Behandlung einzu-
gehen, ist hier nicht beabsichtigt, ich will lediglich an Hand einiger
Bilder den Ablauf und die Wirkung zeigen.

Abb. 1 zeigt ein die linke Zungenhälfte einnehmendes, auf dem
Boden einer Leukoplakie entstandenes, ulceriertes Zungencarcinom.
Abb. 2 zeigt die Lage und Anordnung von 10 mit Thor x gefüllten
Goldnadeln im Tumorgebiet, Abb. 3 den Zustand der Zunge nach
2 Monaten im Stadium der klinischen Heilung.

Abb. 4 zeigt deutlich die Reaktionen an den Nadelstellen in einem
anderen Falle. Dieselben bestehen in ringförmigen Nekrosen um die
Nadeln herum, ohne daß dieselben aber zu einem großen nekrotischen
Herd konfluieren, wie das bei den schwächeren Filtrierungen und besonders bei Fortfall des Filters der Fall ist.

Abb. 5 zeigt ein auf dem Boden einer Leukoplakie entstandenes
ausgedehntes Carcinom, das die Wangenschleimhaut befällt und auf
Unter- und Oberlippe übergreift; die Abheilung erfolgte auf Nadelbehandlung mit Thor x, Abb. 6, 2 Monate später.

Abb. 7 betrifft ein ulceriertes, fast den ganzen vorderen Teil der Zunge einnehmendes Carcinom, das durch intratumorale Nadelbehandlung mit Thor x zur Abheilung kam, Abb. 8 gibt den Zustand $1^1/_2$ Jahre später.

Abb. 9. Zentral ulceriertes Carcinom des weichen Gaumens, Abb. 10 Abheilung nach intratumoraler Behandlung mit Thor x in Goldcapillaren.

Abb. 11 und 12 betreffen einen ähnlichen, aber viel weiter ausgebreiteten Fall von Carcinom des Gaumens und der Tonsille vor und nach der Behandlung mit Thor-x-Goldcapillaren.

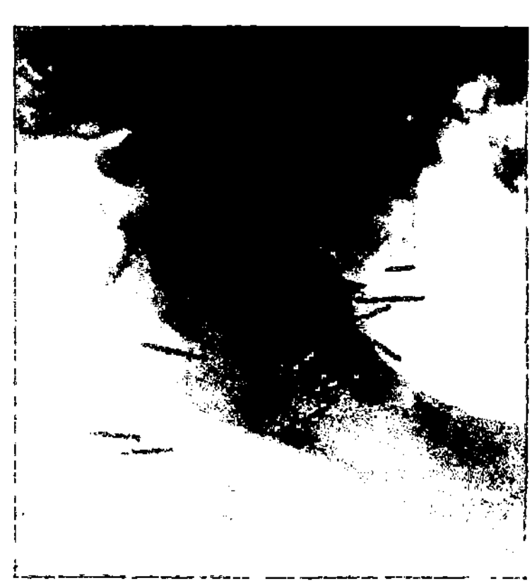

Abb. 15.

Abb. 13 und 14 geben ein ebenfalls sehr großes Carcinom des Gaumens und der Tonsille vor und nach der Behandlung wieder, das mit Thor-x-Goldcapillaren gespickt wurde. Die Lage der Capillaren ist aus dem Röntgenbild Abb. 15 ersichtlich.

Unsere eigenen Erfahrungen mit der verbesserten Technik der intratumoralen Behandlung liegen bei den intratumoralen Tumoren erst ca. 2 Jahre zurück, so daß wir über Dauererfolge selbst noch nichts aussagen sondern nur auf die oben wiedergegebenen Statistiken verweisen können. Wir können aber sagen, daß bei dieser Gruppe von Krebsen die intratumorale Behandlung Erfolge erzielt, wie sie bei anderen strahlentherapeutischen Methoden nicht zu erreichen sind. Es ist demnach durchaus erforderlich im Einzelfall bei intraoralen Tumoren die intratumorale Behandlung mit radioaktiven Substanzen ernsthaft in Erwägung zu ziehen.

Erzeugung des Flexner-Jobling-Tumors durch Filtrate.

Von
Rhoda Erdmann, Berlin-Wilmersdorf.

Mit 4 Textabbildungen.

Noch nie ist es gelungen, Gewebe des erwachsenen Körpers in den Körper eines Wesens gleicher Art dauernd einzupflanzen. Scheinbare Ausnahmen erweisen sich bei längerem Aufenthalt des eingepflanzten Stücks in dem neuen Wirte als nicht zu Recht bestehend. Durch mannigfache Vorbereitungen hat man versucht, das einzupflanzende Stück widerstandsfähiger gegen die zerstörenden Einflüsse des Wirtsgewebes zu machen. Wenn auch eine *Ein*heilung bei homoplastischer Transplantation zeitweise möglich ist, so werden früher oder später die einzupflanzenden Zellen verdrängt von dem Wirtsgewebe selbst. Das Wirtsgewebe hat eine stärkere Wachstumsfähigkeit als das eingepflanzte, nur bei sehr enger Verwandtschaft — also bei syngenoplastischer Transplantation — kann das Gewebe erhalten werden und selbst im neuen Wirt weiter wachsen.

Ganz anders verhält sich ein Implantat, welches nicht aus normalen Zellen besteht, sondern aus Zellen einer bösartigen epithelialen Geschwulst. Beim Überimpfen gehen Teile des eingepflanzten alten Tumors kontinuierlich in die neue Geschwulst über. Ob Parenchym und Stroma bei der Überpflanzung erhalten bleiben, ist strittig. Sicher ist, daß der neue Wirt Stroma bilden kann. Wie sich dieser Vorgang bei fast stromalosen Tumoren abspielt, ist nicht bekannt. Bei Überpflanzung von Carcinomen gilt heute die Annahme, daß das alte Stroma zugrunde geht, aber so lange noch die für das Krebsparenchym notwendigen Funktionen beibehält, bis das neue Stroma seine Funktionen übernehmen kann. Die Carcinomzelle wird also durch alle Wiedereinpflanzungen in ihren Abkömmlingen nach dieser Ansicht von Anbeginn an, als sie in dem Spontantumor als solche auftrat, erhalten. Sie gleicht darin den Paramaecien in reinlinigen „unsterblichen" Kulturen. Diese einzelligen Lebewesen teilen sich unbeschränkt, ohne auszusterben, wenn sie nur vor zufälligen Unglücksfällen bewahrt werden. Ihre Teilprodukte leben also unbegrenzt ebenso wie die Teilprodukte der Carcinomzelle.

Welche Zellarten bei der Überpflanzung von Sarkomen und ob überhaupt solche erhalten bleiben, kann nicht sicher festgestellt werden, weil Stroma und bindegewebiger Teil der Geschwulst schwer histologisch zu trennen sind.

Es werden also die Begriffe Sarkomzelle, Carcinomzelle und Stromazelle angewandt, obgleich ihre genetische Abgrenzung schwierig ist. Bleiben wir einmal bei dem Begriff „*Carcinomzelle*". Eine Carcinomzelle ist eine Zelle von unbekannter Entstehung, welche, wenn sie mit Zellen gleicher Art erneut eingepflanzt wurde und das dazu gehörige Stroma erzeugt hat, bei konstitutionell disponierten Tieren wieder ein Carcinom bildet.

Das Stroma der entstehenden Geschwulst wird in dem neuen Tumorträger gebildet. Wenn für ein Impf*carcinom* sich diese Entstehungsgeschichte aufdrängt, so ist die genetische Definition des Begriffes *Sarkom*zelle unmöglich. Es muß erst nachgewiesen werden, daß aus den eingepflanzten Sarkomzellen der neue Tumor wirklich entsteht. Es ist wichtig, zu wissen, welche Anteile der eingepflanzten Zellen der Bildung des neuen Sarkoms zukommt. Das steht noch nicht fest.

Daß Zellen tumorogenen Ursprunges nicht notwendig sind, damit überhaupt übertragbare echte Tumoren entstehen, ist heute bewiesen, einmal durch die Entstehung von Spontantumoren, zweitens durch die Entstehung von Tumoren *ohne* Hilfe von Tumorzellen.

Spontantumoren ohne *äußere* Eingriffe zu erzeugen, wurde von *Saiki*[1] 1927 und von *Erdmann* und *Haagen*[2] 1928 nur durch Abänderung der dargereichten Ernährungsform erzielt. Durch von außen kommende experimentelle Eingriffe sind nun auf die verschiedenste Weise übertragbare und nicht übertragbare Tumoren bei *Säugetieren*, denn von diesen wollen wir hier nur handeln, erzeugt worden. Allen diesen Versuchen ist der Ausgang zellfreien Tumormaterials, zellhaltigen heterologen oder abgetöteten Tumormaterials in der einen Gruppe eigen, in der anderen Gruppe wird ohne Hilfe von Tumormaterial experimentell die Geschwulst zu erzeugen versucht.

Ich greife heute hier nur *eine* Gruppe der ersten Serie heraus, nämlich die Versuche, Säugetiertumoren allein durch Filtrate zu erzeugen. Diese sind seit 25 Jahren gemacht worden; es fehlte ihnen allen die überzeugende Kraft des mit stark positiven Ausfällen ausgeführten Experimentes. So sind die Angaben von *Keysser, C. Lewin* u. a., daß nach Einspritzung von Filtraten verschiedenster, oft heterologer Natur Wucherungen sich bildeten, nicht als beweisend angesehen worden, obgleich sie sicher richtig sind. Die Ursache dieser auffälligen Erscheinung ist die, daß 1. die Experimente nicht wiederholt werden konnten, 2. nur ganz wenige Tiere nach der betreffenden Einspritzung den Tumor bekamen und 3. die Entstehung des Tumors zeitlich so weit ab von der 1. Einspritzung

---

[1] *Saiki*, Dtsch. med. Wochenschr. **53**, 517. 1927.
[2] *Erdmann, Rhoda*, und *Haagen, E.*, Zeitschr. f. Krebsf. **26**, 333.

lag und kein genetisches Verfolgen der Tumorbildung mit histologischen Belegen in großem Maßstab erfolgte, 4. daß der Tumor nicht übertragbar war.

Der Tumor war da, wie er entstand, war ein Geheimnis. Viele Jahrzehnte ruhten die Versuche. Erst in den letzten beiden Jahren wurde von *Barnard* und *Gye*, *Erdmann* und *B. Fischer-Wasels* und *Heidenhain* wieder das alte Problem angefaßt, und, wie mir scheint, kann behauptet werden, daß unter bestimmten Bedingungen *Säugetiertumoren* durch Filtrate oder heterologe Autolysate und Frischbrei erzeugt werden können.

Bis zu den Versuchen von *Barnard* und *Gye* hatten die Forscher angenommen, daß ein einheitliches krebserregendes Prinzip, welches an Krebszellen gebunden oder von abgewandelten Zellen erzeugt werden könnte, Tumoren erzeugte. *Barnard* und *Gye* behaupteten 1925, daß es zwei verschiedener Prinzipien bedürfte, um Tumoren zu erzeugen. Der eine dieser Stoffe sei speziesspezifisch, der andere nicht. So kann man mit dem Filtrat von dem *Rous*schen Hühnersarkom und dem durch Chloroformwasser abgetöteten Tumorrückstand eines Mäusesarkoms beim Huhn nach diesen Autoren das Roussche Hühnersarkom erzeugen. Ebenso ist es möglich, durch mit Chloroformwasser abgetöteten Filtratrückstand des Rousschen Hühnersarkoms und mit dem Filtrat eines *Mäuse*sarkoms beim Huhn ein Roussches Hühnersarkom zu erzeugen. Die Autoren standen unter dem Eindruck, daß sie in ihren Filtraten lebende Erreger dem betreffenden späteren Tumorträger zuführten. Durch ihre Versuche entstand aber kein klares Bild, was eigentlich das zweite Material — also der Tumorrückstand — in dem doch die lebenden Erreger durch das Chloroform abgetötet waren, bezwecken sollte.

Der Schlußstein auf diese Experimentreihe wurde aber 1928 von *Heidenhain* gesetzt. Dieser konnte zwar nicht durch Filtrate, aber heterologe Autolysate und ebensowohl durch heterologen Frischbrei, die von menschlichen Carcinomen stammten, Tumoren bei Mäusen erzeugen. Da in den Autolysaten die Zellen getötet und es nach den vorhandenen Bemerkungen nicht möglich ist, daß *speziesfremde* Zellen in einem neuen Wirt weiter wachsen können, so fallen diese Angaben *Heidenhains* unter die Gruppe derjenigen Tumoren, welche mit Stoffen, die aus dem Tumor stammten, erzeugt wurden. Filtrat und Frischbrei haben also bei heterologen Transplantaten dieselben Ausgangsbedingungen. Bei homologen Transplantaten sind natürlich Filtrate und Frischbrei verschieden, denn hier funktioniert ja die lebendige Zelle noch als Agensverbreiter.

Wenn heute, also 1928, ein gewisser Umschwung in der Anschauung über die Entstehung von Tumoren erscheint, so war es noch im Jahre 1925, als ich meine Versuche machte, Tumoren bei der Ratte nur mit Filtraten zu erzeugen, nötig, diese Experimentreihe an größeren Zahlen zu be-

weisen, damit man die Erfahrungen, die man bei dem Rousschen Hühnersarkom gesammelt hatte, das durch Filtrate erzeugt werden kann, auf
die Säugetiere übernehmen konnte. Als ich 1926 Tumoren durch
Einspritzung von Tusche[1] erzeugen konnte, war also diese Brücke
gefunden.

Für jede Tierart und für jede Tumorart wird die Methode, nur mit
zellfreiem Material Tumoren zu erzeugen, verschieden sein. Bei der
Maus, die mehr zu Carcinomen neigt, sind überhaupt Tumoren leichter
experimentell zu bilden, bei der Ratte schon schwieriger. Daher ist die
Ratte das geeignetste Objekt für diese Versuche. Für das Flexner-
Jobling-Carcinom habe ich gefunden, daß eine Vorbehandlung mit
Schminkescher Tusche kurz vor der Einimpfung des Filtrats eine gute
Impfausbeute liefert.

Bei Ratten genügte es nicht wie bei Hühnern, Makrophagen, Monocyten, Clasmotocyten zusammen mit einem Virus einzuspritzen, sondern
das ganze reticulo-endotheliale System des späteren Tumorträgers muß
gereizt werden. Wenn auch sicher ist, daß bei dieser Reizung wirklich
Makrophagen frei werden, die ich am lebenden Tier nach der Einspritzung nach 2 Stunden im Netz sehen kann, so kann ich *nicht* behaupten,
daß diese Zellen sich später mit dem eingespritzten *Virus* beladen, nur
nach den früher berichteten Tatsachen annehmen, daß diese Mobilisierung der Makrophagen notwendig ist. Gezüchtete Milzstückchen mit
dem Virus z. B. eingepflanzt, die reichlich Makrophagen gebildet hatten,
gaben nach den Versuchen mit *Schmerl* 1924 keine positiven Erfolge,
ebenso wie mit Reinkulturen von Makrophagen. Wahrscheinlich ist die
Menge der dem späteren Tumorwirt zugeführten Virusbeherberger nicht
groß genug, um das Wirksambleiben des Virus zu gewährleisten. Also
das ganze sog. „reticulo-endotheliale System" muß mobilisiert werden.
Es wurde hierzu nach manchen Fehlversuchen die gewöhnliche Schmin-
kesche Zeichentusche benutzt, nachdem leider das klassische Injektions-
mittel, das reticulo-endotheliale System zu mobilisieren, das Kiyono-
sche Karmin, versagte.

Die Zubereitung der Tusche geschah auf folgende Weise: Die von mir benutzte Tuschelösung war aus gewöhnlicher Schminkescher Tusche hergestellt.
Diese, im Handel gelöst erhältlich, wird mit 10 Teilen Ringer verdünnt. Diese
Stammlösung wurde durch ein ziemlich grobes Filtrierpapier geschickt und
sterilisiert. Vor Gebrauch wurde nochmals die Stammlösung mit sterilem Ringer zu
gleichen Teilen verdünnt und in den angegebenen Mengen *subcutan* verimpft.

In Vorversuchen, die mehrere Monate dauerten und die ich wegen
ihres negativen Ausfalls nur in einer späteren Darstellung anführen
werde, habe ich gefunden, daß die mehrmalige Wiederholung der Tuscheeinspritzung nicht von Vorteil ist und daß 2 Stunden nach einer einzigen

---

[1] *Erdmann, Rhoda*, Dtsch. Med. Wochenschr. Nr. 9, 1926.

Tuscheeinspritzung das Filtrat gegeben werden kann. Aber auch nach
24 Stunden sind noch Erfolge zu verzeichnen. Tuscheanwendung ist
nur für die histologische spätere Untersuchung störend, da die feineren
histologischen Anfangsvorgänge der Tumorbildung durch die schwarzen,
sehr schwer bleichbaren Tuscheablagerungen in dem Gewebe verdeckt
werden. Ich bin immer noch auf der Suche nach einem geeigneteren
Material zur Vorbehandlung. Die Einwirkungen des Kiyonoschen Kar-
mins sind durch die Arbeiten der Aschoffschen Schule so bekannt, daß
es von großem Vorteile gewesen wäre, diese Unterlagen benutzen zu
können. Doch liegen über die Einwirkung der Tusche auch einige Arbeiten vor. *Mc. Junkin, v. Moellendorf* haben ihren Wert als Mobilisator
des Grundgewebes beschrieben.

   Die Filtratzubereitung unterscheidet sich in nichts von der üblichen. Die
Tumoren werden lebenswarm in kleine Stückchen zerschnitten. Es wurde besonders darauf gesehen, daß nur die Teile genommen wurden, welche nicht nekrotisch waren. Das Alter der gebrauchten Tumoren war gewöhnlich 12—14 Tage, da
der Flexner-Jobling-Tumor dann am wenigsten nekrotisch ist. Mit Absicht wurde
diese Experimentserie in den *Herbst*monaten 1925 angestellt, weil durch mehr-
jährige Erfahrungen das Resultat gewonnen war, daß die *Virulenz dieses* Carcinoms
gerade dann am stärksten ist. Die in kleine Stückchen zerschnittene Masse, die
eine breiige Konsistenz hat, wurde mit ebensoviel Ringerscher Flüssigkeit vermischt und durch ein Berkefeld-Filter geschickt. Die Berkefeld-Filter wurden
von der Firma Nordmeyer, Made in Gernany, Porengröße 2, bezogen. Als wichtig
und von Vorteil halte ich, daß vor der Filtration Ringersche Flüssigkeit durch
das Filter getrieben wird. Das gewonnene Material wird auf Bakterien untersucht,
einmal, indem eine Probe eingebrütet wird, das andere Mal, indem ein Ausstrich
mit irgendeiner Bakterienfärbung gefärbt wird. Es liegt eine Schwierigkeit darin,
das gleiche Filtrat in zeitlichen Abständen zu brauchen, weil man nicht weiß,
ob sich inzwischen, nachdem das Filtrat auf Eis gehalten wurde, Unterschiede
ergeben. So hat (auf Tabelle S. 74, Tiere 26—30) das Filtrat, welches 24 Stunden
auf Eis gestanden hat, eine ebenso große Virulenz wie das frisch gebrauchte. Diese
Frage muß noch geklärt werden.
   Die Herstellung des Tumorbreies geschah auf folgende Weise: Der ungefähr
12—14 Tage alte Flexner-Jobling-Tumor wurde stumpf von seiner Unterlage
entfernt, nicht durch ein Messer, sondern, nachdem die Haut abgestreift war,
durch sanftes Drängen mit den Händen, nachdem der Tumor mit sterilen Tüchern
bedeckt war. Dann wurde die äußere Kapsel abgezogen, der Tumor in Ringerlösung mehrmals gewaschen, die äußeren Schichten mit der Schere abgeschnitten
und mit der Schere zerkleinert. Die Zerkleinerung geschah ohne Ringer auf Eis
und mußte so weit fortgesetzt werden, bis ein feiner Brei entstand. Reiben im
Mörser oder Quetschen in einem Latapieapparat gibt bei dem Flexner-Jobling-
Tumor keine gute Impfausbeute. Dieser Brei wurde im Verhältnis wie 1:20 verdünnt, und je 2 ccm wurden einem Tier eingeimpft. Wenn natürlich nicht immer
gleichviel Zellen eingepflanzt wurden, so hat dies ja keine große Bedeutung, wie
es ja aus der Zahl der angehenden Kontrollen ersichtlich ist, daß genügend
Tumorbrei übergeimpft wurde. Damit die individuelle Virulenz des einzelnen
Tumors als eine experimentelle Größe ausgeschaltet wurde, verwertete ich stets
Filtrat — und ich habe auch einige Serien mit Filtratrückstand ausgeführt, die an
anderer Stelle ausführlich besprochen werden sollen — des gleichen Tumors. Ebenso

Tabelle 1. *Versuche aus dem Jahr 1925.*

Nr. der geimpften Tiere	Datum der Vorbehandlung	Datum der Impfung	Art des Impf-Materials	Erfolg der Impfung	Charakter des entstandenen Tumors	Datum d. Rückverimpfung des durch Filtrat entstandenen Tumors	Erfolg	Charakter des entstandenen Tumors
1	8. IX, 9. IX.	10. IX.	2 ccm Filtrat, eben bereitet	positiv	Flexner-Jobling	29. IX.	positiv	Flexner-Jobling
2	8. IX, 9. IX.	10. IX.	desgl.	positiv	desgl.	29. IX.	positiv	desgl.
3	8. IX, 9. IX.	10. IX.	desgl.	positiv	desgl.	29. IX.	positiv	desgl.
4	8. IX, 9. IX.	10. IX.	desgl.	negativ	—	29. IX.	—	—
5	8. IX. 9. IX.	10. IX.	desgl.	negativ	—	29. IX.	—	—
5 Kontrollen	—	10. IX.	2 ccm Tumorbrei des gleichen Tumors, der das Filtrat lieferte	4 / 1 Tier trächtig				
6	30. X.	30. X.	2 ccm Filtrat, eben bereitet	positiv	Flexner-Jobling	20. XI.	positiv	Flexner-Jobling
7	30. X.	30. X.	desgl.	positiv	desgl.	20. XI.	positiv	desgl.
8	30. X.	30. X.	desgl.	positiv	desgl.	20. XI.	positiv	desgl.
9	30. X.	30. X.	desgl.	positiv	desgl.	20. XI.	positiv	desgl.
10	30. X.	30. X.	desgl.	positiv	desgl.	20. XI.	positiv	desgl.
11	30. X.	30. X.	desgl.	positiv	desgl.	20. XI.	negativ	—
12	30. X.	30. X.	desgl.	positiv	desgl.	20. XI.	negativ	—
13	30. X.	30. X.	desgl.	negativ	—			
14	80. X.	30. X.	desgl.	negativ	—			
15	30. X.	30. X.	desgl.	negativ	—			
10 Kontrollen	—	30. X.	2 ccm Tumorbrei des gleichen zum Filtrat benutzten Tumors	10				
16	*ohne* Vorbehandlung	4. XI.	2 ccm Tumorfiltrat	positiv	Flexner-Jobling	24. XI.	in *zwei* Tiere verimpft, *ein* Tier pos.	Flexner-Jobling
17	desgl.	4. XI.	desgl.	negativ	—	—	—	—
18	desgl.	4. XI.	desgl.	negativ	—	—	—	—
19	desgl.	4. XI.	desgl.	negativ	—	—	—	—
20	desgl.	4. XI.	desgl.	negativ	—	—	—	—
21	desgl.	4. XI.	desgl.	negativ	—	—	—	—
22	desgl.	4. XI.	desgl.	negativ	—	—	—	—
23	desgl.	4. XI.	desgl.	negativ	—	—	—	—
24	desgl.	4. XI.	desgl.	negativ	—	—	—	—
25	desgl.	4. XI.	desgl.	negativ	—	—	—	—
10 Kontrollen	—	4. XI.	2 ccm Tumorbrei des gleichen zum Filtrat benutzten Tumors	8 / 1 Tier trächtig				
26	*ohne* Vorbehandlung	5. XI.	2 ccm des gleichen Tumor-Filtrats, aber 1 Tag aufbewahrt	positiv	Flexner-Jobling	24. XI.	in *zwei* Tiere verimpft, *beide* positiv	Flexner-Jobling
27	desgl.	5. XI.	desgl.	negativ	—	—	—	—
28	desgl.	5. XI.	desgl.	negativ	—	—	—	—
29	desgl.	5. XI.	desgl.	negativ	—	—	—	—
30	desgl.	5. XI.	desgl.	negativ	—	—	—	—
5 Kontrollen	—	5. XI.	2 ccm Tumorbrei des gleichen Tumors, aber 1 Tag auf Eis aufbewahrt	3 / 2 Tiere trächtig				

diente ein Stück des gleichen Tumors für die *Kontroll*impfung. Daher kann als variabler Faktor nicht die Qualität des verimpften Tumorbreies oder Filtrates in zu vergleichenden Impfreihen angesehen werden, denn alle Impfungen einer Reihe stammten von *demselben* Material. Der einzige Unterschied ist eben nur der des Filtrates, evtl. des Filtratrückstandes und Alter des Filtrates oder Filtratrückstandes.

Die Impftiere stammen von einem gleichen sog. Bruder- und Schwesterstamm; wenn auch hier (*Strong* 1926) doch auch wieder Auf-

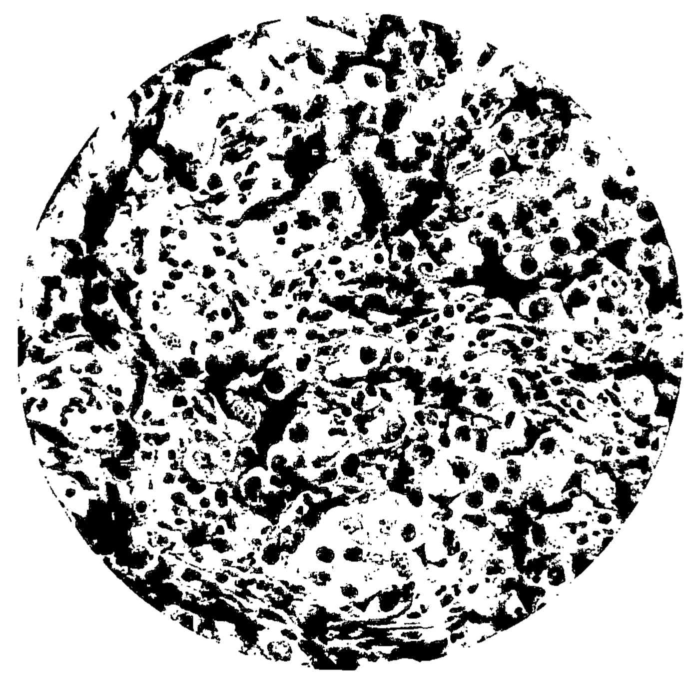

Abb. 1.
Gefrierschnitt durch einen nach Filtrat-Tusche-Einspritzung eutstandenen Flexner-Jobling-Tumor.

spaltung selbst bei vielen Tieren vorkommen können, so sind diese Tiere genetisch so ähnlich wie möglich. Aber diese Unterschiede lassen sich nicht vermeiden.

Die histologische Untersuchung (Abb. 1) ergab folgendes Resultat: Die mit Filtrat erzeugten Tumoren unterscheiden sich nicht histologisch von dem Ausgangstumor, sie enthielten Stroma- und Krebszellen, wie sie der Flexner-Jobling-Tumor zeigt, mit dessen Filtrat ja die Tumoren gewonnen wurden. Das Wachstum eines solchen Tumors ist verhältnismäßig langsam. In seinen Einzelheiten, wie Abb. 1 u. 4 zeigen, bietet er kaum Unterschiede von dem gewöhnlichen Flexner-Jobling-Tumor. Das Stroma ist aber *sehr* reichlich. Da aber das Verhältnis zwischen

Stroma- und Tumorzellen auch bei dem durch *Zellen* überimpften erzeugten Flexner-Jobling-Tumor wechselt, so ist dies keine Besonderheit eines durch das Filtrat erzeugten Tumors.

Es sei hier eine Bemerkung angeknüpft. Mir ist es stets aufgefallen, daß die nach den verschiedensten Methoden experimentell erzeugten Tumoren bei Ratten recht ähnliche Tumorarten erzeugen. So würde ich einen Schnitt, der von *Auler*[1] (Abb. 3 u. 4). abgebildet ist, für einen Schnitt des Flexner-Jobling-Tumors halten, wenn dieser Autor nicht geschrieben hätte, daß dieser Tumor, von welchem der Schnitt stammt, durch Einspritzung von Bakterienstämmen (Stamm Lehmann) erzeugt worden war. Das gleiche ist mir schon im Jahre 1917 für das Huhn[2] aufgefallen. Die Tumoren, die ich bei dem Huhn erzeugen konnte, S. 97, glichen sehr stark dem Rousschen Hühnersarkom, wenn es seinen Sitz in der Muskulatur hat. Diese Tatsachen kann ich nicht erklären, wenn *nicht* angenommen wird, daß Wucherungserscheinungen bei einer Tierart, in einem bestimmten Gewebe immer in ähnlichen Formen sich abspielen müssen. Durch die Zusammensetzung des Wirtsgewebes kann vielleicht der gleiche Ablauf von Erscheinungen durch verschiedene äußere Anlässe bedingt werden.

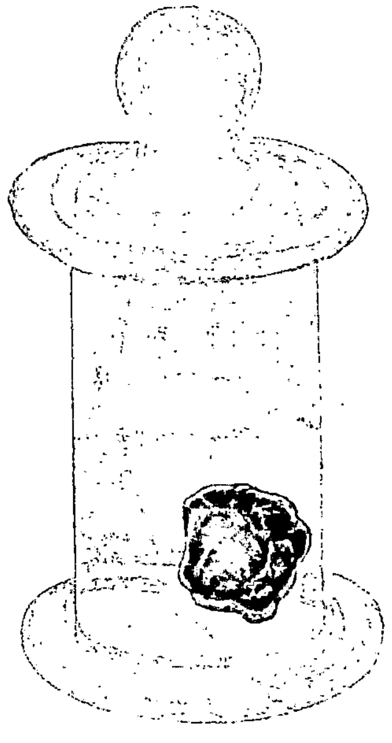

Abb. 2. Ein nach Filtrat-Tusche-Einspritzung entstandener Flexner-Jobling-Tumor. Zeichnung: Lebensgröße.

Die Wiederholung der Besprechung der *schon* in gekürzter Form veröffentlichten Tabellen kann fast ausfallen (Dtsch. med. Wochenschr. 1926). Diese Impfungen zeigten die Überlegenheit der vorherigen Tuscheeinspritzungen vor denen mit Carmin, es wurde bei diesem Versuche noch zwei- bis dreimal Tuschevorbehandlung angewandt. Die Schlußexperimente wurden so angelegt, daß nur eine einmalige Vorbehandlung erfolgte. (Es ist auf der hier beigegebenen Tabelle das Tiermaterial 1—10.) Zu der hier beigefügten Tabelle selbst sei folgendes bemerkt. Unter positiver Rückverimpfung ist immer verstanden, daß der später histologisch untersuchte Tumor bestimmt ein Flexner-Jobling-Tumor war, auch war er übertragbar bis in 2 Fällen, bei denen aber nicht Tiere meines Stammes zur Rückverimpfung benutzt wurden. Alle nicht übertragbaren Wuche-

---

[1] *Auler, H.*, Zeitschr. f. Krebsf. **26**. 1927.
[2] *Erdmann, Rhoda*, Proc. Soc. exp. Med. and Biol. **15**, 96. 1918.

rungen, auch wenn sie vielleicht histologische Ähnlichkeit mit dem Flexner-Jobling-Tumor hatten, sind bei den Zählungen nicht eingerechnet. Positiv ist also eine Impfung bewertet

1. wenn sie übertragbar ist und
2. die Struktur des Flexner-Jobling-Carcinoms hat.

Es fällt auf, daß unter den Tieren 6—16 so sehr viele positive Impfungen erfolgten. Diese ganze Serie stammte wie — alle gebrauchten Ratten — aus meiner eigenen Zucht, es waren ganz besonders eng

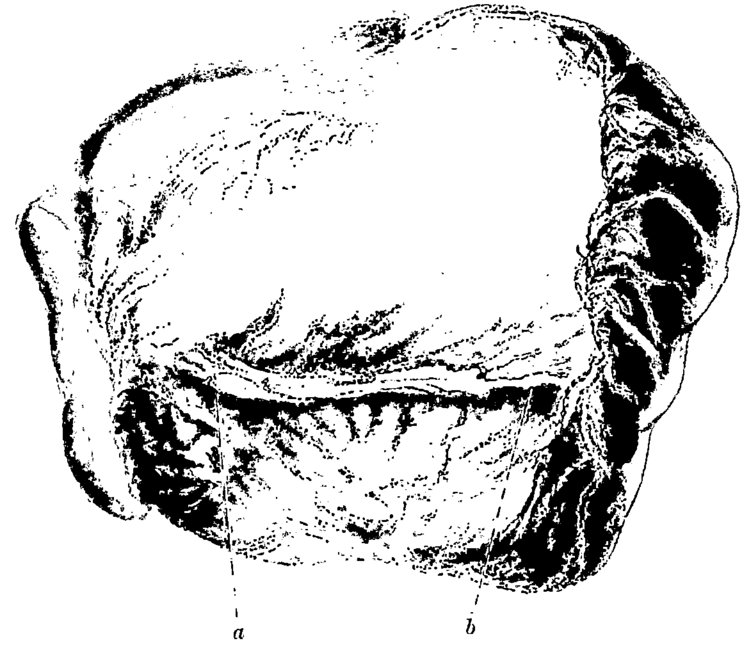

Abb. 3. Vergrößerte Wiedergabe des gleichen Tumors. *a—b* Gefäß.

verwandte Tiere, die vor vielen Jahren von Tumorträgern, welche mir gütigst von Dr. *Flexner* geschickt waren, weiter gezüchtet wurden. Der Beweis ist geliefert, daß bei Filtratimpfung die Konstitution eine ebenso große Rolle spielt wie bei der Stückchen- oder Tumorbreiimpfung.

Es ist auch interessant, daß bei einer Vorbehandlung mit *Carmin* sehr häufig Knötchen auftraten (*Erdmann* 1926, S. 4), die nicht wieder verimpft werden konnten. Die Annahme, daß Carmin besonders günstig auf eine Mobilisierung des reticulo-endothelialen Systems wirkte, die später zu einer Tumorbildung führen würde, erwies sich als irrig. Nur ganz fein abgestimmte Mobilisierung dieses Systems scheint die notwendige Vorbedingung für die Tumorbildung zu schaffen. Sehr kräftige Reize führen eher zu Entzündungen, die später narbig verlaufen. Für die Bildung von Wucherungszentren ist es interessant, daß *M. Lewis*[1] in einer eben erschienenen Arbeit die *In*aktivierung von den Filtraten des Rousschen Tumors durch Carmin behauptet. Tuscheinjektion ist also von

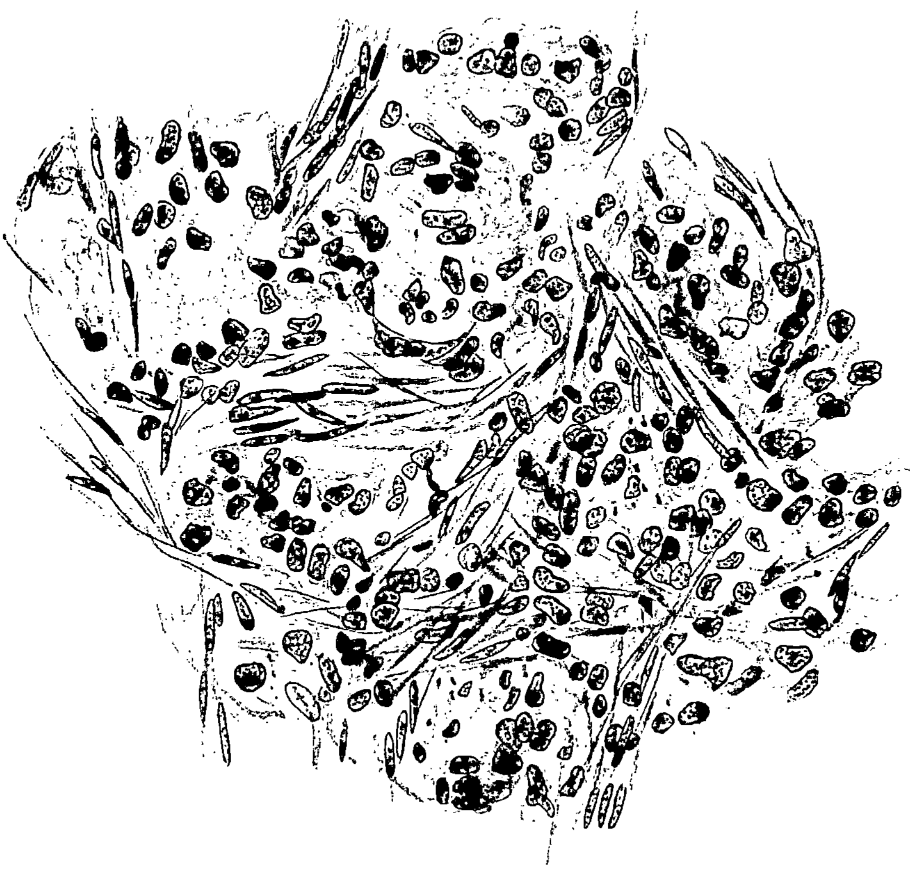

Abb. 4. Zeichnung durch einen Paraffinschnitt eines *noch* kleinen nach Filtrat-Tusche-Einspritzung entstandenen Flexner-Jobling-Tumors. Beachte die reichliche Stromabildung.

allen den Injektionsmöglichkeiten die, welche am günstigsten wirkt. Vielleicht wären diese Knötchen bei geeigneter Ernährung (s. *Erdmann* und *Haagen* 1928, S. 342) zu Tumoren ausgewachsen.

Eine Abbildung eines solchen durch Filtrat nach Tuscheeinspritzung erzeugten Tumors gibt Abb. 2. Die makroskopische Abb. 2 zeigt, daß die Tumorkapsel ganz besonders stark mit Tusche beladen ist und daß nach dem Inneren zu sich nur feine Tuschestreifungen finden. Die histologische Untersuchung des fertigen

---

[1] *Lewis, M.*, and *Andervont, H. B.*, Bull. Johns Hopkins. Hosp. **11**, 265. 1927.

Gebildes zeigte nun die typische Struktur des Flexner-Jobling-Tumors. Das Verfolgen der Entstehung eines solchen Tuschefiltrattumors ist recht schwierig, da nach der Einspritzung der Tusche das ganze Unterhautbindegewebe (siehe Abb. 3), besonders in den Capillaren und Lymphräumen, Tuschekörner enthält, die sich oft zu stark zusammengeballten Kugeln zwischen die Zellen legen. Das Epithel der Haut selbst enthält nach der Einspritzung auch eine Reihe von Zellen, die sich mit Tusche beladen haben. Die Anfertigung von Schnitten ist stark erschwert. Ich habe mikroskopische Zellverdickungen, wie sie beim Tierkrebs oder bei den von mir beschriebenen Zellwucherungen bei Hühnern mit Vitamin verschobener Diät zu finden waren, gesucht. Diese Zentren, von welchen stärkeres Wachstum der Zellen zuerst ausgehen muß, waren nicht auffindbar in dem durch die Tusche entstandenen Knoten, der hier ja der Mutterboden des später sich bildenden Krebses ist. Die starke Durchdringung des Gewebes mit Tusche verdeckt die feineren Vorgänge, eine Bleichung der Tusche, ohne daß das Gewebe stark mitgenommen wird, ist noch nicht gelungen. Es wird eine, wie gesagt, spätere Aufgabe sein, die Vorbehandlung mit Tusche durch ein anderes Mittel zu ersetzen, welches auch die histologische Untersuchung von Anfang an möglich macht. Sowie der neu entstehende Tumor größer wird, zeigen sich *sofort* die Strukturen des Flexner-Jobling-Tumors.

Die gedrängte Form meiner ersten Veröffentlichung hat bei *B. Fischer-Wasels* 1926 und *Cramer* 1927 die Vermutung gezeigt, daß der spezifische Charakter des durch Tuschefiltrat erzeugten Tumors nicht wieder erhalten würde. Ich habe im Gegensatz zu anderen Forschern fast nur mit Flexner-Jobling-Tumor gearbeitet, damit ich diese eine Geschwulst ganz besonders gut kennen lernte. Es erschien mir als eine zu große Selbstverständlichkeit, um dies noch einmal in der kurzen Veröffentlichung außer auf S. 4 zu betonen. Ich habe von 2 Kriterien 1. der histologischen Untersuchung und 2. der Übertragbarkeit selbst geschrieben. Wenn die entstandenen Knötchen dem Flexner-Jobling-Tumor ähnelten im Schnittpräparat und nicht übertragbar waren, wurde der Versuch negativ bewertet. Es wurde also nur das Experiment als positiv angesehen, wenn 1. der durch das Filtrat entstandene Tumor sich durch die gewöhnliche Methode wieder verimpfen ließ, also durch Tumorbrei und 2. wenn der durch das Filtrat entstandene Tumor echten Flexner-Jobling-Charakter hatte. Ich bin mir bewußt, daß das erste Kriterium zu streng ist, aber ich wollte bei diesen wichtigen Untersuchungen die allerstrengsten Regeln anwenden. Es ist bekannt, daß nicht alle Tumoren, selbst wenn sie echten Flexner-Jobling-Charakter haben, bei allen Tieren wieder Tumoren entstehen lassen. *B. Fischer-Wasels*[1] schreibt auf S. 1542: „Von größter Wichtigkeit wäre es, wenn sich die neueste Angabe von *Rh. Erdmann* bestätigen sollte, der es gelang, Rattencarcinome mit durch Chloroform abgetötetem Tumorbrei zu erzeugen, falls die Impfung mit einer Tuschspeicherung kombiniert würde. In meinem Institut sind diese Versuche genau nach den Angaben von *Erdmann* am *Mäuse*krebs nachgeprüft worden, und wir haben in der Tat auch einige

---

[1] Handb. d. norm. u. path. Phys. **14**, 2. Hälfte. 1927.

positive Resultate erhalten." Die näheren Ausführungen befinden sich
auf S. 1598. „Ich selbst", fährt *B. Fischer* fort, „habe in meinem Institut gemeinsam mit meinem Assistenten Dr. *Büngeler* Versuche in
der gleichen Richtung angestellt, wie bereits kurz auf S. 1542 erwähnt.
Wir haben mit dem *Filterrückstand* und dem *Filtrat* von Mäusecarci-
nomen gearbeitet, das bei der gewöhnlichen Übertragung bis zu 100%
positive Transplantationsergebnisse zeigte. Alle Versuche waren negativ
bis auf eine einzige Versuchsreihe. Hier hatten wir den zerkleinerten
Filter*rückstand*[1] mehrere Stunden lang mit Chloroformwasser behandelt
und ihn dann auf Mäuse, bei denen wir eine Tuschespeicherung denkbar
höchsten Grades erzeugt hatten, übertragen. Unter 40 Versuchen dieser
Art hatten wir 6 positive Resultate: es entwickelten sich an der Impfstelle rasch wachsende, sehr bösartige Geschwülste, die leicht wieder zu
transplantieren waren." Der Autor fährt fort, es handelt sich hier um
absolut die gleiche Geschwulst, ein zellreiches Drüsencarcinom, das in
allen Einzelheiten dem Ausgangstumor entsprach (S. 1599). *B. Fischer*
schließt nun daraus, daß wirklich *Zellen* und nicht Filtrate oder lytische
Produkte des getöteten Tumorrückstandes der Tumorerregung dienten.
Dieser Einwand kann natürlich nur für die mit Tumorrückstand geimpften
Tiere auch bei meinen Versuchen gelten. Ich habe die Tabelle dieser mit
Tumorrückstand geimpften Tiere hier in meiner Veröffentlichung nicht
ausführlich zusammengefaßt. Das geschieht an einem anderen Ort.
Von diesen möchte ich nicht handeln. Aber für die mit Filtrat, einem
nach allen Kautelen zellfreien Filtrat, geimpften Tieren trifft es nicht zu.
Das Filtrat wurde gezüchtet, was wohl der strengste Beweis seiner Zell-
freiheit ist, weil in dem kleinen hängenden Tropfen bei genügend vielen
Experimenten auch die wenigen Zellen sich zeigen müssen, da sie sich
ja leicht vermehren können. Ich kann diese Deutung, auch für den mit
Chloroform abgetöteten Tumorbrei nach *B. Fischer* nicht anerkennen.
Ich halte irgendwelche Faktoren des Tumorrückstandes, unbeeinflußt
von den Zellen, für Tumoragenzien. Es werden chemische Mittel sein,
welche die Zellen, wie ich an anderen Orten ausführlich dargelegt habe,
in ihrem Stoffwechsel umstimmen.

Es fällt (in der Tabelle S. 74 Tiere 20—30) auf, daß ohne Mobilisation
des reticulo-endothelialen Systems, ohne Tuscheeinspritzung, nur durch
Filtrate allein, bei den Ratten Tumoren entstehen konnten, wenn auch hier
im Vergleich zu den vorbehandelten Ratten die Erfolgszahlen nur gering

---

[1] Nach einem Brief von *B. Fischer* habe ich zuerst gedacht, daß seine Impfungen mit Filtraten erfolgreich seien, und in einer Veröffentlichung diese falsch ver-
standene private Mitteilung wiedergegeben. Sie wurde später von *Lewin* aufge-
griffen, obgleich inzwischen die Arbeit von *Fischer* erschienen war. Von
B. Fischer-Wasels wurden nicht durch Filtrate bei der Maus Tumoren erzeugt,
sondern durch Tumorrückstand.

sind, in jeder Reihe unter 10 oder 5 Tieren nur 1 positiver Fall, während sonst bei 10 Tieren 7 positive Fälle das günstigste Experimentergebnis war.

Die zu diesem Versuch benutzten Tiere waren alle aus meiner eigenen Tierzucht, die von Flexner-Jobling-Tumorträgern vor 3 Jahren gezüchtet wurden. In der Konstitution dieser Tiere mußte sich also ein die Tumorbildung begünstigender Faktor zeigen. Was nun das Auftreten von Tumoren *ohne* Vorbehandlung betrifft, so kann es sein, daß das reticuläre System dieser beiden Tiere sich in einem labilen Zustand befand oder, was ich eher glaube, da auch hier individuelle Verschiedenheiten wichtig sind, daß das Filtrat die Rolle der Tusche und des Filtrates selbst übernommen, also das reticuläre System reizte und die umgebenden Gewebszellen umstimmte.

Ich möchte also meine Auffassung aufrecht erhalten, daß es möglich ist, durch zellfreie Filtrate[1] Tumoren zu erzeugen. Selbstverständlich kann das Agens, von dem ich annehmen möchte, daß es kein belebtes Virus ist, in vielen Formen seine Wirkung haben: 1. wenn es mit dem Impftumor übertragen wird, 2. wenn es sich bei langdauernder Explantation in dem gezüchteten Material vermehrt, 3. wenn es im Filtrat wirksam erhalten bleibt, d. h. nicht schädigenden Wirkungen, wie Hitze usw. ausgesetzt wird, 4. wenn es in dem Filtratrückstand in den noch unerschlossenen, aber aus dem Gewebsverbande getrennten Zellen wirksam bleibt.

Ich möchte noch betonen, daß aus den Knötchen, welche sich an Stelle von Tumoren bildeten, niemals bei dem neuen Wirtstier Tumoren entstanden. Diese Knötchen glichen sehr stark den Abbildungen von *Laser*[2] (Abb. 5, S. 300), wie er sie nach Einpflanzung eines gezüchteten Flexner-Jobling-Tumors in einem Fall bekommen — der Flexner-Jobling-Charakter ist nicht ausgesprochen — oder den Bildungen, wie ich in meinen Serienimplantaten von gezüchteten Flexner-Jobling-Tumoren nach 11 Passagen[3] sehr oft erhalten habe. Interessant ist, daß bei Einpflanzung von langgezüchtetem Material von Embryonalzellen, welches kurze Zeit mit einem Flexner-Jobling-Tumor gezüchtet wurde und dieser dann entfernt wurde, sich nicht ein echter Flexner-Jobling-Charakter zeigte, sondern ein Mischcharakter. Die Bilder werde ich in einer späteren

---

[1] *Haagen* hat Filtrate dermaßen verändert, daß sie nicht mehr wirksam sind. Das ist vorauszusehen. Sehr stark zentrifugierte oder stark geschüttelte Filtrate können vielleicht durch Umordnung der chemischen Struktur des Agens unwirksam werden. Aber selbst diese unwirksamen Filtrate können bei der *Ratte* durch Vorbehandlung mit Tusche wirksam gemacht werden. Im Gegensatz zu meinen Experimenten wurde das *Jensen*sche Rattensarkom benutzt. (*Haagen, E.*, Klin. Wochensch. Nr 27, 1927.)

[2] *Laser, H.*, Zeitschr. f. Krebsforsch. 1927. Abb. 5, S. 500.

[3] *Erdmann, Rhoda*, Zentralbl. f. Bakteriol., Parasitenk. u. Infektionskrankh., Abt. 2, Ref. 88, 91. 1927.

zusammenfassenden großen Darstellung geben. Dieses mitgezüchtete embryonale Herzgewebe war längere Zeit dann weiter gezüchtet und eingepflanzt und ergab einen schwach an das Flexner-Jobling-Carcinom erinnernden Tumor.

Zusammenfassung.

30 Tiere mit einer zellfreien Filtratimpfung des Flexner-Jobling-Tumors ergaben 12 positive Impfungen. Die durch Filtratimpfung entstandenen 12 Tumoren hatten alle den Charakter des Flexner-Jobling-Tumors. Von diesen 12 durch Filtratimpfung entstandenen Tumoren konnten 10 mit positivem Erfolg rückverimpft werden. Hierbei wurde die übliche Methode der Tumorimpfung, nämlich Impfung mit Tumorbrei, angewandt. Knötchen, die besonders in den Tieren unter Nr. 20 bis 30 entstanden, wurden verimpft, erzeugten aber keine Tumoren. Ihr histologischer Charakter gleicht *nicht* dem des Ausgangstumors.

Mitteilungen
aus dem wissenschaftlichen Laboratorium des Sächsischen Serumwerks.

1. Immunisatorische Versuche gegen die bacillären Tumoren.

Von
Dr. med. Reichert.

Mit 2 Textabbildungen.

Aufbauend auf der Erzeugbarkeit von Rattentumoren durch Bakterienwirkung, vermochte das Krebsinstitut Berlin und das Sächsische Serumwerk in Dresden teils in getrennter, teils in gemeinschaftlicher Arbeit Ergebnisse zu ermitteln, die von der experimentellen Krebsforschung am Tier bis zur praktischen Therapie am Menschen reichen. Die angedeuteten Befunde sind in zahlreichen Arbeiten in medizinischen Zeitschriften verstreut. Sie sollen hier verbunden und ergänzt durch bisher nicht veröffentlichte Tatsachen in kurzer Übersichtsform zusammengefaßt werden.

Das Serumwerk konnte die Übertragbarkeit der bakteriellen Geschwülste von Tier zu Tier bestätigen und beobachtete dabei das Auftreten einer negativen Phase kurz nach der Tumorbreiinjektion, d. h. eines Zustandes besonderer Schutzlosigkeit des Tierkörpers gegen das Angehen von Geschwulstzellen. Auch die Erzeugbarkeit von Rattengeschwülsten unter Verwendung des Bacillus P. M. ließ sich bestätigen durch Erzielung einer transplantablen Rattengeschwulst. Sehr interessant wird dem Experimentator mit Rattengeschwülsten sein, daß besonders bei 2 zeitlich kurz aufeinanderfolgenden Injektionen mit Blumenthalschen Tumoren, sofern die Geschwülste sich im Augenblick der Verwendung im Zustande hoher Malignität befinden, bei den Ratten in 50—60% Metastasen in den Lymphdrüsen, Lunge, Niere und Nebenniere auftreten. — Diese, die Wachstumseigentümlichkeiten des Blumenthalschen Tumors beleuchtende Experimente wurden dann ergänzt durch Untersuchungen über die Möglichkeit der Immunisierung von Tieren gegen diese Geschwülste. Als Immunisierungskörper wurden verwendet:

a) die Bacillen P. M. und Hübner;

b) Milzen von Ratten, die Tumorimpfungen überstanden hatten (mit und ohne Impferfolg);

c) die Blumenthalschen Tumoren selbst;

d) Hefezellen mit und ohne Tumorextrakten.

Die Ergebnisse mit alten, abgestorbenen Kulturen von Bacillus P. M. waren unsicher; und die Versuche mit dem Bacillus Hübner resp. seinen Bouillonkulturen, mußten wegen zu großer Giftigkeit den Ratten gegenüber abgebrochen werden. Ein beachtlicher Erfolg ließ sich aber bei der Verwendung der obenerwähnten Milzen erzielen. Es waren dies getrocknete, stark hyperthrophische Milzen, wie sie den Ratten nach überstandenen Tumorimpfungen eigentümlich sind, d. h. bei Impfungen, in denen der Tumor nicht angegangen ist, bzw. der Tumor nach erheblicher Größe sich zurückbildete. Der Impferfolg bei einer auf diese Weise vorbehandelten Serie war der, daß wohl in etwa normalem Prozentsatz Geschwülste entstanden, die sich aber unerwartet schnell zurückbildeten und abheilten. Aus diesem Ergebnis schien jedenfalls die Beeinflußbarkeit des Immunitätszustandes der Tiere gegen Tumorimpfungen hervorzugehen. Wir gingen nun dazu über, als Vorbehandlungsmaterial Rattentumorbrei, der auf die verschiedenste Art, aber unter Anwendung möglichst wenig eingreifender Behandlungsarten, vorbereitet war, zu verwenden. So wurden mehrmalige subcutane Injektionen ausgeführt mit Geschwulstbrei, welcher etwa 10 Minuten in 0,5% Phenol-Kochsalzlösung gelegen hatte, ferner mit solchem, welcher 4 Stunden im Brutschrank gestanden hatte, ferner mit Tumorzellen, die durch 48stündiges Verweilen in reinem Glycerin aufs vorsichtigste partiell entwässert worden war, ferner mit Tumorstücken, die 28 Tage bei ca. 0° aufbewahrt wurden. Bei Anwendung aller dieser Methoden zeigten die vorbehandelten Tiere eine Geschwulstausbeute von ca. 20% gegenüber einer Geschwulstausbeute von 60—70% bei den unvorbehandelten Kontrolltieren. Das konnte immerhin als ein gewisser Erfolg gebucht werden, reichte aber noch nicht aus, um darauf evtl. eine therapeutische Methodik für den krebskranken Menschen zu gründen. Ein wesentlicher Schritt vorwärts konnte dann erst getan werden durch Verwendung von auf *natürliche* Weise abgeschwächter Tumorsubstanz. Das ist so zu verstehen: Man erzielt gelegentlich Tumoren, welche keine prallen Geschwülste darstellen, sondern welche teilweise zentral nekrotisch sind und auch in ihren Randgebieten ödematöses, schlecht erhaltenes Tumorgewebe zeigen. Verimpft man solches Material, so erzielt man kein Neuangehen des Tumorbreies, sondern nach Entstehung eines ziemlich ausgedehnten Geschwürs erfolgt Ausheilung. Mit solchem sog. abgeschwächtem Tumormaterial wurde nun eine große Rattenserie vorbehandelt und noch im Stadium der Geschwüre hochvirulenter Tumorbrei nachgespritzt. Die vorbehandelten Tiere zeigten jetzt in einem noch höheren Prozentsatz Geschwülste als die unvorbehandelten Kontrollen. Hier waren wir also offenbar mit unserer Nachinjektion noch in die negative Phase hineingekommen. Bei einer zweiten, ebenso vorbehandelten Serie wurde die Nachimpfung erst *nach Abheilung* der Geschwüre ausgeführt. Jetzt zeigten die vorbehandelten Tiere nur in 8—9% Geschwülste gegen 70 bis 80% der Kontrollen. Dieser gute Immunisierungserfolg war auch noch auf andere Weise zu erzielen. Die Tiere erhielten mehrmalige subcutane Injektionen aus frischem, überlebendem Gewebsbrei aus Muskel, Leber und Milz von Meerschweinchen. Auch hier zeigten die vorbehandelten Serien nur zu 5—7% Geschwülste im Gegensatz zu 70—80% der Kon· trollen. Aus allen diesen Beobachtungen muß geschlossen werden, daß die überlebende Zelle im Gegensatz zur toten einen erheblich größeren Anreiz zur Bildung von Abwehrstoffen darstellt. Wir glaubten auf Grund dieser Beobachtungen noch einen Schritt weitergehen zu können. Wir ersetzten die überlebenden Organzellen resp. Geschwulstzellen durch lebende Hefezellen. Zwischen Hefe- und Tumorzellen besteht ja eine gewisse Ähnlichkeit hinsichtlich des Stoffwechsels, betreffend die Fähigkeit der anaeroben Glykolyse. Solche Emulsion aus lebenden Hefezellen wurde teilweise rein, teils vermischt mit wäßrigen Tumorextrakten den Ratten mehrmals subcutan injiziert. Bei der nachfolgenden Impfung mit hochvirulentem Tumorbrei zeigten die vorbehandelten Tiere aber keinerlei Immunitätserhöhung verglichen mit den Kontrolltieren. Diese Beobachtung lehrt nun, daß die überlebende Organzelle in immunisatorischer Hinsicht nicht durch die überlebende Hefezelle ersetzt werden kann.

Zur Frage der bakteriologischen Klassifizierung der Bakterien, die aus menschlichen und tierischen Geschwülsten stammen, wurde folgendes ermittelt: Der Stamm P. M. stimmt bakteriologisch vollständig überein mit dem Stamm tumefaciens, der von *Smith* als Erreger von Pflanzengeschwülsten gefunden wurde. Dann bilden eine Gruppe 4 weitere Stämme (*Bendler, Zerbst, Schulz, Hund*) und je 2 weitere (*Ziemssen-Rothe*) einerseits und (*Braune Lehmann*) andererseits können als zusammengehörig angesprochen werden. Eine Sonderstellung nimmt dagegen der Stamm *Hübner* ein, der zur Gruppe des Pyocyaneus und Fluorescenz gehört. In seinen Kulturfiltraten finden sich reichlich toxische, entzündungserregende Substanzen.

2. Aktive und passive Immunisierung gegen Stamm Hübner.

Von

Dr. Becker.

Zur Gewinnung passiver Immunstoffe gegen den Stamm Hübner wurden zunächst Hammeln und später Pferden abgetötete Kulturaufschwemmungen in steigenden Dosen subcutan und intravenös eingespritzt. Lebende Aufschwemmungen wurden sehr schlecht vertragen.

Es zeigte sich, daß die subcutane Injektion abgetöteter Hübner-Kultur eine Toxinreaktion gab, ähnlich derjenigen, welche man bei Diphtherietoxineinspritzungen sieht.

Deshalb wurde versucht, in Bouillonkulturfiltraten diese Toxinwirkung näher zu studieren, wobei sich zeigte, daß der Stamm Hübner ein fluorescierend gefärbtes Filtrat von leimartigem Geruche lieferte, das lebhaft an Pyocyaneusfiltrate erinnerte. Subcutan erzeugte es in der rasierten Meerschweinchenhaut starke Ödembildung von eigenartigem Charakter. Dieser starken Lokalwirkung geht eine nicht tödliche Allgemeinwirkung bei Dosen bis zu 10 ccm pro Meerschweinchen parallel. Das Pferd ist empfindlicher als das Meerschweinchen und reagiert auf Einspritzungen von Mengen über 50 ccm mit Fieber und Lokalreaktion in Gestalt außerordentlich heftiger Ödeme (vgl. hierzu die gleiche subcutane Wirkung der Pyocyanase, die *Kren* beschrieb, Wien. Klin. Wochenschr. 1908, S. 251). — Mäuse sind wenig empfindlich. Bei Pferden konnte ich während der subcutanen Immunisierung mit Hübner-Filtrat regelmäßige starke Abnahme der roten Blutkörperchen feststellen, welcher nach dem Abklingen der Fieber- usw. Wirkung eine außerordentlich starke Hyperleukocytose folgte.

Die intravenöse Anwendung von Hübner-Filtraten ruft bei Pferden von 1 ccm ab deutliche, etwa 18 Stunden anhaltende Fieberreaktionen hervor, wobei sich die Rektaltemperatur höchstens 1,5—2° über das normale Niveau zu erheben pflegt. Die sonstige Einwirkung auf das Blutbild ist gering. Die roten Blutkörperchenzahlen schwanken an den folgenden Tagen nur wenig, während die Leukocyten deutlich vermehrt sind. Verwendet man dagegen Filtratdosen von 5—10 ccm intravenös, so bekommt man erheblich kräftigere Ausschläge. 1—2 Stunden nach der Injektion beobachtet man Temperaturanstiege auf 40—41°, die zwar in dieser Höhe nur wenige Stunden anhalten, aber mit Anstieg und Abfall doch immerhin mindestens 24 Stunden eine fieberhaft erhöhte Temperatur bedingen. Sie lassen sich beliebig oft wiederholen und machten bei den Pferden keine anhaltenden Folgen von Nachteil. Die Einwirkung auf das Blutbild besteht wie bei der subcutanen Injektion nur in verstärktem

Maße binnen der ersten 8 Stunden post inj., bei den Erythrocyten in einer wesentlichen Verminderung ihrer Gesamtzahl, die sich aber binnen 24 Stunden meist rasch wieder auf das alte Niveau erhebt, während die weißen Blutkörperchen sich meist in allmählichem Anstieg binnen 2—3 Tagen auf ganz beträchtliche Werte vermehren. Diese Hyperleukocytose hält oft länger als eine Woche an. Ich konnte bei einer ganzen Anzahl von Pferden diese Erscheinung als gleichartig und regelmäßig feststellen. Mit im Vakuum eingeengtem Filtrat fiel die Wirkung entsprechend dem Conc. Grade stärker aus.

In Analogie zu unseren Erfahrungen bei der Herstellung der Pyocyanase erhielten wir die wirksamsten Hübner-Filtrate ebenfalls nach mehrwöchigem Wachstum, wobei wie bei Pyocyanase die außerordentliche Steigerung der Alkalesung von p_H 7,3 auf 8 bis 8,5 hervorzuheben ist.

Ich versuchte, auch den Farb- und Geruchsstoff zu isolieren, ebenso die Lipoide und ihre Wirksamkeit einzeln zu prüfen. Es gelang uns aber nur, die Lipoide zu gewinnen. Bei diesen Versuchen konnten wir jedenfalls mit Sicherheit feststellen, daß der Hübner kein Pyocyaneus ist, da er nicht einmal bei Sauerstoffdurchleitung Pyocyanin bildet (*Ledderhose*, Zeitschr. f. Chir., 28, 201). Er gehört zur Gruppe Bacillus Fluorescenz liquefaciens. *Raubitschek* und *Russ* (Zentralbl. f. Bakt., 1. Abt. Originale 46, 508 und 48, 114, Wien. Klin. Wochenschrift 1908. S. 250 usw.) hatten seinerzeit für die Pyocyaneusfiltrate Lipoide als Träger ihrer toxischen Wirkung verantwortlich gemacht. Unsere entsprechenden Versuche mit Hübner-Filtratlipoiden ergaben jedoch keine wesentliche Konzentration der Giftwirkung.

Wir immunisierten nun mit Hübner-Filtraten Pferde mit steigenden Dosen und gewannen dadurch das antitoxische Hübner-Serum. Um zu einem Auswertungsmodus zu gelangen, machten wir nach dem Vorbilde der Römerschen Intracutanmethode bei der Diphtherie-Antitoxinauswertung, mit Mischungen aus Toxin und Serum unter Kontrolle von Diphtherie- und Normalserum, Intracutaninjektionen in die rasierte Meerschweinchenhaut, um eine Auslöschwirkung des Toxinödems durch das Serum zu erhalten. Dieses glückte auch ganz gut, wenn das Serum nicht stärker als 20fach verdünnt wurde. Die Antitoxine waren also im Verhältnis zum Diphtherieserum nur in schwacher Konzentration vorhanden bzw. meßbar. Auch subcutan konnte man bei Verwendung größerer Mischdosen die Antitoxinwirkung gut verdeutlichen. Zur Kontrolle mit Pyocyaneus und Fluorescenzfiltraten angestellte Injektionen ergaben, daß das Hübner-Antitoxin stammspezifisch wirkte, während das Diphtherieserum stets eine gewisse Auslöschwirkung entfaltete. Nachdem Herr Dr. *Reichert* die Komplementbindungsmethode zur Auswertung des Serums verwendet hatte, die ebenfalls streng stammspezifische Ausschläge feststellte, haben wir die Auswertung an Meerschweinchen nicht weiter verfolgt,da diese Methode unseren Zwecken genügte.

Entsprechende Versuche zur Herstellung von Toxinen mit dem Tumorstamm P. M. schlugen vollständig fehl, weder in aeroben, noch in anaeroben Kulturen bildete dieser Stamm Gift. Auch hochkonzentrierte Lösungen von mit Ammonsulfat ausgefällten Trockengiften vertrugen Mäuse und

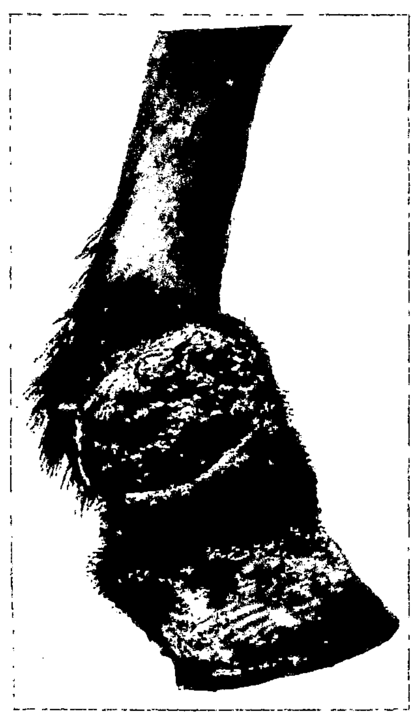

Abb. 1.

Meerschweinchen in größten Dosen. Trotzdem mit Kulturfiltraten vom Hammel gewonnene Immunseren erwiesen sich klinisch als unwirksam.

Um passive Immunstoffe proteolytischer Natur gegen Rattentumoren (Jensen-Tumor) zu gewinnen, wurde ein Schimmel — Melanosarkomneigung — mit lebendem frischen Jensen-Tumorbrei immunisiert. Das von diesem Tier gewonnene Serum ist bisher klinisch nicht wirksam befunden worden.

Ein seit länger als 2 Jahren an spontanem Hautcarcinom des rechten Vorderfessels (Plattenepithelcarcinom) erkranktes Pferd, das 2 mal operiert worden war, wobei nach $^1/_2$ und $^1/_4$ Jahr die Geschwulst. rasch wieder nachwuchs und schließlich Blumenkohlgröße besaß, wurde zu Heilungszwecken wie folgt benutzt:

1. Es wurden in 8—14 tägigem Abstand 4 Injektionen von frischem Jensen-Tumorbrei intramuskulär gespritzt, wobei es zu heftigen Reaktionen kam. Nach der ersten Injektion erfolgte mehrere Tage eine starke Sekretion aus dem Tumor, der anfing, sich zu zersetzen (Fäulnis), dann begann der Tumor rasch zu trocknen und sich etwas zu verkleinern. Die weiteren Injektionen verbesserten das Bild jedoch nicht mehr, sondern führten wieder zu weiterem Fortschreiten des Tumorwachstums. Das von dem Pferd gewonnene Serum ist bei therapeutischer Anwendung am Menschen bisher erfolglos gewesen.

2. Nach einer Ruhepause erhielt das obenerwähnte Pferd 10 Tage lang hintereinander täglich 250 ccm Hübner-Serum intravenös und Verbände damit auf die Geschwulst. Der Erfolg war vollkommen negativ.

3. Nach einer erneuten Ruhepause durchspritzte, umspritzte und unterspritzte ich die ganze Geschwulst mit ca. 60 ccm Hübnerfiltrat. Es trat eine starke Lokal- und Allgemeinreaktion ein und nach wenigen Tagen zerfiel der Tumor unter Fäulniserscheinungen (vgl. hierzu die ähnlichen Erfahrungen von *Beck* mit

Pyocyanase, Zeitschr. f. Krebsforsch. **10**, H. 2). Nach 4 Wochen war an seiner Stelle eine deutliche Grube da, deren Grund noch einige Geschwulstreste zeigte. Deshalb wurde eine nochmalige Durchspritzung mit ca. 80 ccm Hübner-Filtrat mit dem gleichen Ergebnis vorgenommen. Es fiel der Rest der Geschwulst unter Fäulniserscheinungen ab. Innerhalb 4 Monaten hatte sich ca. zwei Drittel der ehemaligen Geschwulst wieder mit narbiger Haut eingedeckt, während der Rest noch eine muldenartige Vertiefung bildet. Das Allgemeinbefinden des Tieres hob sich, und es ging auch nicht mehr lahm. Nach dieser Zeit, als schon Aussicht zu bestehen schien, daß der Tumor völlig verschwunden sei, begann er plötzlich wieder aus der fast geschlossenen Narbe erneut zu wachsen. Die intravenöse Heil-

fiebertherapie mit Hübner-Filtrat beeinflußte das Tumorwachstum bei diesem Pferde nicht wesentlich.

Ich habe deshalb mit 10 fach konzentriertem Hübner-Toxin eine dritte Durchspritzung usw. des Rezidivs vorgenommen, deren Ergebnis eine enorme Lokal- und Allgemeinreaktion war, die binnen 24 bis 48 Stunden zu einer vollständigen Nekrotisierung des Tumors und seiner Umgebung führte, wobei die Gliedmaße bis über den Carpus hinauf stark anschwoll. In den folgenden Wochen reinigte sich die kolossale Wunde, die nach dem Ausfall der Geschwulst zurückgeblieben war, und es bildeten sich nach und nach in ihrer Umgebung eine ganze Anzahl von spontanen

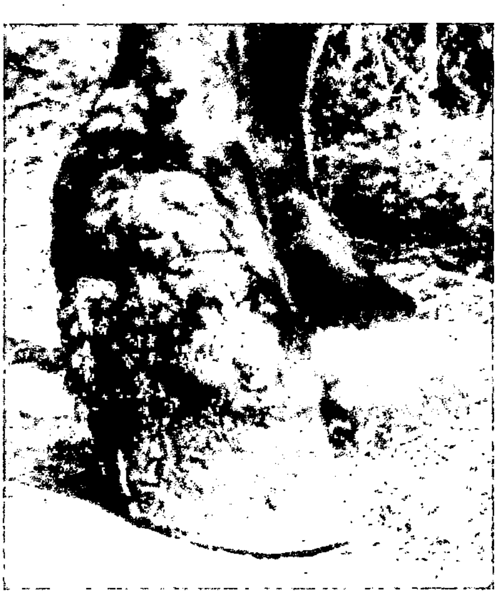

Abb. 2. Das Bild zeigt im Vergleich zu Abb. 1, wie der zerfallene Tumor eine tiefe Grube hinterlassen hat, aus der noch nekrotische Geschwulstreste heraus hängen. Rings um die Grube sieht man die narbige Haut, die besonders oberhalb und vorn bereits an Stelle des Tumors getreten ist.

Abscessen, welche eine blutig, mit Carcinomgewebe gefüllte Flüssigkeit entleerten. Gleichzeitig mit diesen Abscedierungen ging die Schwellung der Gliedmasse mehr und mehr zurück, und heute sieht sowohl die Wunde als auch ihre Umgebung durchaus gutartig aus, wird fast täglich kleiner, so daß ich wieder einmal die Hoffnung hege, daß es doch noch möglich sein dürfte, das Tier wiederherzustellen. Jedenfalls geht mit Evidenz aus der dritten Injektion von konzentriertem Hübner-Gift hervor, welche außerordentlich starke, zelltötende Wirkung dieses zu entfalten vermag, wenn man bedenkt, daß durch die wiederholten Injektionen im ganzen Gefäßsystem der Gliedmaße schon Veränderungen bestehen mußten, die Heilungsvorgängen ungünstig sind. Um so größer ist die regelmäßige Wirkung des Hübner-Filtrates in diesem Falle zu schätzen.

(Aus der Strahlentherapeutischen Abteilung — Leiter: Prof. Dr. *L. Halberstaedter* — des Universitätsinstitutes für Krebsforschung an der Charité in Berlin. — Direktor: Geh. Rat Prof. Dr. *Ferd. Blumenthal.*)

Die Diathermotherapie bösartiger Neubildungen.

Von

Dr. Albert Simons.

Mit 6 Textabbildungen.

Im Kampfe gegen die lokalen Manifestationen der Krebskrankheit besitzen wir neben dem Messer, dem Radium und den Röntgenstrahlen als vierte wirksame Waffe die Diathermotherapie, eine Behandlungsart, der bis heute offenbar die ihr gebührende allgemeine Anerkennung und Verbreitung versagt geblieben ist. Kaustische Maßnahmen zur Zerstörung von Geschwülsten sind an sich schon seit den ältesten Zeiten bekannt. Die Anwendung der beim Durchgang hochfrequenter Wechselströme im Gewebe unter bestimmten Bedingungen entstehenden Hitze bedeutet aber sowohl hinsichtlich der Anwendungsmöglichkeiten als auch in bezug auf die Besonderheiten der zum Untergange des Krebsgewebes führenden Vorgänge keineswegs nur eine Vermehrung, sondern weit mehr eine Bereicherung und Vervollständigung der verfügbaren therapeutischen Mittel. Im wesentlichen auf den Forschungsergebnissen von *Tesla, d'Arsonval, Bordier* und *Lacomte, Nagelschmidt, v. Zeynek* und *v. Preiß, v. Berndt* und *Doyen* aufgebaut, liegen die ersten Anfänge dieser neuen Methodik heute rund 20 Jahre bereits zurück. Als Vorläufer der heutigen Technik können die unipolare Methode der *Fulguration* (*Strebel* 1904, *Keating-Hart* 1906, *Oudin, Bergonié, Cook, King* u. a.) und die *de Forest*sche *Nadel* angesehen werden. Aus ihnen entwickelten sich zunächst die *bipolare Voltaisation Doyens* (1909) und die Lichtbogenoperation nach *Czerny* (1910). Die Fulguration bestand darin, daß man in direktem Anschluß an eine chirurgische Entfernung von Neoplasmen hochfrequente Funken auf die frische Wundfläche überschlagen ließ. Man verfolgte hiermit den Zweck, durch den teils thermisch-kaustischen, teils mechanisch zertrümmernden, teils chemisch wirksamen Funken etwa zurückgebliebene Geschwulstzellen zu zerstören, sei es direkt oder indirekt durch die im Verlauf sich einstellende Wundreaktion. Mit der

unipolaren *de Forest*schen Nadel, der bipolaren Voltaisation und der ihr
im Prinzip gleichenden Lichtbogenoperation verfolgte man ein anderes
Ziel. Gleitet man mit einer nadel- oder lanzettförmigen Elektrode ganz
leicht über die Oberfläche von Geweben, so entsteht zwischen Elektrode
und Körper ein sog. Lichtbogen, unter dem das Gewebe, wie von der
Schneide eines scharfen Messers gespalten, auseinanderfällt. Je nach der
Verweildauer des Instrumentes tritt an den Schnittflächen eine mehr
oder weniger starke Verschorfung der Wundränder auf. Bei schneller
Hantierung lassen sich frische, wie mit dem Messer erzeugte Wunden
setzen, deren Vereinigung durch Naht nichts im Wege steht. Der Vorteil
eines derartigen Operationsmodus wurde darin erblickt, daß das benutzte
Operationsinstrument nicht nur ausgezeichnet schneidet, sondern gleichzeitig auch die Schnittflächen sterilisiert und capillare Blutungen sofort
zum Stehen bringt. Dies ist bei der operativen Beseitigung maligner,
speziell ulcerierter und sekundär infizierter Tumoren von nicht zu unter-
schätzender Bedeutung, da man annehmen darf, daß so die Gefahr einer
Verschleppung und Verimpfung pathogener Keime und virulenter
Tumorzellen herabgesetzt wird. Diesen Methoden, denen mehr die Bedeutung einer „sterilen Exstirpation" maligner Tumoren mittels hochfrequenter Funken zukommt, gesellte sich noch die Ausnutzung der
unter Einwirkung von Diathermieströmen entstehenden Koagulationsnekrose von Geweben zu, die *chirurgische Diathermie* im engeren Sinne
(*Nagelschmidt* 1909). Wir begegnen dem Begriff der *Elektrokoagulation*
maligner Geschwülste zuerst bei *Doyen* (1909), während *Werner* (1911)
für diese Art der Diathermieanwendung die Bezeichnung *Elektrokaustik*
wählte. Es handelt sich hierbei darum, das Tumorgewebe durch Erhitzung
zur Koagulationsnekrose zu bringen, es in seiner ganzen Ausdehnung zu
verkochen und der spontanen Abstoßung zu überlassen oder es sekundär
(mittels scharfen Löffels, Messers oder Lichtbogens) aus dem Körper zu
entfernen. Seiner Wirkung nach stellt diese Art des Vorgehens die ab-
sichtliche Erzeugung einer Verbrennung 3. Grades mit Hilfe des Diathermiestromes dar. Man erreicht dieses Ziel einfach in der Weise, daß man
entweder zwei kleine Elektroden wählt, durch die eine verhältnismäßig
hohe Stromstärke hindurchgesandt wird, oder man nimmt eine große
und eine kleine Elektrode. Im 1. Falle wird das Gewebe zwischen den
kleinen Elektroden, die beide koagulierend wirken, völlig verkocht, im
2. Falle wird nur die kleine Elektrode in gewebszerstörendem Sinne wirksam, während die große, indifferente Elektrode lediglich den Zweck hat,
den Stromkreis zu schließen. Die Fulguration enttäuschte und wurde
schon bald wieder verlassen. Das Prinzip der Lichtbogenoperation und
der Elektrokoagulation bewährte sich hingegen bei der Behandlung gewisser maligner Tumoren, wie aus den diesbezüglichen Veröffentlichungen
der Jahre 1909—1914 bereits ersichtlich ist. In Deutschland waren es vor

allem *Czerny* und seine Schüler *Werner, Caan* und *Hirschberg*, die sich der weiteren Erforschung und der praktischen Anwendung der beschriebenen Methoden bei der Geschwulstbehandlung widmeten. Daneben erschienen zu gleicher Zeit Veröffentlichungen von *Nagelschmidt, M. Cohn, Abel, Bucky* und *Frank* u. a., die sich mit dem Problem der Ausnutzung hochfrequenter Wechselströme bei der Krebsbehandlung beschäftigten und praktische Ergebnisse mitteilen konnten. Den Niederschlag aller dieser Bestrebungen und der daran für die Zukunft geknüpften Erwartungen und Hoffnungen finden wir in den zu dieser Zeit herausgegebenen beiden ersten deutschsprachigen Lehrbüchern der Diathermie von *Nagelschmidt* (1913) und von *Kowarschik* (1913), die 1914 bereits in erweiterter 2. Auflage erschienen. In Frankreich war es vor allem *Doyen*, der sich, von großem Optimismus getragen, der weiteren Ausgestaltung der chirurgischen Diathermie zuwandte. Leider scheint die französische Chirurgie (mit Ausnahme der Urologie) ihm nicht auf diesen neuen Wegen gefolgt zu sein. Das gleiche Schicksal wurde aber auch bald in Deutschland der Diathermiebehandlung bösartiger Geschwülste zu Teil. Die chirurgische Allgemeinheit verhielt sich desinteressiert oder skeptisch. So kam es, daß diese Methode nur von einigen wenigen, mit der physikalischen Therapie vertrauten Ärzten beibehalten und weiter gepflegt wurde. Dies ist im wesentlichen bis heute so geblieben. Im Gegensatz hierzu setzte im Auslande unmittelbar nach dem Kriege ein erhöhtes Interesse für diese Art der Geschwulstbehandlung ein, und zwar vorzugsweise in Schweden, in England, in Amerika sowie auch wieder in Frankreich. Aus der hier nicht wiederzugebenden Fülle der diesbezüglichen Veröffentlichungen aus jüngster Zeit sei besonders auf die vorzüglichen Lehrbücher von *Bordier* und von *Wyeth* verwiesen und auf Arbeiten von *Holmgreen, Berven, Cumberbatsch, Humphries, Davis-Colley, Clayton-Green, Patterson, Harrison, Harmer, Hanford, Cubbon, Mc. Kenzie, Pfahler, Schmidt, Kelly, Stevens, Da Costa, Johnson, Barker, Syme, Tyler, Judd, Milligan, Hughes, Young, Goosmann, Saberton, Matagne* u. a. Man bevorzugt teils gedämpfte, teils ungedämpfte Hochfrequenzströme, teils in monopolarer, teils in bipolarer Anordnung. Verbesserungen und Modifikationen der stromerzeugenden Apparate und der Operationsinstrumente werden mitgeteilt und Vorschläge zur Vereinfachung und Vereinheitlichung der etwas verwirrenden Terminologie unterbreitet. *Im Grunde genommen sind aber alle neuen Methoden als Modifikationen der erwähnten ursprünglichen Behandlungsverfahren aufzufassen,* deren schon früh erkannte Vorzüge und Möglichkeiten lediglich auf breitere Basis gestellt und in größerem Maßstabe ausgewertet wurden. Dementsprechend wird der Diathermiestrom entweder *als Schneidewerkzeug* (Lichtbogenoperationselektrode [*Czerny*], couteau diathermique [*Bordier*], endotherm knife [*Wyeth*]) benutzt *oder zur Verkochung* des Geschwulstgewebes (chirurgische Diathermie [*Nagelschmidt*], Elektrokoagulation [*Doyen*], Elektrokaustik [*Werner*], Diathermokoagulation [*Bordier*]). Die allgemein betonten wesentlichsten *Vorzüge des Diathermieverfahrens bei der Geschwulstbehandlung gegenüber der Exstirpation mit dem Messer* lassen sich kurz dahin zusammenfassen:

1. *Die Diathermieoperationen verlaufen in der Regel fast völlig un-blutig*, da die Blutstillung sozusagen automatisch erfolgt. Sobald näm-lich die aktive Elektrode, ganz gleich welcher Form, in Kontakt mit einem Blutgefäß kommt, erfolgt sofort, infolge Hitzegerinnung, eine Thrombosierung dieser Stelle. Der Blutaustritt wird bei Durchtrennung des Gefäßes. hierdurch verhindert. Dies ist bei gewissen, sehr gefäß-reichen Geschwulstarten und bei besonders lokalisierten Tumoren (z. B. in der Mundhöhle, im Rachen, in der Nase, im Mastdarm, in der Blase usw.) von großer Bedeutung.

2. *Die Gefahr von Rezidiven und Impfmetastasen ist nach den Dia-thermieoperationen geringer* als nach blutigem chirurgischen Vorgehen. Die eröffneten Saftspalten, die bei der Messeroperation klaffend sich selbst überlassen bleiben, werden durch die koagulierende Wirkung der Diathermieelektrode sofort verschlossen. Hierdurch wird einer Ver-schleppung losgerissener, virulenter Geschwulstzellen auf dem Blut- oder Lymphwege weitgehend vorgebeugt. Bei Schnittwunden mit dem Messer tritt nach 1—2 Tagen erst infolge des mechanischen Eingriffes und der Kontinuitätstrennung eine reaktive, aseptische Entzündung auf, welche die normale Wundregeneration einleitet. In unmittelbarer Um-gebung der koagulierten Gewebsbezirke stellt sich aber schon *während* des Koagulationsvorganges eine hochgradige arterielle Hyperämie ein. Dieser folgt eine intensive Hyperlymphie. Infolgedessen zeigt das Wund-bett keine Resorptionsneigung, sondern der Blut- und Lymphdruck be-dingt vielmehr eine Ausschwemmung und Abstoßung aller nicht fest-haftenden Gewebstrümmer von der Koagulationsfläche. So können auch im Wundbett liegende versprengte Geschwulstkeime unschädlich gemacht werden. Fernerhin besitzt die reaktiv entzündliche Gewebszone nach Diathermieeingriffen eine erheblich größere Ausdehnung als nach Messer-operationen. Infolgedessen kann die ganze Umgebung einer zerstörten Geschwulst, unter Umständen bis weit ins Gesunde hinein, in einen Zu-stand erhöhter Abwehrtätigkeit versetzt werden, die den physiologischen Kampf des Organismus gegen etwa nicht völlig zerstörte oder verschonte Geschwulstausläufer unterstützt.

3. *Die bei der Diathermokoagulation auftretende Hitze sterilisiert das zu zerstörende Gewebe* durch und durch. Die eliminatorische und bactericide Fähigkeit der reaktiv entzündlichen Zone um den Koagulationsherd herum tut ein übriges zur Unterdrückung von Infektionen. Es kann deshalb nicht nur unter weniger strengen aseptischen Kautelen bei der

Diathermieoperation gearbeitet, sondern ohne besondere Gefahren auch
bereits infiziertes Gewebe angegangen werden. Die Bedeutung dieser
Tatsachen bei ulcerierten, sekundär infizierten, jauchenden Geschwülsten oder bei Tumoren, die infolge ihrer besonderen Lokalisation ein
aseptisches Arbeiten mit dem Messer nicht gestatten, bedarf keiner weiteren Erklärung.

4. *Die Tiefenwirkung des Diathermiestromes* bedingt, daß nicht nur
das mit dem Operationsinstrument in direktem Kontakt gelangende
Gewebe zerstört wird, wie dies bei dem Vorgehen mit dem Messer der
Fall ist, sondern daß auch von der Elektrodenansatzstelle aus noch Gewebe in beliebiger Tiefe mitvernichtet werden kann. Hierdurch wird die
Möglichkeit gegeben, gewisse *inoperable oder mit dem Messer nur unvollkommen zu beseitigende Tumoren* mittels Diathermie *noch angehen* zu
können.

5. *Diathermokoagulation kann jederzeit und beliebig oft wiederholt
werden.*

6. *Nach Diathermieeingriffen tritt kein Operationsshock auf.* Dies ist
teils wohl auf die blutsparende und blutstillende Wirkung zurückzuführen, teils darauf, daß eine Diathermieoperation im Vergleich zum
blutigen Vorgehen viel weniger Zeit erfordert infolge Fortfallens verschiedener komplizierender Manipulationen.

*Gegenüber anderen Formen der Kaustik besitzt die Diathermie ebenfalls
Vorzüge:*

1. *Die Diathermieelektrode ist bis zur Einschaltung des Stromes ein
vollkommen kaltes und indifferentes Instrument,* das sich auch in enge
Körperhöhlen einfach einführen läßt und dessen Berührung völlig unge-
fährlich ist. Die zur Gewebszerstörung erforderliche Hitze *entwickelt
sich im Körper selbst,* und zwar nur dort, wo das Gewebe in Kontakt mit
der Elektrode gerät. Der *Thermokauter* hingegen muß in *glühendem*
Zustande eingeführt werden. Dies erfordert große Vorsicht und besondere Schutzmaßnahmen, um Operateur und Kranken vor unlieb-
samen Verbrennungen zu bewahren. In engen Körperhöhlen ist es beim
Glüheisen nicht möglich, die dem Operationsfeld gegenüberliegende
Wand vor größerer Hitze zu schützen. Die Diathermieelektrode hingegen kann so isoliert werden, daß sie nur auf einem ganz engbegrenzten
Raume wirksam wird.

2. *Die Koagulation vollzieht sich ohne Rauchentwicklung,* die besonders
bei Operationen im Mund, in der Nase, im Rachen usw. sehr störend
wirkt.

3. *Beim Glüheisen tritt eine Verkohlung, bei Diathermieanwendung
eine Verkochung des Gewebes ein.* Verkohltes Gewebe ist ein schlechter
Wärmeleiter. Die Tiefenwirkung beim Thermokauter ist dabei nur sehr
gering im Vergleich zur Diathermokoagulation. Infolgedessen erfordert

die Zerstörung einer Geschwulst mit dem Glüheisen erheblich größeren Zeitaufwand. Es ist dabei unvermeidlich, daß oft inmitten stark verkohlter Gewebspartien noch unverschorfte, feuchte Gewebsreste erhalten bleiben, die zu putridem Zerfall und zu sekundärer Infektion neigen, ganz abgesehen davon, daß nach ungenügender Gewebszerstörung eine erhöhte Rezidivgefahr besteht. Auch ist die reaktiv entzündliche Zone, deren Bedeutung bereits betont wurde, nach Kauterisation, infolge der geringen Tiefenwirkung, weit weniger ausgeprägt als nach Koagulation.

Den Vorzügen der Diathermieoperation stehen folgende Nachteile gegenüber:

1. *Diathermiekoagulation wirkt nicht elektiv auf Geschwulstgewebe* ein, sondern zerstört Krankes und Gesundes in gleichem Maße. Für gewöhnlich regeneriert sich mitbetroffenes gesundes Gewebe aber rasch und gut. Eine erhöhte Gefahr besteht gegenüber dem blutigen chirurgischen Vorgehen nur insofern, als wichtige Organe (z. B. große Gefäße und Nerven) leichter ungewollt mitvernichtet werden können, weil man meist gezwungen ist, mit der Diathermieelektrode mehr „blind" zu arbeiten. Bei Tumoren auf knöcherner Unterlage kann eine zu weit in die Tiefe vorgetragene Diathermokoagulation Knochennekrosen im Gefolge haben. Geschicklichkeit, Übung und Erfahrung des Operateurs geben aber auch hier, wie bei allen chirurgischen Eingriffen, den Ausschlag.

2. *Die Nachblutungsgefahr ist größer* im Vergleich zum gewöhnlichen chirurgischen Vorgehen.

3. Nach Diathermieoperationen ist eine *Vereinigung der Wundränder durch Naht meist nicht ohne weiteres möglich.*

Ein Vergleich der hier angeführten Vor- und Nachteile des Diathermieverfahrens erhellt zur Genüge den Wert dieser Behandlungsart. Ob und in welchem Ausmaße die Diathermieoperation dazu berufen ist, im allgemeinen bei der chirurgischen Behandlung der Geschwülste das Messer zu verdrängen, soll hier nicht erörtert werden. Wir würden aber keineswegs einen Nachteil darin erblicken können, wenn sich die optimistische Erwartung *Bordiers* erfüllen würde, daß „einst vielleicht der Tag da sein wird, an dem der Chirurg während des operativen Eingriffes bei der Beseitigung des neoplastischen Gewebes das Bistouri mit dem Diathermiemesser oder mit irgendeiner anderen geeigneten aktiven Elektrode vertauscht und im übrigen die Operation in gewohnter Weise vornimmt". Aus den in der Literatur niedergelegten Erfahrungen ist jedenfalls ersichtlich, daß das Diathermieverfahren bei gewissen Geschwulstarten und Geschwulstlokalisationen erfolgreich angewandt werden kann. *Es ist an Stelle der blutigen Operation vor allem indiziert bei Tumoren in Körperhöhlen und in parenchymatösen Organen sowie bei denjenigen bösartigen Neubildungen, die erfahrungsgemäß besonders zur Metastasierung neigen*

(z. B. Melanom, Sarkom usw.). Auch *bei zerfallenden, sekundär infizierten Krebsen* und bei solchen, *die mit dem Messer nicht mehr radikal zu entfernen sind*, kann die Diathermokoagulation *unter Umständen noch eine Heilung* bewirken oder wenigstens dadurch vortreffliche Dienste leisten, daß sie die abundante Jauchung und die sie begleitenden Schmerzen bedeutend verringert. Kein anderes Mittel bietet die Möglichkeit, Krebsgeschwüre so schnell, so gründlich und so tiefgehend zu desinfizieren. Nach Abstoßung des Schorfes zeigen sich oft kräftige Granulationen und nicht selten auch Rückbildung der nur entzündlich gereizten regionären Drüsen. Infolge Aufhörens der septischen Resorption, Nachlassens der Schmerzen und psychische Beeinflussung des Kranken bessert sich gleichzeitig auch der Allgemeinzustand oft in überraschender Weise. Diathermokoagulation kann weiterhin auch zweckmäßig *in Verbindung mit sonstigem chirurgischen Vorgehen bei der Geschwulstbehandlung* angewandt werden, und zwar (zwecks Sterilisierung des Gewebes und Herabsetzung der Metastasierungsgefahr) entweder *vor* oder *nach* Exstirpation des Tumors.

Welche Stellung nimmt die Diathermotherapie gegenüber der Strahlenbehandlung bei bösartigen Neubildungen ein? Die beiden Methoden sind hinsichtlich ihrer Wirkungsweise, ihrer Anwendungsform und den sich hieraus ergebenden therapeutischen Möglichkeiten so grundsätzlich voneinander verschieden, daß *ein Vergleich* ihrer Vor- und Nachteile bei der Geschwulstbehandlung an dieser Stelle zu weit führen und *im Grunde genommen* auch *nichts anderes* darstellen würde *als eine Erörterung der viel diskutierten Frage:* „*Operation oder Bestrahlung?*" Es müßten allerdings unter diesem Gesichtswinkel die vorstehend bereits dargelegten Vorteile des Diathermieverfahrens gegenüber der blutigen Operation nochmals unterstrichen und mit in die Wagschale geworfen werden, doch dürfte auch hierdurch im großen und ganzen kaum etwas an der grundsätzlichen Indikationsstellung zur Strahlentherapie geändert werden können. Von Bedeutung scheint uns hingegen zu sein, und darauf möchten wir hier besonders hinweisen, daß *die beiden Methoden viel ausgiebiger und vorteilhafter miteinander kombiniert werden können, als dies sonst bei chirurgischen Maßnahmen in Verbindung mit der Strahlentherapie der Fall ist. Sie ergänzen einander in weit idealer Weise besonders dort, wo das eine oder das andere dieser Mittel allein nicht oder nicht mehr mit hinreichender Aussicht auf Erfolg angewandt werden kann.* In dieser Erkenntnis handhaben wir die chirurgische Diathermie schon seit vielen Jahren auf unserer Abteilung in größerem Ausmaße als ergänzende Methode zur Strahlentherapie und umgekehrt suchen wir Diathermieoperationen durch gleichzeitige Anwendung strahlentherapeutischer Methoden erfolgreicher zu gestalten. Wir können *unsere Erfahrungen* dahin zusammenfassen:

1. Die chirurgische Diathermieanwendung in Kombination mit Strahlentherapie ist indiziert *bei Geschwülsten, die auf Grund ihrer histologischen Eigenart als wenig radiosensibel bekannt sind und bei denen blutige chirurgische Eingriffe erfahrungsgemäß besonders häufig ausgedehnte Metastasierungen im Gefolge haben.* Hierzu gehören speziell Melanome, Naevuscarcinome und gewisse Sarkomformen, wie Fibro- Myxo- und Angiosarkome.

2. *Maligne Geschwülste auf pathologisch veränderter Haut* werden am besten zunächst mit Diathermie angegangen. Dies gilt besonders für Röntgencarcinome, Lupuscarcinome, Rezidive oder Metastasen in häufig mit Strahlen behandelten Hautgebieten, für manche Narbenrezidive nach Operation, für gewisse, auf präcancerösen Hautveränderungen entstandene maligne Neubildungen u. dgl.

3. Bei *Tumoren, die auf Strahlenbehandlung nicht oder nicht genügend reagieren* oder bei Carcinomen, die sich zunächst als radiosensibel erwiesen, im weiteren Verlauf aber strahlenrefraktär geworden sind, wird nach Möglichkeit chirurgische Diathermie angewandt.

4. *Bei Neubildungen, die infolge ihrer besonderen Lokalisation oder Ausdehnung nicht oder nur schwer in ihrem ganzen Umfange mit genügenden Strahlenmengen zu durchsetzen sind,* können durch vorhergehende Diathermieanwendung günstigere Bedingungen für die Strahlentherapie geschaffen werden. Es kann in diesen Fällen auch das Verfahren in umgekehrter Reihenfolge angewandt werden, indem zunächst die betreffenden Neubildungen soweit als möglich durch Strahlen zur Rückbildung gebracht und die nicht ausreichend beeinflußten Tumorreste der Diathermiebehandlung unterworfen werden. In diese Gruppe gehören vor allem gewisse Geschwülste im Bereich der Mundhöhle, manche Lippen-, Vulva-, Penis-, Uterus-, Blasen- und Mastdarmcarcinome.

5. *Falls nach intensiver Strahlenbehandlung von Tumoren das Geschwulstgebiet zum Teil zwar in kräftige Strahlenreaktion versetzt wird, daneben aber noch Tumorreste bestehen bleiben,* so leistet die chirurgische Diathermie sowohl hinsichtlich der Zerstörung der Geschwulstreste als auch bezüglich Schmerzbeseitigung und Beschleunigung der Abheilung ganz Vorzügliches. Wir haben besonders in Fällen von Lippen-, Wangenschleimhaut-, Zungen-, Gaumen-, Tonsillen und Vulvacarcinomen mittels dieser Methode völlige und rasche Heilungen erzielt, wenn z. B. nach intratumoraler Radiumapplikation noch geringe Geschwulstreste vorhanden, aber weitere strahlentherapeutische Maßnahmen zunächst wegen der noch im Gewebe bestehenden Radiumreaktion kontraindiziert waren.

6. *Wird bei operabelen Tumoren von den Kranken, trotz allen Zuredens, die Radikaloperation abgelehnt,* so kann in derartigen Fällen, speziell bei Mammacarcinomen, entweder zunächst von außen mit Ra-

dium und Röntgen bestrahlt oder intratumoral behandelt und dann der Tumor evtl. mittels Diathermie entfernt werden oder die Geschwulst wird primär durch Diathermie zerstört und in unmittelbarem Anschluß daran das Geschwulstbett und die regionären Drüsen nachbestrahlt.

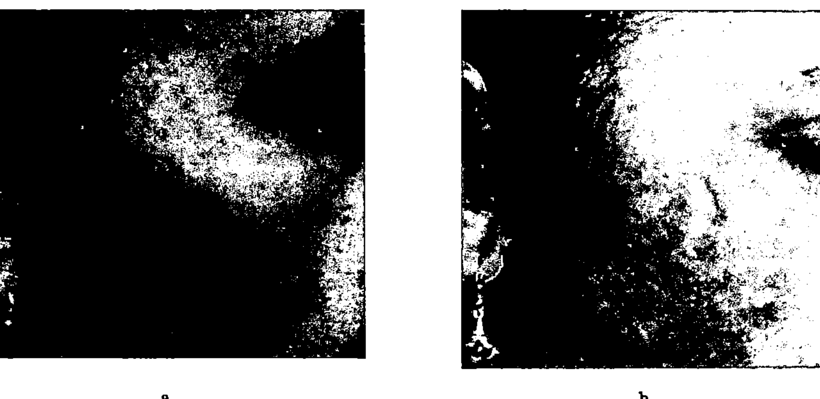

a   b

Abb. 1a und b. *Melanocarcinom an der rechten Wange*, durch Exstirpation mit dem Lichtbogen, Koagulation des Wundbettes und unmittelbar daran anschließende Radiumeinlage zur Abheilung gebracht und seit über 1 Jahr rezidivfrei in Beobachtung. Diagnose histologisch sichergestellt.

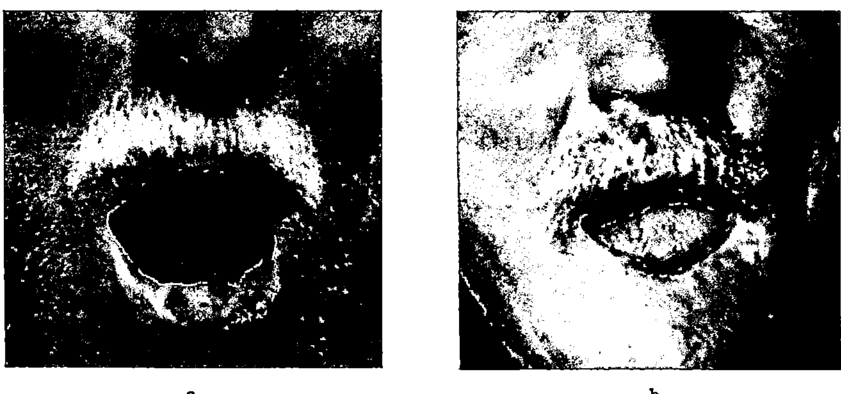

a   b

Abb. 2a und b. *Lippencarcinom*, nach intratumoraler Thor-X-Applikation nur partiell zur Ausheilung gelangt und über den Mundwinkel hinaus bis tief in die Wangenschleimhaut hineingewuchert. Nach Diathermiekoagulation mit unmittelbar anschließender Thor X-Stäbcheneinlage in die geschaffene Wundhöhle seit 3 Monaten zur Abheilung gebracht.

7. *Auch nach Diathermieanwendung zur Zerstörung bösartiger Neubildungen wird grundsätzlich postoperativ bestrahlt*, falls keine besondere Gegenanzeige vorliegt. Die Rezidivgefahr kann hierdurch noch weiter erheblich herabgesetzt werden, wie dies nicht nur aus den klinischen Beobachtungen hervorgeht, sondern auch nach experimentellen Unter-

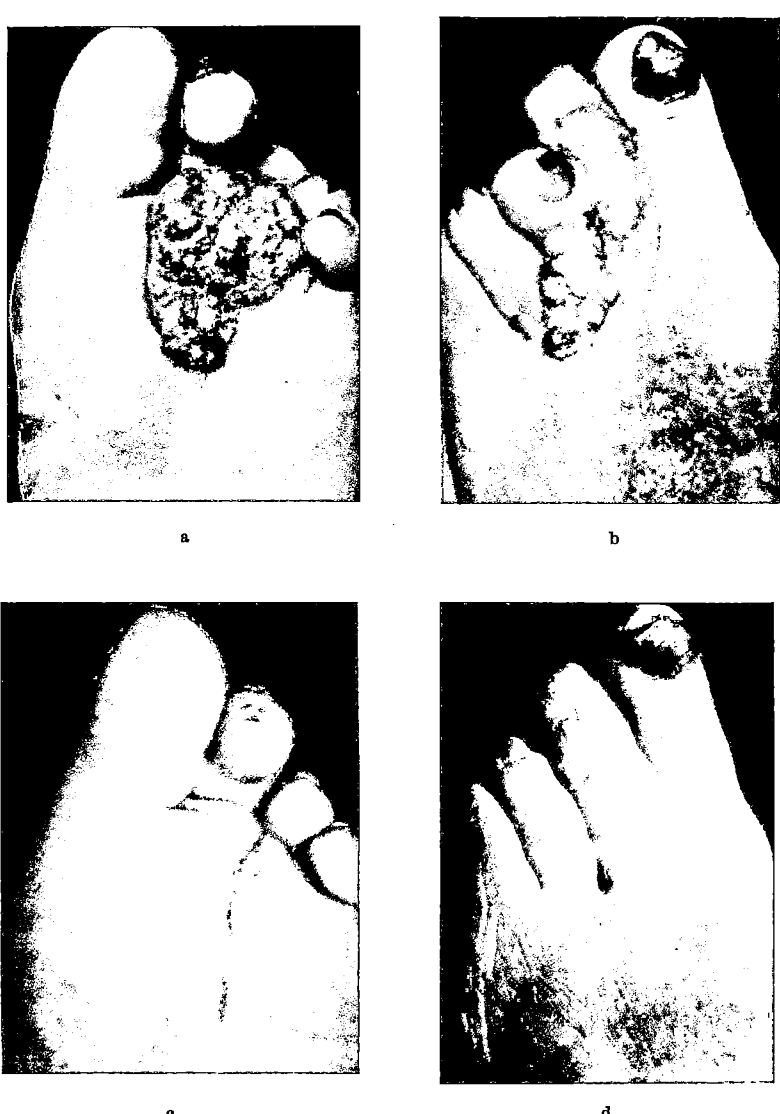

Abb. 3a—d. *Cancroid am linken Fuß* mit völliger Zerstörung des Grundgelenkes der 4. Zehe, stark jauchend, leicht blutend. Radiumbehandlung von außen her und Einführen von Radiumröhrchen durch die weichen Tumormassen hindurch in die Tiefe (15. bis 22. XI. 1927). Obgleich hierdurch bereits erheblicher Tumorrückgang erzielt, wurde im Anschluß daran (24. XI. 1927) Diathermokoagulation ausgeführt (wegen dauernder profuser Blutungen), bei der die 4. Zehe mittels Diathermiemessers entfernt wurde. Keine nennenswerte Blutung, keine Nachblutung, überraschend schnelle Abheilung im Verlauf von ca. 6 Wochen (Patientin ist 86 Jahre alt!). Vier Monate seit Behandlungsbeginn in Beobachtung. Zur Zeit nichts Ca-Verdächtiges.

7*

suchungen von *Halberstaedter* und *Simons* (Acta radiol. 5, H. 6. 1926)
als bewiesen angesehen werden kann. Hierbei ermöglichen die offen
bleibenden Wundflächen eine weit wirksamere Nachbehandlung des
Geschwulstbettes mit Strahlen, als dies nach Nahtverschluß der Opera-
tionswunde möglich ist. Speziell für radiumchirurgische Maßnahmen
schafft die Anwendung des Diathermieverfahrens günstigere Vorbe-
dingungen als das Vorgehen mit dem Messer. Eine wesentliche Ver-
zögerung der Wundheilung ist nicht zu befürchten und die Narbenbil-

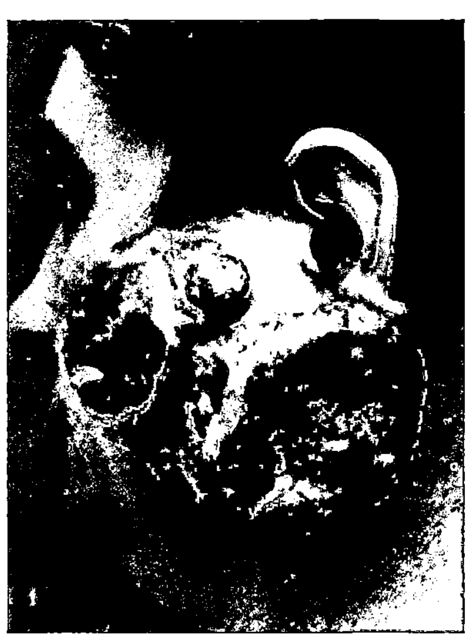 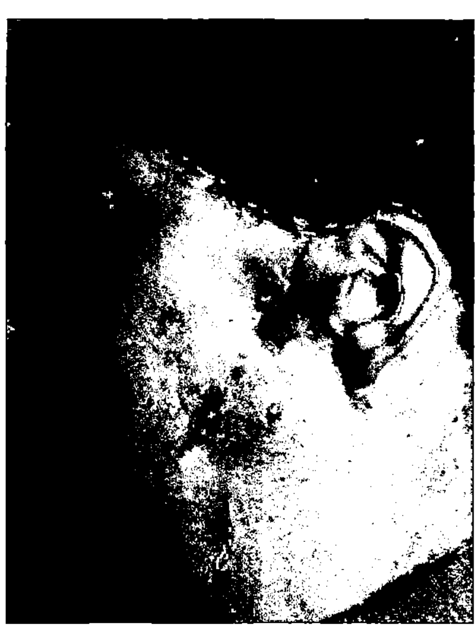

a　　　　　　　　　　　　　　　　　　　b

Abb. 4a und b. *Hautcarcinom an der linken Wange,* wiederholt von anderer Seite operiert, und mit
Röntgen behandelt, schließlich röntgenrefraktär geworden. Zur Diathermieoperation geraten mit
nachfolgender Radiumbehandlung. Trotzdem von anderer Seite wieder mit dem Messer exstirpiert
(August 1927). Keine postoperative Bestrahlung. November 1927 bereits mit überpflaumengroßem
Narbenrezidiv wieder überwiesen. Diathermokoagulation, Thor X-Stäbchen in das Wundbett ein-
gelegt. Gute Abheilung im Verlauf von ca. 6 Wochen. Seit 3 Monaten alles verheilt. Bisher kein
Anzeichen von Rezidiv. Histologisch: Basalzellenca.

dung ist ausgezeichnet. Es sei besonders bemerkt, daß Keloidbildungen,
wie sie nach ausschließlicher Diathermieanwendung an der Haut (im
Gegensatz zur Schleimhaut) häufig beobachtet werden, nach Kombination mit Strahlenbehandlung offenbar ausbleiben.

Was die von uns erzielten *Behandlungsergebnisse* anbetrifft, so kann
gesagt werden, daß *in zahlreichen Fällen, in denen durch ausschließliche
Strahlenbehandlung oder durch chirurgische Diathermie allein kein durch-
schlagender Erfolg erzielt werden konnte, durch kombinierte Anwendung
beider Methoden noch eine völlige Abheilung bösartiger Neubildungen erreicht wurde.* In einer anderen aus unserer Abteilung hervorgegangenen Arbeit von *Halberstaedter* und *Simons* (Dermatol. Zeitschr. 53,

S. 254—275. 1928), ist an Hand zahlreicher, durch Abbildungen erläuterter Krankengeschichten dargelegt worden, was die Diathermiebehandlung allein oder in Verbindung mit anderweitigen strahlentherapeutischen Mitteln (Radium, Thor X-Stäbchen) bei bösartigen Hauttumoren, die auf Röntgenbehandlung nicht oder nicht mehr reagierten, zu leisten vermag. Es sind dort erfolgreich behandelte Fälle von Melanom, Fibrosarkom, Lippen-, Penis- und Vulvacarcinom, von Haut-

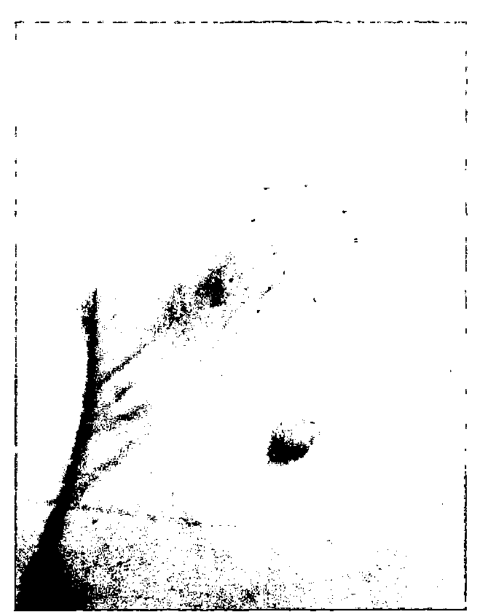 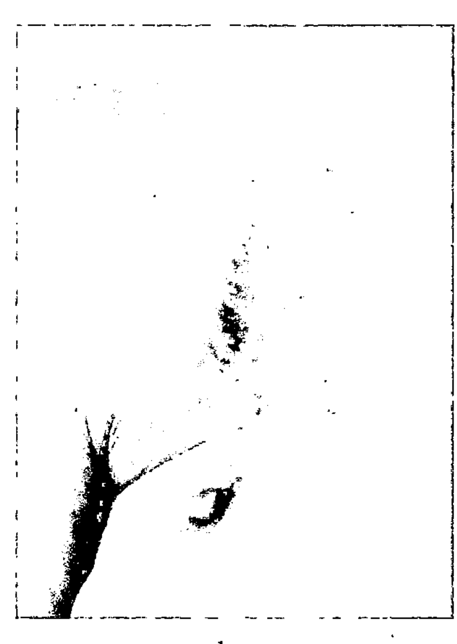

a   b

Abb. 5a und b. *Mammacarcinom*, 63jährige Frau. 10. III. 1926: Faustgroßer, höckeriger, mit der Haut verwachsener, gut auf der Unterlage verschieblicher Tumor. Keine Drüsen palpabel. Radikaloperation angeraten. Wird abgelehnt. Zunächst intratumorale Thor X-Applikation (Abb. 5a zeigt den Befund unmittelbar nach der intratumoralen Behandlung), kombiniert mit Röntgenbestrahlung von außen her. Am 1. VII. 1926: Tumor zwar deutlich verkleinert, doch offenbar sehr wenig radiosensibel, so daß weitere Strahlenbehandlung keine Aussicht auf völlige Heilung bietet. Diathermokoagulation angeraten. 19. VII. 1926: Exstirpation des Tumors mit dem Lichtbogen. Es zeigt sich, daß die Geschwulst stellenweise fest mit der Brustmuskulatur verwachsen ist, das Wundbett wird sorgfältig durchkoaguliert, besonders an der Ansatzstelle des Tumors. Die gut zweihandtellergroße Wunde bleibt offen. Nachbehandlung mit Röntgen nach einigen Tagen. Histologische Untersuchung des Tumors ergibt: Adenocarcinom. Abheilung im Verlauf von 2 Monaten, seit über $1^{1}/_{2}$ Jahren geheilt und rezidivfrei in Beobachtung.

carcinomen im Knorpelgebiet der Nase, des Ohres und der Augenlider, von Hautmetastasen und Narbenrezidiven nach Geschwulstoperation, von Röntgencarcinomen, Lupuscarcinomen, röntgen- und radiumrefraktär gewordenen Hautgeschwülsten, von bösartigen Neubildungen und Rezidiven in strahlengeschädigten Hautgebieten usw. beschrieben worden. Wir möchten auch an dieser Stelle als weitere *Beispiele für die von uns befolgte Technik und die hierdurch gebotenen Heilungsmöglichkeiten* einige, zumeist allerdings erst in neuerer Zeit behandelte Fälle mitteilen (s. vorstehende Abbildungen im Text).

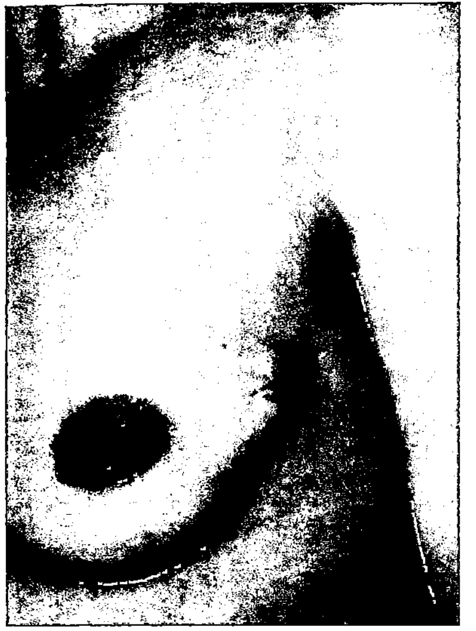

a

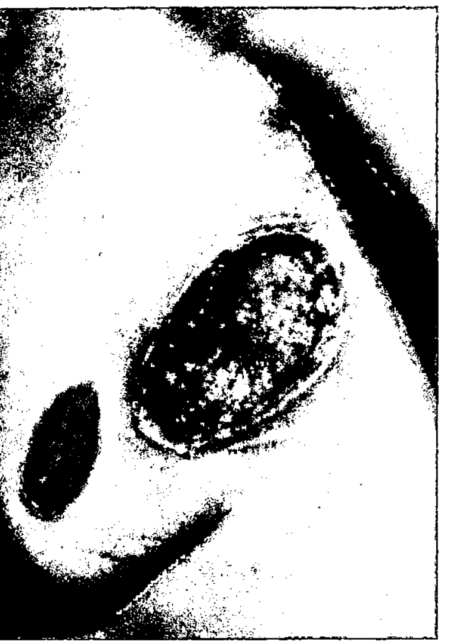

b

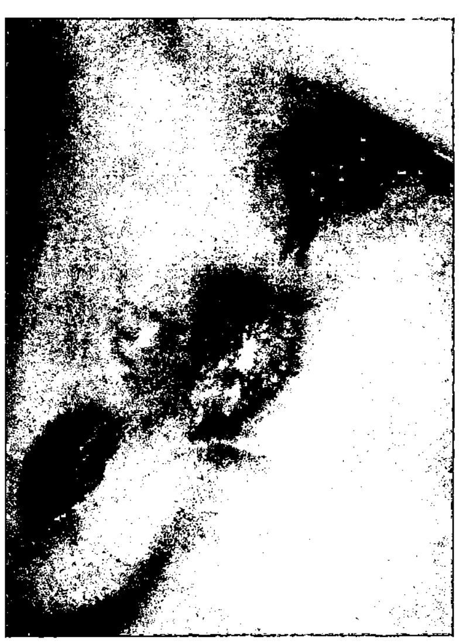

c

Abb. 6a—c. *Mammacarcinom.* 33jährige Frau. 7. XI. 1927: An der linken Mamma 4 alte Operationsnarben nach Mastitis puerperal. In der im lateralen, oberen Quadranten gelegenen Narbe hat sich ein taubeneigroßer, derber, mit der Haut und der Unterlage fest verwachsener Tumor gebildet, der eine deutliche Einziehung bewirkt (Abb. 6a). Drüsen nicht palpabel. Radikaloperation abgelehnt, mit „elektrischer Zerstörung" der Geschwulst und nachfolgender Radiumbehandlung schließlich einverstanden. 8. XI. 1927: Exstirpation des Tumors mit dem Lichtbogen. Die fest mit der Pectoralfascie verwachsene Geschwulst erwies sich histologisch als Adenocarcinom. Sorgfältige Koagulation des Wundbettes. Die über handtellergroße Wunde bleibt offen (Abb. 6b). Radiumeinlage in die Wundhöhle für 2 Tage (1500 mg-Stunden Radiumelement). Abheilung im Verlauf von 2 Monaten (Abb. 6c). Seither sind weitere 2 Monate vergangen.

Zusammenfassung.

Die vorstehenden Ausführungen verfolgen an dieser Stelle vor allem den Zweck, die erhöhte Aufmerksamkeit der am Problem der Krebsbekämpfung besonders interessierten Kreise auf die in Deutschland, wohl zu Unrecht, zur Zeit nur wenig beachtete und angewandte Diathermiebehandlung bösartiger Neubildungen hinzulenken. Es wird dargelegt, daß diese Art des therapeutischen Vorgehens in geeigneten Fällen mit besonderem Vorteil an Stelle des üblichen chirurgischen Verfahrens und an Stelle der Strahlenbehandlung oder in Verbindung mit diesen Methoden angewandt werden kann. Auf die Kombination von strahlentherapeutischen Maßnahmen mit chirurgischer Diathermie wird hinsichtlich Indikationsstellung und Ergebnisse näher eingegangen, da auf die sich hieraus ergebenden therapeutischen Möglichkeiten in der vorliegenden Literatur, soweit uns bekannt, nur andeutungsweise bisher hingewiesen wurde. Ein kurzer geschichtlicher Überblick zeigt, daß die grundsätzlichen Vorzüge des Diathermieverfahrens bei der Behandlung bösartiger Neubildungen schon vor 2 Jahrzehnten erkannt wurden und daß es auch in Deutschland nicht an Bestrebungen gefehlt hat, dieser Behandlungsart Eingang zu verschaffen. Besondere Verdienste hat sich hierbei *Nagelschmidt* erworben. In den neuzeitlichen Krebsbekämpfungszentralen sollte neben dem Chirurgen und dem Radiologen ein mit der Diathermiebehandlung vertrauter Therapeut nicht mehr fehlen. Auf der anderen Seite ist weder der Wissenschaft und dem ärztlichen Ansehen noch dem Kranken gedient, wenn etwa die chirurgische Diathermie als „neues Heilmittel für bisher unheilbare Krebse“, als „unblutiges Operationsverfahren“ oder als „Ersatz für die Strahlentherapie“ hingestellt wird. Sie ist weder das eine noch das andere und kann es auch nicht sein, obgleich ihr im Einzelfalle ausgezeichnete Leistungen zugebilligt werden müssen. In diesem Sinne sei eine Äußerung von *Wyeth* aus der Vorrede zu seinem Lehrbuche zitiert: „Es ist in verschiedenen Städten vorgekommen, daß Ärzte sich für Tageszeitungen in Operationspose photographieren ließen und so die Anwendung ,ihres‘ neuen Verfahrens des ,Radiomessers‘ zeigten. Diese Operationen wurden auch stets als ,unblutig‘ bezeichnet. Eine derartige Publizistik kann man nicht genug mißbilligen.“

Literatur.

[1] *Bordier, H.*, Diathermie et Diathermotherapie. 3. Aufl. Paris: I. B. Baillière et fils 1927. — [2] *Kowarschik, J.*, Die Diathermie. 5. Aufl. Berlin-Wien: Julius Springer 1926. — [3] *Nagelschmidt, F.*, Lehrbuch der Diathermie für Ärzte und Studierende. 3. Aufl. Berlin: J. Springer 1926. — [4] *Wyeth, George A.*, Surgery of neoplastic diseases by electrothermic methods. New York: Paul B. Hoeber 1927.

(Aus dem Institut für Krebsforschung zu Berlin.)

Immunisierungsversuche bei bösartigen Geschwülsten.

Von

H. Auler und K. Pelczar*.

Mit 8 Textabbildungen.

Zahlreiche Untersuchungen über die Beziehungen zwischen bösartigen Geschwülsten und dem R.E.S. haben mit mehr oder weniger großer Wahrscheinlichkeit den Beweis erbracht, daß zwar Zusammenhänge wichtiger Art bestehen, daß diese aber nur soweit bekannt sind, als sie mit allgemeinen Begriffen, wie z. B. „Reizung des R.E.S.", „Blokkade des R.E.S.", in ihrer Wirkung auf die Tumorzellen hinsichtlich Wachstum und Transplantabilität bezeichnet sind. Dieser Umstand sowie auch die Frage der allgemeinen Serumwirkung auf Geschwulstentwicklung und Wachstum der Serumallergie in ihrer Wirkung auf bösartige Geschwülste ebenso wie die Frage der Geschwulstimmunität veranlaßten uns, die Wirkung intravasaler Eiweißinjektionen auf die Entwicklung und das Wachstum bösartiger Geschwülste zu prüfen.

Aus den Arbeiten von *Carrel, Rhoda, Erdmann, A. Fischer, Blumenthal* und *Auler* u. a. wissen wir, daß das Krebsproblem in engem Zusammenhang mit gewissen Elementen des R.E.S. steht. Die Arbeiten, die in den letzten Jahren in der Richtung der Krebsimmunität geleistet wurden, scheinen darauf hinzuweisen, daß es sich dabei um verschiedene Zustände handelt, die mit gewissen Vorgängen verknüpft sind, die sich im R.E. vollziehen. Dieses beweisen noch deutlicher die Versuche, die nach unseren bisherigen Vorstellungen als eine sog. Blockade oder Reizung des R.E.S. betrachtet werden können. Es müssen hierzu nicht nur die therapeutischen Maßnahmen mit verschiedenen kolloidalen Farbstoffen oder Metallen herangezogen werden, sondern auch die sehr vielsagenden Heterotransplantationsversuche, die an gespeicherten Tieren ausgeführt wurden. Da aber auch die unspezifische Reiztherapie mit den Erscheinungen der Allergie und Anergie (den jetzt noch nicht ganz klaren Phänomenen) verbunden ist, bei denen eine wesentliche Beteiligung des R.E.S. zustande kommt, haben wir versucht, das Tumorwachstum und

---

* Vorgetragen durch *K. Pelczar* auf der Krebskonferenz in Wiesbaden am 15. IV. 1928.

die Tumorempfänglichkeit bei parenteraler Eiweißbehandlung in den verschiedenen Stadien zu prüfen.

Es wurden zu diesem Zwecke Versuche von *Pelczar* und *Auler* angestellt, bei denen auf mit Pferdeserum behandelte noch nicht sensible Mäuse Mäusetumoren überimpft wurden. Von diesen wurden später die Tumoren auf andere mit Pferdeserum vor- und nachbehandelte Mäuse übertragen, um von hier aus wieder zurück auf normale Tiere transplantiert zu werden. In einer zweiten Versuchsreihe wurden normale ebenso wie Tumormäuse mit Rattenserum behandelt, Tumoren auf diese Tiere übertragen und von diesen sodann auf eine weitere Reihe vorbehandelter Mäuse transplantiert. Bei diesen Versuchen befanden sich die Tiere durchweg im Stadium der Unempfindlichkeit für das Serum, mit dem sie behandelt worden waren. In einer dritten Versuchsanordnung wurden die Tumoren auf sensible Tiere, d. h. auf solche, die für das zur Behandlung verwendete Pferde- bzw. Rattenserum hochempfindlich waren, übertragen und von ihnen die Tumoren auf normale, unbehandelte Mäuse überimpft.

Aus der ersten und zweiten Versuchsreihe ergab sich die Tatsache, daß die Tumoren bei Tieren im Laufe der Serumbehandlung, d. h. im Stadium der Antianaphylaxie nach *Caspari*[1], *Thomsen* u. a. eine stark ausgesprochene Wachstumsveränderung, Neigung zum nekrotischen Zerfall und zur Rückbildung zeigten. Wurden aber diese Tumoren wieder auf im Verlaufe der Serumvorbehandlung sich befindende, unsensible Tiere übertragen, so zeigten sie anfänglich ein ziemlich starkes Wachstumsvermögen, gingen dann aber wieder zurück. Weitere Überimpfung der Tumoren auf andere Tiere gleicher Vorbehandlung noch während ihrer Wachstendenz zeigte die gleichen Resultate: anfängliches Wachstum mit darauffolgendem Rückgang. Dieses Verhalten war ebenso auch bei der Transplantation dieser Tumoren auf normale, unbehandelte Tiere festzustellen. Diese Beobachtung erstreckt sich in gleicher Weise auf die Überimpfung von Carcinomen und Sarkomen, wie auch auf die nach *Blumenthal, Auler* und *Solecka*[2] überimpften Tumortiermilzen; nach intensiver Wachstumsperiode, die bis zu 12 Tagen anhielt, gingen sämtliche auf normale ebenso wie behandelte Tiere transplantierte Tumoren unter gänzlicher Rückbildung und Vernarbung vollkommen zurück, wobei *alle Tiere am Leben blieben.*

Es besteht die Vermutung, daß es sich bei dieser Versuchsanordnung nicht allein um Auslösung von Vorgängen im Wirtsorganismus handelt, durch die das Tumorwachstum beeinflußt wird, sondern daß wahrscheinlich auch die Tumoren selbst eine gewisse Umstimmung aufweisen.

Dagegen zeigten auf mit Pferde- bzw. Rattenserum behandelte und sich im Stadium der starken Anaphylaxie befindliche Mäuse transplantierte Tumoren kein Wachstum. Wurde hingegen die Überimpfung

eine Woche nach der letzten Seruminjektion, d. h. im Zeitpunkt eines
nur schwachen Anaphylaxiestadiums ausgeführt, so wuchsen die Tumoren schwach und zeigten bald eine ausgesprochene Neigung zum
Zerfall. Manche Tiere starben in kurzer Zeit, und es zeigte sich, daß die
Tumoren meistens nur nekrotische Massen darstellten, die Milzen amyloide Entartung aufwiesen. In nur einem Falle wurden in der Randzone des
nekrotischen Gewebes neue Tumorwachstumszentren aufgefunden, wobei
die amyloide Milzentartung sich im Rückgangsstadium befand (Abb. 1).

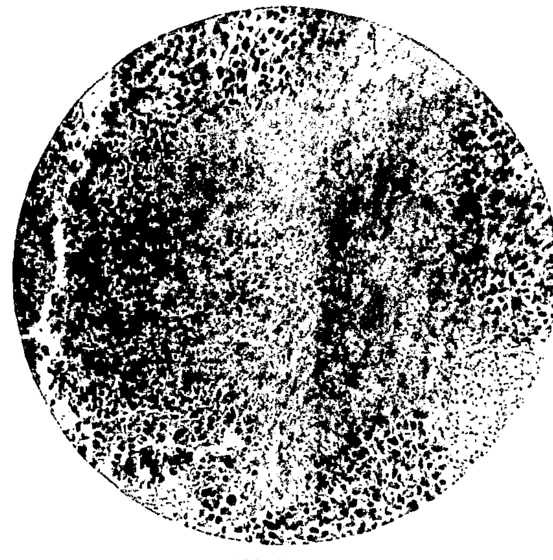

Abb. 1.

In allen Fällen dieser Versuche ist zu ersehen, daß mit der Serumbehandlung, die der unspezifischen Eiweißtherapie von *Weichardt* in vieler Beziehung nahekommt, sowohl im Wirtskörper als auch im Tumor Veränderungen erzielt werden können, die das weitere Wachstum und die individuelle Spezifität des Tumors stark beeinflussen.

Diese Umstimmungsperiode fällt mit der der oben erwähnten *Antianaphylaxie* zusammen.

Schon *von der Velden*[3] hat 1906 als erster mittels Einspritzung von
kleinen Mengen Serum und Eieralbumin rückgängige Veränderungen
an Tumoren erzielt, wobei er die günstigen Resultate als Enzymwirkung
betrachtete. Auch *C. Lewin* ist es gelungen, durch Caseosanbehandlung
Mäusecarcinome zur Rückbildung zu bringen.

Was die Übertragung arteigner Tumoren von vorbehandelten, d. h.
allergischen Tieren auf anergische betrifft, so sind diese Versuche in
gewisser Übereinstimmung mit denen von *E. Lignac* u. *E. Kreuzwendedich*[4],
die bei normalen Tieren Unempfänglichkeit für die von blockierten
Tieren stammenden Tumoren und umgekehrt beobachten konnten.
Mit diesen Versuchen stehen die von *Roskin*[5] in engem Zusammenhang, der artfremde Tumoren auf blockierte Tiere zu übertragen versuchte, die dabei angingen.

Um die Art der Umstimmung bei der Heterotransplantation näher
zu untersuchen, wurden Versuche angestellt, bei denen auf Tiere, die
mit artfremdem Serum behandelt worden waren, Tumoren von Tieren

der Art, von denen das bei der Behandlung verwendete Serum stammte, übertragen wurde; auf mit Mäuseserum vorbehandelte Ratten wurden Mäusetumoren (Mäuse-carcinom Nr. 63 und Mäusesarkom Nr. 37 wie auch Mäusemilztumoren von Sarkom 37) überimpft. Es ergab sich nun, daß bei den Ratten, die nur ein- oder zweimal mit Mäuseserum gespritzt worden waren und kurz nach der letzten Injektion mit Tumormaterial geimpft wurden, also in der Zeit, wo noch keine spezifischen Antikörper in grösserer Menge vorhanden waren, keine spezifischen Tumoren angingen. In den Fällen aber, wo durch entsprechende Serumbehandlung die Ratten stark allergisch waren, d. h. mehrmals mit Mäuseserum behandelte Ratten 6 Wochen nach Abschluß der Behandlung mit Mäusetumoren geimpft wurden, gingen jedesmal die Tumoren an, die allerdings — mit den Muttertumoren (Mäuse) verglichen — in ihrer Struktur abweichend waren (Abb. 2 und 3).

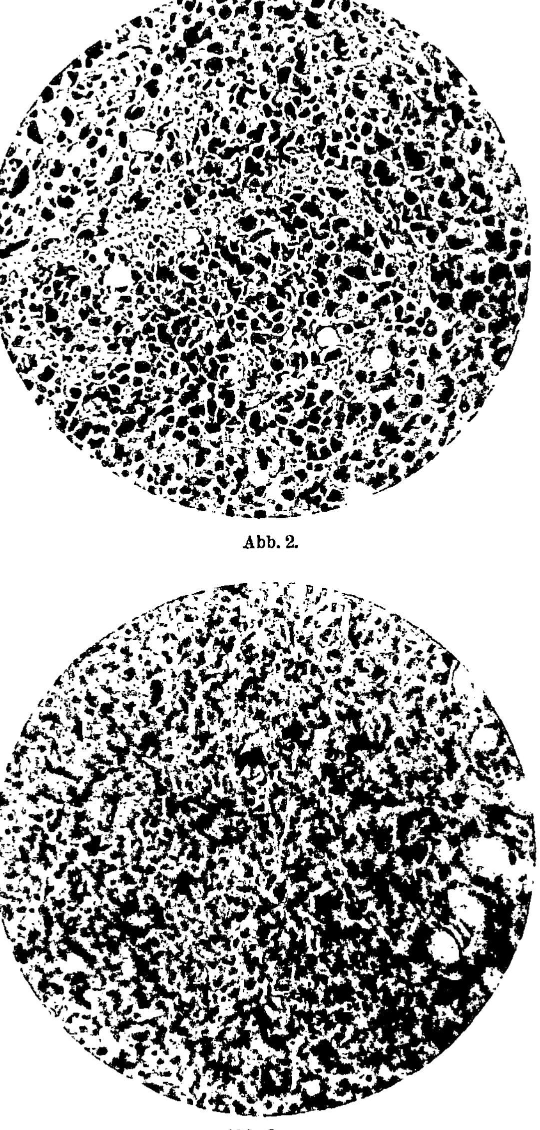

Abb. 2.

Abb. 3.

Diese Tumoren, auf normale Ratten überimpft, ergaben bindegewebige Granulome mit Einschlüssen mit blastomatösen Endothelnestern (Abb. 4), die sich aber bald wieder zurückbildeten. Versuche, bei denen der Tumorbrei mit Mäuseserum vermischt injiziert wurde, bildeten sich schon am 4. bis 5. Tag nach der Impfung transplantierbare Granulationsgeschwülste (Abb. 5), die auch einseitig differenziert — sich nach kurzer Zeit wieder zurückbildeten.

Nur in den Fällen bei denen ganz reine, 'gut ausgewaschene Tumoren auf stark sensibilisierte Tiere ohne Serumzugabe übergeimpft wurden, kam es immer zu einer Tumorbildung. Diese Befunde erwecken den Anschein, als ob Tumorgewebe, auf ein artfremdes Tier überimpft, das vorher mit Serum der gleichen Art behandelt worden war, durch die bei der Serumbehandlung entstandenen *Antikörper günstig beeinflußt* würde. Im Falle aber, wo es durch entsprechende Serumbehandlung noch nicht zur genügenden Bildung von freien Antikörpern gekommen ist, geht das überimpfte Tumorgewebe zugrunde.

Zusammengefaßt ist aus diesen drei Versuchsreihen folgendes ersichtlich:

1. Werden Tiere mit artfremdem Serum in der Weise vorbehandelt, daß sie sich im unsensiblen Zustande befinden, so gehen artgleiche Tumoren auf ihnen zwar anfänglich an, weisen aber bald nekrotischen Zerfall und Rückbildung auf, während ihr Wachstum bei den unbehandelten Kontrolltieren ungehemmt weiterschreitet. Diese „Umstimmung" der Tumoren bleibt bestehen, gleichgültig, ob sie von hier auf in gleicher Art vorbehandelte oder unvorbehandelte Tiere transplantiert werden.

2. Werden Tiere mit artfremdem Serum in der Weise vorbehandelt, daß sie sich im stark sensiblen Zustande befinden, so gehen artgleiche Tumoren von vornherein nur sehr schwach an ihnen an oder zeigen schon viel früher Zerfallstendenz. Weitere Passagen auf in gleicher Weise vorbehandelte oder normale, d. h. unvorbehandelte Tiere zeigen denselben Befund.

3. Im Falle der Heterotransplantation, d. h. bei Überimpfung von artfremden Tumoren, entsteht bei Serumvorbehandlung ein wesentlich anderes Bild: bei Vorbehandlung von Tieren mit artfremdem Serum und Überimpfung von Tumoren der gleichen Artfremdheit *gingen die Tumoren bei Tieren im unsensiblen Stadium* überhaupt nicht an.

4. Wurden die Tiere mit artfremdem Serum vorbehandelt und der Tumor von gleicher Artfremdheit auf diese übertragen, als sie sich in stark sensiblem Zustand befanden, so gingen die Geschwülste an, wobei allerdings ihre spätere histologische Untersuchung zeigte, daß ihre Struktur teilweise von der der transplantierten Tumoren abwich.

5. Wurden diese Tumoren wieder auf normale Tiere transplantiert, so gingen sie zwar anfänglich an, bildeten sich aber bald wieder zurück.

6. Wurde zu dem Tumorbrei bei der Überimpfung Serum zugesetzt, mit dem auch schon vorher das Tier sensibilisiert worden war, so zeigten sich zwar anfänglich Granulome von präblastösem Charakter, die sich aber nach kurzem Wachstum wieder vollkommen zurückbildeten.

7. Es wurden immer dabei Tumoren verwendet, die — auf artgleiche, unvorbehandelte Tiere transplantiert — durchweg angingen, auf artfremden Tieren dagegen überhaupt nicht zum Wachstum kamen.

Der anergische Zustand, hervorgerufen durch vom Tumor artverschiedenes Serum, verhindert also das Wachstum einer Tumorpassage auf die gleiche Tierart in geringem, der allergische Zustand unter gleichen Bedingungen in starkem Maße.

Der anergische Zustand, hervorgerufen durch dem Tumor artgleiches Serum, verhindert das Wachstum einer artfremden Tumorpassage vollständig, während der allergische unter gleichen Bedingungen einen durchaus begünstigenden Einfluß auf das heterologe Tumorwachstum hervorruft.

Theoretische Erwägungen dieser angeführten Tatsachen behalten wir uns nach Abschluß weiterer Untersuchungen, die zur Vereinfachung dieses bisher noch ziemlich verwickelten Bildes und zur Präzisierung der Einzelheiten beitragen sollen, vor.

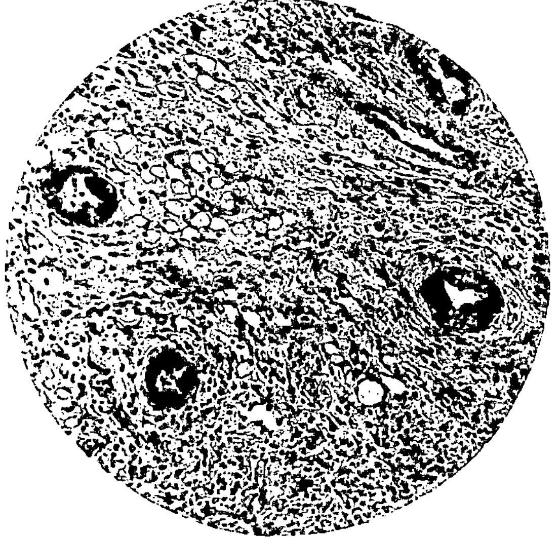

Abb. 4.

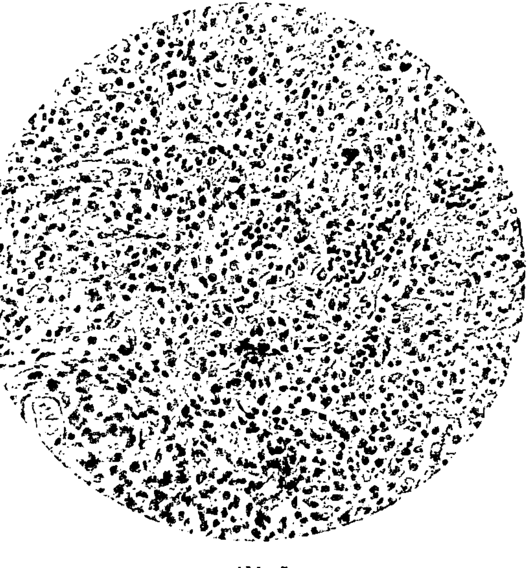

Abb. 5.

Weiterhin wurde die Frage in der Richtung des Lipoidstoffwechsels untersucht. Daß ein enger Zusammenhang zwischen dem R.E.S. und dem Lipoidstoffwechsel vorhanden ist, wird durch die Arbeiten von

Leites[6] und von *Goebel* und *Gnoinski*[7] bewiesen. Die Blockade des R.E.S. oder die Entmilzung der Tiere führten zu Veränderungen in dem Sterin- und Phosphatidspiegel des Blutes. Es ist bekannt, daß das Wachstum maligner Tumoren in essentiellem Zusammenhange mit einem abnormen Sterin-Phosphatid-Verhältnis im Blute steht, wie dieses von *Bullock* und *Cramer*[7], sowie von *Benett*[9] u. a. festgestellt wurde, wobei sich auch zeigte, daß in der Tumorzelle — und besonders in der jungen — die Phosphatide die Sterine überwiegen. Dieses veränderte Verhältnis kann schon physikalisch-chemisch in einem abnormen Wassergehalt der Tumorzellen zum Ausdruck kommen, dem sich auch nach *Waterman* die elektrische Erscheinung erhöhter Leitfähigkeit und verminderter Polarisationsspannung im Tumorgewebe anschließt. Aus den Arbeiten von *Rona* und *Lasnitzki* ist ersichtlich, daß Tumorextrakt Tributyrin nicht zu spalten vermag. *G. Falk*, *H. Noyes* und *K. Sugiura*[10] fanden, daß der Lipasengehalt des Tumorgewebes im Vergleich mit normalem Gewebe in anderen Organen stark vermindert ist. Wenn man noch dazunimmt, daß der primäre Tumor seltener in esterasenreichen Organen erscheint, so könnte man nach *Rondoni*[11] annehmen, daß die „Lipoid-festigkeit" als Waffe gegen pathologisches Wachstum angesehen werden könnte.

Seit den Versuchen von *Forssmann*, *Landsteiner*, *Sachs* und *Klopstock* u. a. wissen wir, daß mit Eiweiß eingespritzte Lipoide als Antigene fungieren, d. h. Antikörperbildung hervorrufen können. Wir haben deshalb in unseren weiteren Untersuchungen uns damit befaßt, eine Umänderung des Lipoidstoffwechsels unter Verwendung eines derartigen Lipoidantigens hervorzurufen, wobei wir artfremde Phosphatide in Eiweißbindung verwendeten. Die auf diese Weise behandelten Tiere können wir, was die Art der Behandlung anbetrifft, in drei Gruppen teilen. In der ersten Gruppe wurden die Tiere, die durch wiederholte Injektionen mit Lipoid-Eiweiß vorbehandelt worden waren, im Verlaufe der Injektionen mit Tumormaterial beimpft.. Es wurden ihnen dabei insgesamt 5—6 intravenöse Injektionen gegeben. Alle Tumoren dieser Gruppe — es handelt sich dabei um Rattensarkome auf Ratten — gingen nach anfänglich rapidem Wachstum gänzlich zurück, wobei die Tiere am Leben blieben, während der Tumor durchweg anging. Die Milz eines der geheilten Tiere, auf Sarkomratten übergeimpft, zeigte heilende Wirkung, indem die Tumoren sich zurückbildeten. Dabei ist zu bemerken, daß normale Tiere, die eine einzige Lipoid-Eiweißinjektion erhalten hatten, nach den Untersuchungen von *Pelczar* und *H. Hirsch-feld* in der 3. bis 4. Woche eine längere Zeit anhaltende, sehr starke Monocytose, die bis 35% betrug, manchmal kombiniert mit Leuko-cytose (50 000 weiße Blutkörperchen), aufwiesen. Von sieben mit einer einzigen Lipoid-Eiweißinjektion behandelten Ratten starben im Verlauf von 3—5 Wochen 4 Tiere, während Ratten, deren Behandlung aus Lipoid-Eiweißinjektionen in Kombination mit Tumortransplantation bestand, am Leben blieben.

In der zweiten Gruppe wurden mit 5—6 intravenösen Lipoideiweißinjektionen vorbehandelte Ratten nach·Verlauf von weiteren 2 Wochen nach der letzten Injektion mit Rattentumoren beimpft. Diese gingen meistens nicht an, während bei unbehandelten Kontrolltieren der gleichen Impfung die Tumoren normales Wachstum aufwiesen.

In der dritten Gruppe wurden Sarkom- und Carcinomratten, deren Tumoren durchschnittlich Walnußgröße zeigten, mit zwei oder drei Lipoideiweißinjektionen versehen. Die im Intervall von 3—5 Tagen gemachten intravenösen Einspritzungen hemmten deutlich das Tumorwachstum. Bei Carcinomtieren begann dann durchweg Tumorrückbildung mit Verflüssigung und cystischer Organisation des Tumors, während bei Sarkomratten nach der günstigen Phase, die unmittelbar auf die Lipoid-Eiweißinjektionen folgte, bei Tumoren, die nicht zum völligen Verschwinden gekommen waren, oft gesteigertes Wachstum einsetzte. Es ist aber interessant, daß in allen Fällen von Sarkomen, bei denen die Tumoren nach Abschluß der Lipoideiweißinjektionen ein gesteigertes Wachstum aufwiesen, bei den eingegangenen Tieren zentrale Tumornekrose zu finden war, deren Umfang dem der Tumoren zur Zeit der In-. jektionen ungefähr entsprach. Wiederholte Lipoid-Eiweißeinspritzungen in dieser Wachstumsphase führte diffuse Nekrosen der Tumoren herbei, wobei gleichzeitig sehr starke Hämorrhagien vorlagen; während die Obduktion der behandelten Sarkomratten die hämorrhagischen Erscheinungen im Tumor·bei unverändertem Milzbefund zeigte, war das Untersuchungsergebnis bei Carcinomratten wesentlich anders: der Tumor war fast immer verflüssigt, dafür lag in diesen Fällen Milzhyperämie vor. Diese Milzhyperämie wurde auch bei normalen Ratten nach zwei Lipoid-Eiweißinjektionen vorgefunden (Abb. 6).

Bei den geheilten Sarkomtieren der ersten Gruppe wie auch bei den Carcinomtieren der zweiten Gruppe wurde keine Spur von Tumoren, dafür an Stelle des rückgebildeten Tumors eine Ansammlung von braunem Farbstoff gefunden. Es ist noch zu erwähnen, daß Tiere, bei denen die Tumoren nicht resorbiert waren, sehr oft starben. Die Milzen bei allen Tieren waren zur Zeit der ersten Injektion stark vergrößert und hämorrhagisch.

Nebenher angestellte Lipoidinjektionen ohne Eiweiß waren auch von einigen Tumornekrosen gefolgt, die aber zu keiner Tumorresorption führten. Das Darreichen von Lipoideiweiß, das nach *Klopstock* hier als Schlepper betrachtet werden kann, hat also eine wesentlich andere Wirkung als die von Lipoid allein beobachtete, und führt wahrscheinlich zu Tumor-autoantikörperbildung im Sinne von *Bordet*.

Daran schloß sich eine weitere Versuchsreihe an, in der die Tumor-beeinflussung durch Extrakte aus Organen, die nach den bisherigen An-schauungen in der natürlichen Krebsimmunität eine gewisse Rolle spielen, untersucht wurde. Nach den Forschungen von *Freund* und *Kaminer* bilden Darmfermente aus Phosphatiden tumorfeindliche Stoffe. Es wurden analog besonders hergestellte Darmextrakte an Mäusen und Ratten, die mit Tumoren geimpft waren, bezüglich ihres Einflusses auf die Tumoren geprüft. Die ersten Versuche an Mäusen wurden in der Weise durchgeführt, daß die Tiere geringe Mengen solcher Extraktverdünnung intravenös erhielten; größere Dosen davon führten

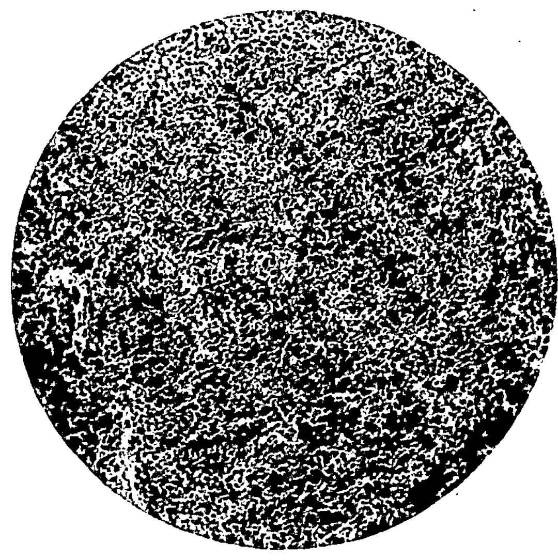

Abb. 6.

nach 2—3 Tagen zum Tode. Obduktion einer solchen Maus ergab einen stark hämorrhagischen, weichen nekrotischen Tumor mit starken peri-tumoralen Injektionen und stark vergrößer-ter Milz. Histologisch (Abb. 7, 8) war der Tu-mor fast ganz nekrotisch, die Zellkerne waren stark pyknotisch und wiesen Karyorhexis auf. Die stark hyperämische Milz zeigte amyloide Ent-artung der roten Pulpa. In anderen Versuchen, bei denen die Tiere länger infolge geringeren Extraktdosen lebten, kam es überall zu Tumorzerfall, der eine käsige, nekrotische Masse ohne Kapsel aufwies. Der Prozent-satz der Heilungen, d. h. der Fälle, in denen komplette Vernarbung und Verkrustung der Tumoren zu beobachten war, betrug 40%. Dabei ist noch zugunsten dieses Prozentsatzes zu berücksichtigen, daß Tiere getötet wurden, um möglichst genau die einzelnen Stadien der histo-'logischen Veränderungen in Tumoren und Organen zu untersuchen. In fast allen Fällen, bei denen größere nekrotische Tumormassen längere Zeit unresorbiert blieben, war eine ausgesprochene Milzamyloidose zu finden und es kam fast immer zum Tode der Tiere.

Aus diesen Lipoid-Eiweiß- und ebenso aus den Extraktinjektions-versuchen ergibt sich, daß man 2 Arten von Tumorrückgang erzielen kann: die einen bilden sich per resorptionem langsam zurück, ohne daß Spuren von Tumormassen übrigbleiben; bei den anderen bemerkt man einen sehr starken, rapiden Zerfall, der aber nicht immer zu Resorption und oft zum Tode führt. Dabei sind Unterschiede zwischen Sarkom und Carcinom festzustellen: es gelingt durch Lipoid-Eiweißbehandlung, die Carcinome immer unter cystischen Organisationserscheinungen mit Verflüssigung oder Resorption zum Rückgang zu bringen. Die Sarkome können zwar auch zurückgebildet werden, aber oft kommt es an den noch erhaltenen Rändern zu weiterem Tumorwachstum.

Kombination beider Methoden, d. h. Injektionen von Lipoid-Eiweiß-Extrakt-Gemischen ergab bei Ratten, daß Carcinome zum Stillstand und zur Resorption kommen, Sarkome aber nach dem Abbrechen der Behandlung oft wieder Wachstum, aber auch Neigung zum Zerfall aufweisen. Es scheint, daß in Fällen, bei denen größere nekrotische Tumormassen zum Abbau gelangen, das Abbauvermögen des Organismus allmählich erlischt. Es kommt in diesen Fällen zu gesteigerter Amyloidose der Milz, die bei Tieren ohne

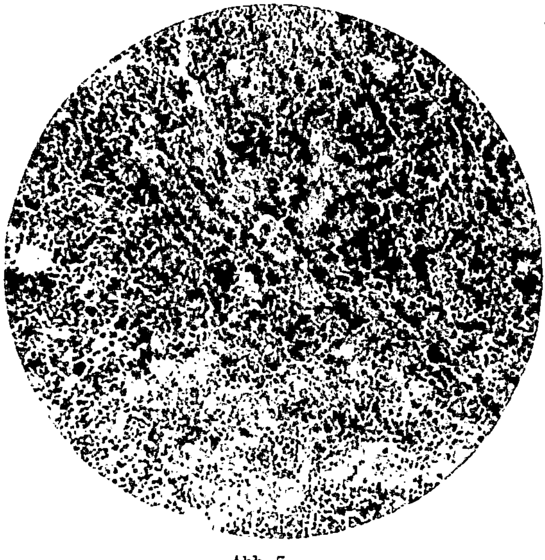

Abb. 7 .

Abb. 8.

Tumor durch alleinige Behandlung nicht hervorgerufen werden konnte. Die Arbeiten von *H. Loeschke*[12] zeigen, daß als Folge von Antigen-Antikörperbindung in der Milz amyloide Veränderungen auftreten. In diesen Fällen könnte das zerstörte Tumorgewebe als Antigen betrachtet werden.

Es sollen noch Versuche von *Pelczar* Erwähnung finden, die gewissermaßen auf den Mechanismus der Organextraktbehandlung hinweisen. Es wurden in physiologischer Kochsalzlösung hergestellte Aufschwemmungen von unveränderten, von mit Aceton und von mit Alkohol-Äther extrahierten Tumorzellen unter Zusatz von Methylenblau mit Darmextrakten versetzt. Es zeigte sich, daß die Leukoverbindungen nur in mit Extrakt versetzten unbehandelten oder acetonbehandelten Tumorzellensuspensionen zustande kamen. Dagegen wurden sie in mit Alkohol-Äther behandelten Tumorzellenaufschwemmungen vermißt. In den acetonbehandelten Tumorzellaufschwemmungen war auch gegen die unbehandelten Zellaufschwemmungen eine bedeutende Abschwächung festzustellen: bei der unbehandelten Tumorzellaufschwemmung war bereits wieder eine Umkehr der Reaktion, d. h. wieder Methylenblaubildung eingetreten, wenn in der acetonbehandelten Zellaufschwemmung die Leukoverbindungen sich erst zu bilden begonnen hatten. Es scheint also, daß in den Tumorzellen sich alkohol-ätherlösliche Lipoide befinden, die unter der Wirkung von Organextrakten, d. h. in Esterasengegenwart als Donatoren im Schardingersystem fungieren können.

Es gelingt also, durch Lipoid-Eiweißbehandlung Umstellungen zu erzielen, die Tumorzerstörung zur Folge haben. Diese Wirkung ist auch durch unspezifische Reiztherapie, wenn auch in viel geringerem Maße, zu erzielen.

Eine einwandfreie Deutung der sich dabei abspielenden Vorgänge ist an Hand des bis jetzt vorhandenen Versuchsmaterials noch nicht zu geben.

———

Literaturverzeichnis.

[1] *Caspari*, Med. Klinik **19**, 338. 1924. — [2] *Blumenthal, Auler* und *Solecka*, Zeitschr. f. Krebsforsch. **25**, 229. 1927. — [3] *v. der Velden*, zit. nach *Petersen* und *Weichardt*, Proteintherapie und unspezifische Leistungssteigerung. Berlin: Julius Springer 1923. — [4] *Lignac, E.*, und *E. Kreuzwendedich*, Krankheitsforschung **5**, H. 2. — [5] *Roskin, Gr.*, Zeitschr. f. Krebsforsch. **24**, H. 6, S. 551. 1927. — [6] *Leites, S.*, Biochem. Zeitschr. **186**, H. 5/6, S. 436—450. 1927. — [7] *Goebel* und *Gnoinski*, Medycyna Dośw. i społ. **8**, 1—2. — [8] *Bullock* und *Cramer*, Proc. of the roy. soc. of London **87**. 1913; zit. nach *N. Waterman*. Der heutige Stand der chemotherapeutischen Carcinomforschung. — [9] *Bennet*, Biochem. Journ. **17**, 13. 1914. — [10] *Falk, G., H. Noyes* und *K. Sugiura*, Journ. of biol. chem. **59**, Nr. 1. 1924. — [11] *Rondoni, Pietro*, Zeitschr. f. Krebsforsch. **25**, 445. 1927. — [12] *Loeschke*, Beitr. z. pathol. Anat. u. z. allg. Pathol. **77**, H. 2/3, S. 131. 1927.

(Aus dem chemischen Laboratorium des Universitätsinstitutes für Krebsforschung
an der Charité, Berlin.)

Über die Rolle des Kaliums beim Zellwachstum.

Von

A. Lasnitzki.

Mit 2 Textabbildungen.

I.

Ergebnisse von Aschenanalysen wachsender tierischer Gewebe lassen
eine bemerkenswerte Beziehung zwischen *Kaliumgehalt* und *Wachstumsintensität* erkennen. Die Mehrzahl der vorliegenden Untersuchungen
befaßt sich mit dem Tumorgewebe in verschiedenem Zustande des
Wachstums. Erwähnt seien die Arbeiten von *Clowes* und *Frisbie*[1],
Roffo[2], *Wolf*[3] an Mäuse- und Rattentumoren, von *Beebe*[4] und *Waterman*[5] an menschlichen Tumoren. Das Ergebnis läßt sich dahin zusammenfassen, daß der Kaliumgehalt von schnell wachsenden Tumoren
im allgemeinen größer ist als von langsamer wachsenden. Eine wichtige
Ergänzung erfährt dieser Befund durch die Untersuchungen von *Roffo*[2]
an Hühnerembryonen und an der wachsenden Ratte. Es ergab sich,
daß mit fortschreitender Entwicklung der Kaliumgehalt des Gesamtorganismus geringer wird. Beim Hühnchen beträgt er am 9. Bebrütungstage etwa 3,3% des Trockengewichtes, um bis zum Ende der Embryonal-
entwicklung auf 0,8—0,9% abzusinken. Eine ähnliche Beziehung fand
neuerdings *Keiser*[6] für das Wachstum der Kaulquappe in der Zeit
vom 28. Tage nach dem Ausschlüpfen bis kurz vor der Metamorphose.
Mit fortschreitender Entwicklung nimmt nun wohl die mittlere Intensität des Zellwachstums bis zu einem gewissen Grenzwert ab. Wäre
dies nicht der Fall, so müßte eine bestimmte relative Massenzunahme
der Gewebe, z. B. Verdoppelung, in annähernd gleichen Zeiträumen
erfolgen*, was aber nicht zutrifft. So beträgt die Verdoppelungszeit
beim 4—6 Tage alten Hühnerembryo 13,6 Stunden, beim 10 Tage
alten 29,2 Stunden (Angabe von *G. Hertwig*[7]). Der zunehmenden Kalium-
verarmung des Organismus geht also eine Intensitätsabnahme des
Zellwachstums parallel.

---

* Vorausgesetzt, daß die mittlere Geschwindigkeit des *Zellzerfalls* (auf gleiche
Zellenzahl bezogen) sich wenig verändert.

Es wäre wichtig, die am Gesamtorganismus erhobenen Befunde durch Untersuchungen an möglichst intercellularsubstanzarmen Einzelgeweben verschiedener Wachstumsintensität zu ergänzen. Wir wollen aber schon auf Grund der vorliegenden, am Gesamtorganismus und am Tumorgewebe gewonnenen Tatsachen die Annahme machen, daß der Kaliumgehalt wachsender *Zellen* im allgemeinen um so größer ist, je stärker sie wachsen.

Mit dem Ergebnis, daß Erhöhung der Wachstumsintensität mit Kaliumanreicherung im Gewebe einhergeht, stehen Versuche im Einklang, welche den wachstumsfördernden Einfluß von Kaliumsalzen demonstrieren. Untersuchungen am Tumorgewebe, die sich in dieser Richtung bewegen, sind von *Goldzieher* und *Rosenthal*[8], *Händel*[9], *Nègre*[10], *Troisier* und *Wolf*[11] angestellt worden. *Troisier* und *Wolf* fanden für die Transplantation des Mäusecarcinoms eine Verkürzung der Latenzzeit, wenn das überimpfte Gewebe mit isotoner KCl-Lösung vorbehandelt wurde. Die anderen Autoren berichteten über Beschleunigung des Tumorwachstums und Erhöhung der Impfausbeute durch vermehrte Kaliumzufuhr in der Nahrung. Calciumsalze übten meist eine gegenteilige Wirkung aus. Was das geordnete Wachstum anbetrifft, so hat *Miller*[12] in schönen Versuchen die Bedeutung der Kaliumzufuhr erwiesen. *Miller* konnte zeigen, daß junge Ratten, die mit einer künstlich zusammengesetzten (vitaminhaltigen) Nahrung gefüttert werden, völlig im Wachstum zurückbleiben, wenn sie nur etwa 1 mg Kalium pro Tag aufnehmen. Wird der Kaliumgehalt der Nahrung, ohne ihre Zusammensetzung sonst zu ändern, nach einer gewissen Zeit erhöht, so beginnen die Tiere sofort zu wachsen. Durch Veränderung der Natriumzufuhr ließen sich entsprechende Wirkungen auf das Wachstum nicht erzielen.

II.

Eine schon länger bekannte und, wie es scheint, allgemeingültige Eigenschaft wachsender Lebewesen ist ihr erhöhter *Wassergehalt* gegenüber ausgewachsenen Lebewesen der gleichen Art. Vergleichende Bestimmungen des Wassergehaltes von tierischen Organismen verschiedener Entwicklungsstufe liegen in großer Anzahl vor und haben allgemein ergeben, daß der Gesamtorganismus um so wasserärmer wird, je weiter er sich dem ausgewachsenen Zustande annähert, je mehr also die mittlere Intensität des Zellwachstums absinkt. Wir können uns auf wenige Beispiele beschränken. So beträgt beim 0,5 cm langen Mäusefetus der Wassergehalt etwa 87%. Von hier aus sinkt er bis zum ausgewachsenen Zustande kontinuierlich auf etwa 70% (*v. Bezold*[13]). Der Wassergehalt des Hühnerembryos (ohne Dotter) sinkt vom 7. bis zum 21. Bebrütungstage von etwa 93 auf etwa 80% (*v. Lieber-*

mann[13]). Nach Bestimmungen von *Fehling*[13]) nimmt beim Fetus des Menschen der Wassergehalt mit fortschreitender Entwicklung beständig ab. Im Alter von $1^1/_2$ Monaten beträgt er 97,5%, beim Neugeborenen 74%. Entsprechend findet *Rubner*[14] beim 6 Monate alten menschlichen Fetus einen Trockensubstanzgehalt (ohne Fett und Asche) von etwa 10%, beim Erwachsenen etwa 23%. Schließlich sei erwähnt, daß nach den Untersuchungen *Keisers*[6] auch das Wachstum der Kaulquappe in dem oben bezeichneten Entwicklungsabschnitt mit einer kontinuierlichen Abnahme des Wassergehaltes einhergeht.

Mit diesen Ergebnissen, die sich sämtlich auf den Wassergehalt des Gesamtorganismus beziehen, wollen wir die Vorstellung verbinden, daß der durchschnittliche Wassergehalt der wachsenden *Zellen* sich in gleichem Sinne wie der des ganzen Körpers verändert. Untersuchungen an (möglichst intercellularsubstanzarmen) Einzelgeweben, welche diese Annahme rechtfertigen, liegen ebenfalls vor. Z. B. beträgt nach Bestimmungen von *Bischoff*[13] der Wassergehalt der menschlichen Leber beim Neugeborenen etwa 81, beim Erwachsenen etwa 69%. Der Wassergehalt der Muskulatur des Rindes beträgt beim 10 cm langen Fetus etwa 90% und sinkt mit fortschreitender Entwickung bis auf etwa 76% (*Jakubowitsch*[13]). Was die Tumoren anbetrifft, so ergab sich des öfteren, daß ihr Wassergehalt größere Werte erreicht als der durchschnittliche Wassergehalt der ausgewachsenen Normalgewebe. So fand *Simonini*[15] bei menschlichen Geschwülsten einen Wassergehalt von 64—89%; die höchsten Werte erhielt er bei den Carcinomen. *Robin*[16] stellte fest, daß der Wassergehalt von zwei carcinomatösen Lebern in stark ergriffenen Partien um etwa 14% größer war als der einer Normalleber.

Wir stellen uns also vor, daß schneller wachsende Zellen wasserreicher sind als langsamer wachsende. Wir wollen ferner annehmen, daß die Unterschiede im Wassergehalt wachsender Zellen in beträchtlichem Maße durch Unterschiede in der Hydratation gewisser (oder sämtlicher) Zellkolloide bedingt sind. (Schon geringe Änderungen des totalen Wassergehaltes sind deshalb bedeutungsvoll.) Dann ist es möglich, einen Zusammenhang zwischen dem Wassergehalt wachsender Zellen und ihrem in gleicher Richtung sich ändernden Kaliumgehalt herzustellen, durch die Auffassung, daß die Gegenwart von Kalium die Quellung gewisser Zellkolloide begünstigt. Daß das Kalium die Quellung hydrophiler Kolloide unter bestimmten Bedingungen stärker fördert, als andere physiologisch wichtige Kationen (vom H-Ion abgesehen), dafür bietet die Kolloidchemie eine Reihe von Anhaltspunkten. Und wenn auch die Entscheidung vorläufig schwer ist, inwieweit diese Bedingungen für die Verhältnisse des Zellinnern zutreffen, so sind es wiederum Beobachtungen an biologischen Objekten, welche häufig darauf hinweisen (bzw. ihre Erklärung darin finden), daß das Kalium die Quellung stärker begünstigt, als die anderen in der Zelle normalerweise vorkommenden Kationen. Als prägnantes Beispiel erwähne ich nur den schon von *Jacques Loeb*[17] erhobenen Befund, daß Froschmuskeln nach 18stündigem Verweilen in isotoner NaCl-Lösung eine Gewichtszunahme von nur wenigen Prozenten, in isotoner $CaCl_2$-Lösung eine Gewichts*ab*nahme von etwa 20% erkennen lassen, während in isotoner KCl-Lösung eine Zunahme des Gewichtes um etwa 45% erfolgt. In entsprechenden Versuchen fand neuerdings *Gellhorn*[18], daß das Kalium in seiner quellungsfördernden Wirkung auf Froschmuskulatur unter sämtlichen Alkaliionen an erster Stelle steht und daß auch die entquellende Wirkung des Calciums am stärksten durch Kalium kompensiert wird. Bemerkt sei noch, daß auch *Keiser* anläßlich seiner Befunde an Kaulquappen einen funktionellen Zusammenhang zwischen dem Kalium- und Wassergehalt des Gewebes annimmt. Doch geht er darin fehl, daß er für das Zustandekommen der durch Kalium bedingten Wasserbindung osmotische Verhältnisse verantwortlich macht.

III.

Die Frage, welche Bedeutung dem Wassergehalt des Organismus oder der ihn aufbauenden Zellen für die Intensität des Wachstums zukommt, ist selten diskutiert worden. Neuerdings hat *Rubner*[14] das hier vorliegende Problem erörtert, ohne zu einer Klärung zu gelangen. Die Möglichkeit, den Wassergehalt bzw. Quellungszustand von wachsenden Warmblütern mit ihrem Betriebsstoffwechsel in Verbindung zu bringen, scheitert nach *Rubner* an der Tatsache, daß der auf die Einheit des Körpergewichtes bezogene Betriebsstoffwechsel bei Tieren von gleicher Entwicklungsstufe, aber verschiedener Größe entsprechend ihrer relativen Oberfläche differiert, obgleich ihr Wassergehalt in korrespondierenden Stadien der Entwicklung nahezu übereinstimmt. Nun versteht *Rubner* unter „Betriebsstoffwechsel" die Summe aller energieliefernden Vorgänge, welche dazu dienen, die Körpertemperatur auf konstanter Höhe zu erhalten, und es fragt sich, ob die *Gesamtheit* dieser Prozesse mit dem Wachstum irgend etwas zu tun hat. Es leuchtet ein, daß man diejenigen *Teil*prozesse in Betracht ziehen muß, welche direkt zum Zellwachstum in Beziehung stehen.

Wir gehen von der Voraussetzung aus, daß das Zellwachstum als solches mit einer Arbeitsleistung verknüpft ist, die eine Energiequelle benötigt. Für Warmblüter ist nach den Untersuchungen *Warburgs* und seiner Mitarbeiter[19] wahrscheinlich, daß die Vergärung des Traubenzuckers zu Milchsäure diejenige Zellreaktion ist, welche die Energie zu dieser Arbeit liefert. Alle wachsenden Gewebe zeigen in vitro ein

Gärvermögen, dessen Stärke mit der Körpergröße der Tiere, denen sie entstammen, in keinem Zusammenhange steht. Die Beziehung zur Intensität des Zellwachstums wird besonders deutlich, wenn die Untersuchungen an der gleichen (möglichst intercellularsubstanzarmen) Gewebsart in verschiedenen Stadien der Entwicklung ausgeführt werden. So stellte *Negelein*[20] fest, daß das Gärvermögen des Rattenchorions bei einer Massenzunahme des Embryos von etwa 1 auf 250 mg Trockengewicht fast auf die Hälfte sinkt. Nach *Warburg* und *Kubowitz*[21] sinkt die Gärung des embryonalen Hühnerherzens in der Zeit vom 4. bis zum 7. Bebrütungstage um nahezu $^3/_4$ des Ausgangswertes. *Tamiya*[22] fand, daß das Gärvermögen der fetalen Hühnerleber am 5. Bebrütungstage etwa 5—7 mal so groß ist, wie das der Leber eines ausgewachsenen Huhnes. Den entsprechenden Befund erhoben *O. Rosenthal* und ich[23] an der Leber und Niere von 3—4 cm langen Rattenembryonen *. Die Annäherung an die niedrigen Gärungswerte des ausgewachsenen Gewebes erfolgt kontinuierlich mit fortschreitender Entwicklung. Im Gegensatz dazu zeigt der andere energieliefernde Zellvorgang, die Atmung, während der Fetalzeit in der Regel keine größeren Werte als im ausgewachsenen Zustand **; ja, die Versuche mit Rattenleber und -niere ergaben sogar während der Fetalzeit eine schwächere Atmung, als nach abgeschlossener Entwicklung. Schließlich hat *Wind*[24] durch seine Untersuchungen an Gewebsexplantaten den direkten Beweis erbracht, daß der Vorgang des Wachstums nicht an die Gegenwart von Sauerstoff, wohl aber an die Gegenwart von Glucose geknüpft ist.

Die Größe des „Gärvermögens" der einzelnen Gewebe können wir nur nach der Intensität der in vitro unter *anaeroben* Bedingungen erfolgenden Milchsäurebildung beurteilen. Unter *aeroben* Bedingungen in vitro und ebenso in vivo ist die Milchsäurebildung je nach Größe und Wirksamkeit der Atmung eingeschränkt oder völlig aufgehoben. Im Sinne der von *Meyerhof* für die Glykogenvergärung des Muskels entwickelten Vorstellung ist jedoch anzunehmen, daß der Traubenzucker auch bei Gegenwart von Sauerstoff in einer ersten (anaeroben) Phase vollständig gespalten wird und daß die gebildete Milchsäure erst in einer zweiten (aeroben) Phase durch oxydative Synthese ganz

---

* Diese Angaben beziehen sich auf die *Gesamt*gärung des wachsenden Gewebes im traubenzuckerhaltigen Medium. Die eigentliche *Traubenzucker*gärung dürfte während der Fetalzeit häufig in noch stärkerem Maße gesteigert sein (vgl. hierzu *O. Rosenthal*, dieses Heft, S. 125).

** Von der Netzhaut abgesehen, deren Stoffwechsel sich im ganzen anders verhält, zeigt nach den bisherigen Untersuchungen nur die Atmung des Hühnerherzens mit fortschreitender Entwicklung eine Abnahme (*Warburg* und *Kubowitz*[21]). Die Sonderstellung des Herzens hängt möglicherweise mit seiner äußeren Arbeitsleistung zusammen.

oder teilweise wieder verschwindet. Trifft diese Annahme zu, so ist die in der Spaltungsphase freiwerdende Energiemenge von gleicher Größe wie bei der Gärung unter anaeroben Bedingungen..

IV.

Im Hinblick auf den erhöhten Kaliumgehalt wachsender Zellen und die Andeutung eines Parallelismus zwischen Kaliumgehalt, Wachstums- und Gärungsintensität habe ich in Gemeinschaft mit *O. Rosenthal* und *H. Rubinsohn* Untersuchungen über den Einfluß des Kaliums auf die Gärung angestellt. Als Paradigma eines stark wachsenden und gärenden Gewebes wählten wir das *Tumorgewebe*.

Die Methodik war das von *Warburg*[19] ausgearbeitete manometrische Verfahren. Versuchsmaterial bildeten Schnitte aus dem *Flexner-Jobling*schen Rattencarcinom und dem *Jensen*schen Rattensarkom, die in serumisotoner *Ringerlösung* mit $2,5 \cdot 10^{-2}$ Mol/l Bicarbonat und 0,25% Glucose suspendiert wurden. Die Messungen erfolgten bei Körpertemperatur und unter *anaeroben* Bedingungen.

Enthält die Ringerlösung $2,5 \cdot 10^{-3}$ Mol/l KCl und $1,8 \cdot 10^{-3}$ Mol/l CaCl$_2$, so stellt sie eine „*Vollringerlösung*" dar. Der durchschnittliche Gärungswert, den wir in Vollringerlösung erhielten, stimmt für das Flexner-Jobling-Carcinom in der ersten Viertelstunde der Versuchszeit mit dem von *Warburg* angegebenen Mittelwert gut überein; für das Jensen-Sarkom ist er etwas geringer. Der mittlere Verlauf der Gärung zeigt, soweit er verfolgt wurde, einen Abfall der Intensität, der beim Jensen-Tumor gering, beim Flexner-Tumor größer ist und in der 3. Viertelstunde der Versuchszeit etwa 15% des Anfangswertes ausmacht.

Stellt man die Ringerlösung ohne Zusatz von KCl und CaCl$_2$ her, so wird ihr osmotischer Druck nur um etwa 5% vermindert. Führt man die Messungen in einer solchen „*K- und Ca-freien Ringerlösung*" aus, so beobachtet man, daß die Gärungswerte im allgemeinen geringer als in Vollringerlösung sind. Die mittlere Senkung der Gärintensität beträgt für das Flexner-Carcinom in korrespondierenden Beobachtungsintervallen etwa 40—45% der in Vollringerlösung gefundenen Werte; für das Jensen-Sarkom beträgt sie nur etwa 20—30%. Diese Angaben beziehen sich auf solche Versuche, die den Versuchen mit Vollringerlösung zeitlich benachbart sind und größtenteils mit Tumoren der entsprechenden Impfserien angestellt wurden.

Um den Einfluß zu untersuchen, den der Zusatz von Kalium auf die Gärung in K- und Ca-freier Ringerlösung ausübt, beschickten wir den retortenförmigen Anhang unserer Versuchsgefäße mit einem kleinen Volumen Ca-freier Ringerlösung, das eine wechselnde Menge von KCl enthielt. Für die parallel laufenden Kontrollversuche wurde der Anhang mit einem gleich großen Volumen K- und Ca-freier Ringerlösung gefüllt, das gelegentlich noch mit einem Überschuß von NaCl versehen war, der dem jeweils angewandten KCl-Gehalt entsprach. Der Hauptraum sämtlicher Gefäße wurde mit K- und Ca-freier Ringerlösung beschickt und enthielt die Tumorschnitte.

Die Versuche zerfallen, dieser Anordnung gemäß, in zwei Teile:

1. Teil: Messung der Gärung in K- und Ca-freier Ringerlösung.

2. Teil: Messung der Gärung nach Hinzufügung der im Anhang befindlichen Flüssigkeit, welche

a) KCl enthält, so daß eine bestimmte KCl-Konzentration resultiert,

b) kein KCl enthält (Kontrollen).

Der Zusatz erfolgt unmittelbar nach Beendigung von Teil 1; Beginn von Teil 2 15 Minuten später.

In der Mehrzahl der Versuche ergab sich, daß die Gärung in K- und Ca-freier Ringerlösung nach Zusatz von KCl *ansteigt*. Die absoluten Ausschläge sind im allgemeinen nicht groß, und die in Vollringerlösung erzielten Gärungswerte werden nicht wieder erreicht. Allerdings wird der Einfluß des KCl-Zusatzes dadurch deutlicher, daß die Gärintensität

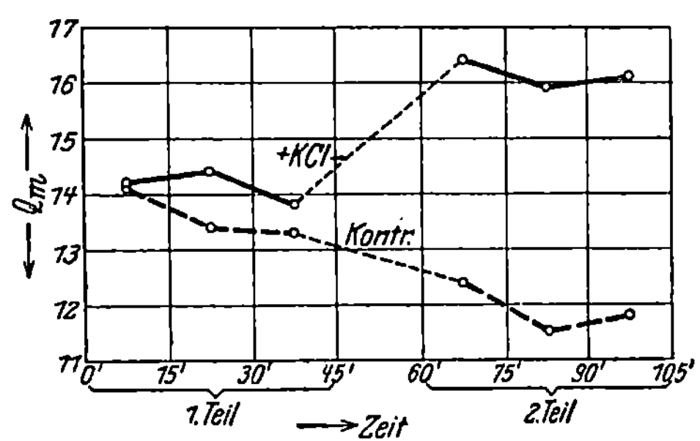

Abb. 1.*

Flexner-Jobling-Carcinom. Einfluß von 0,01 mol. KCl auf die Gärung in K- und Ca-freier Ringerlösung. Mittelwertskurven aus 55 Kaliumzusatz- und 42 Kontrollversuchen.

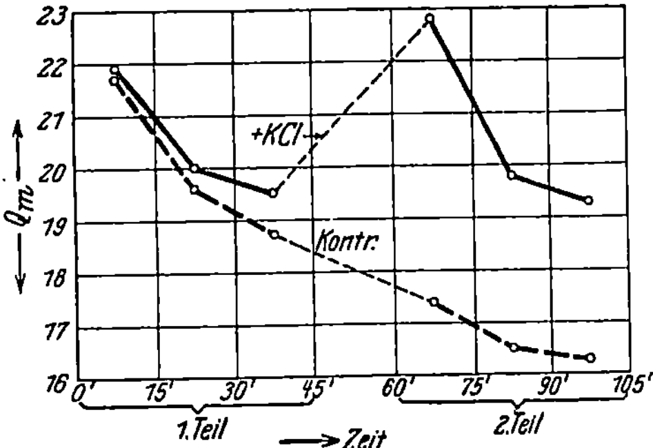

Abb. 2. *Jensen-Sarkom.* Einfluß von 0,01 mol. KCl auf die Gärung in K- und Ca-freier Ringerlösung. Mittelwertskurven aus 14 Kaliumzusatz- und 14 Kontrollversuchen.

der Kontrollversuche im zweiten Versuchsteil meistens abnimmt. Die von Versuch zu Versuch wechselnde Größe der Ausschläge steht in keiner klaren Beziehung zur einwirkenden KCl-*Konzentration* (in dem angewandten Konzentrationsbereich von 0,0025—0,04 mol. KCl). Bei den Flexner-Tumoren trat in über 80% der Versuche (90 unter 110)

---

* *Anmerkung zu den Abbildungen:* Die Q_m-Werte sind in der Mitte der entsprechenden Beobachtungsintervalle verzeichnet. Von den Verbindungslinien haben nur die Richtungen, nicht aber die Punkte eine reelle Bedeutung.

eine graduell verschiedene Erhöhung der Gärintensität nach KCl-
Zusatz ein, während die zugehörigen Kontrollen nur zu etwa 3%
(2 unter 64) eine stärkere Gärung im zweiten Versuchsteil erkennen
ließen. Ähnliche Verhältnisse zeigten die Jensen-Tumoren. Über die
zeitliche Veränderung der Gärintensität orientiert man sich zweckmäßig an Hand von *Mittelwertskurven*, denen eine größere Zahl von
Einzelversuchen zugrundeliegt. Als Beispiele bringe ich · für .beide
Tumorarten die Mittelwertskurven der Versuche mit Einwirkung von
0,01 mol. KCl (dem .4fachen KCl-Gehalt der Vollringerlösung) und
der zugehörigen Kontrollversuche. Das Maß der Gärintensität ist der

$$\textit{Gärungsquotient}\ \ Q_m = \frac{\text{Kubikmillimeter gebildete Milchsäure*}}{\text{Milligramm Gewebe-Trockengewicht} \cdot \text{Stunden}},$$

dessen Mittelwert für jedes (15 Minuten betragende) Beobachtungsintervall bestimmt wird. Aus den dargestellten Kurven ist zu ersehen, daß
unmittelbar nach KCl-Zusatz der mittlere Gärungsquotient bei beiden
Tumorarten ansteigt, während er in den Kontrollversuchen absinkt. Der
weitere Verlauf der Kaliumwirkung verhält sich beim Jensen-Tumor
aber anders als beim Flexner-Tumor. Während bei dem letzteren die
Gärintensität nach erfolgtem KCl-Zusatz ungefähr konstant bleibt, fällt
sie beim Jensen-Tumor schon im zweiten Beobachtungsintervall be-
trächtlich ab, obwohl eine relative Zunahme der Gärung noch bestehen
bleibt. Die Erscheinung wird einer besonderen Erklärung bedürfen.

Ich bemerke noch, daß die Kontrollversuche mit und ohne Erhöhung
der NaCl-Konzentration keinen Unterschied erkennen lassen und daß
auch LiCl ohne Einfluß auf die Gärung in K- und Ca-freier Ringerlösung ist. Die Wirkung des KCl-Zusatzes kann also weder auf die
geringe Erhöhung des osmotischen Druckes noch auf eine unspezifische
Vermehrung der Alkaliionen oder Vermehrung der Chlorionen zurück-
geführt werden. Auch durch Zusatz von $CaCl_2$ und $MgCl_2$ in verschiedenen Konzentrationen ließ sich ein der Kaliumwirkung ähnlicher
Effekt nicht erzielen.

Das Kaliumion kann seine gärungsfördernde Wirkung nur innerhalb der Tumorzelle ausüben. Es liegt daher der Gedanke nahe,
auch dem spontan in wachsenden Zellen vorhandenen Kalium einen
fördernden Einfluß auf die Gärung zuzuschreiben, wobei wir noch
voraussetzen müssen, daß unser zunächst nur für Tumorzellen geltendes
Resultat auch für geordnet wachsende Zellen Gültigkeit besitzt.

V.

Die Gesamtheit der Vorstellungen, zu denen man auf Grund des
vorliegenden Tatsachenmaterials gelangt, kann man folgendermaßen
wiedergeben:

---

* 1 cmm Milchsäure = 1 cmm Säurewasserstoff von 0° und 760 mm Hg.

1. Das Kalium ist ein Faktor, welcher die Intensität des Zellwachstums erhöht. Dementsprechend nimmt der Kaliumgehalt wachsender Zellen mit steigender Wachstumsintensität im allgemeinen zu.

2. Mit steigender Wachstumsintensität geht der Zunahme des Kaliumgehaltes eine Zunahme des Wassergehaltes der Zelle parallel. Die Erhöhung des Wassergehaltes hängt in beträchtlichem Grade mit einer Verstärkung der Hydratation gewisser (oder sämtlicher) Zellkolloide zusammen, welche durch die Anreicherung des Kaliums bedingt ist.

3. Die Vergärung des Traubenzuckers zu Milchsäure ist die energieliefernde Reaktion des Zellwachstums. Das Gärvermögen der Zellen steigt im allgemeinen mit zunehmender Wachstumsintensität.

4. Durch das in der Zelle wirksame Kalium wird die Gärung gefördert.

Der Inhalt dieser Sätze läßt sich unschwer zu einer *Arbeitshypothese* verdichten, der ich die folgende Fassung geben möchte:

Die Intensität der energieliefernden Reaktion des Zellwachstums ist an einen bestimmten Quellungszustand gewisser Zellkolloide gebunden, in dem Sinne, daß sie mit steigender Hydratation dieser Kolloide innerhalb gewisser Grenzen zunimmt, vorausgesetzt, daß alle übrigen die Reaktion bedingenden Faktoren konstant bleiben. Die Regulation dieses Quellungszustandes unterliegt — zum mindesten unter normalen Bedingungen — dem Kalium.

Der kausale Zusammenhang, der von dieser Hypothese gefordert wird, ist demnach:

$$\text{Kalium} \rightarrow \text{Quellungszustand} \rightarrow \text{Gärung} \rightarrow \text{Wachstum.}$$

Zur Erläuterung sei gesagt, daß dieser Zusammenhang aus der Mannigfaltigkeit der Beziehungen, durch welche die Zellfaktoren unmittelbar und mittelbar mit dem Vorgang des Wachstums verknüpft sind, natürlich nur eine einzige Kausalkette heraushebt. Es kann z. B. sein, daß die Beziehung des Kaliums oder des Quellungszustandes zum Wachstum mit der Eigenschaft, die energieliefernde Reaktion dieses Vorganges zu beeinflussen, nicht erschöpft ist. Auf der anderen Seite ist ja klar, daß der optimale Quellungszustand für die Gärung und ebenso die Gärung für das Wachstum zwar notwendige, aber nicht hinreichende Bedingungen darstellen. Die Schwierigkeiten, welche der Erkenntnis des Zusammenhanges in konkreten Fällen erwachsen können, werden dadurch ebenfalls verständlich.

Bezüglich der Rolle des Kaliums ergibt sich die Frage, ob es unter den gegebenen Permeabilitätsbedingungen ein *notwendiger* Faktor zur Regulation des Quellungszustandes und der damit verbundenen Beeinflussung des Gärvermögens ist oder ob es in seiner Funktion durch andere quellungsfördernde, in der Zelle normalerweise nicht vorkommende Ionen ersetzt werden kann. Unter *abgeänderten* Permeabilitätsverhältnissen besteht jedenfalls die Möglichkeit, daß sich sowohl für Kationen als für Anionen ähnlich abgestufte, ihrer Stellung in der *Hofmeister*schen Ionenreihe ungefähr entsprechende Wirkungen auffinden lassen, wie sie von *Embden* und seinen Mitarbeitern[25] für die Beschleunigung der Lactacidogenspaltung im Froschmuskelbrei (ein der Traubenzuckergärung nahestehender Vorgang) nachgewiesen wurden.

Zum Schlusse muß noch betont werden, daß sich unsere Anschauung vorläufig auf Warmblüterzellen beschränkt, da wir nur bei diesen über die energieliefernde Reaktion des Wachstums näher unterrichtet sind. Es läge aber im Sinne der Hypothese, die ihr zugrundeliegende Vorstellung mit den entsprechenden Modifikationen auch auf andere tierische Organismen zu übertragen.

Literaturverzeichnis.

[1] *Clowes* und *Frisbie*, Americ. journ. of physiol. **14**, 173. 1905. — [2] *Roffo*, Bol. del inst. de med. exp. **1**, 493. 1925; *Roffo* und *Laserre*, Ebendaselbst **2**, 221. 1926. — [3] *Wolf*, Cpt. rend. hebdom. des séances de l'acad. des sciences **176**, 1932. 1923. — [4] *Beebe*, Americ. journ. of physiol. **12**, 167. 1905. — [5] *Watermann*, Arch. néerland. de physiol. de l'homme et des anim. **5**, 305. 1921; Biochem. Zeitschr. **133**, 535. 1922. — [6] *Keiser*, Zeitschr. f. vergl. Physiol. **2**, 453. 1925. — [7] *Hertwig, G.*, Handbuch der normalen und pathologischen Physiologie. **14**, 1, S. 1054. (Berlin: Julius Springer 1927.) — [8] *Goldzieher* und *Rosenthal*, Zeitschr. f. Krebsforsch. **13**, 321. 1913. — [9] *Händel*, Ebendaselbst **21**, 281. 1924. — [10] *Nègre*, Cpt. rend. des séances dela soc. de biol. **86**, 746. 1922. — [11] *Troisier* und *Wolf*, Ebendaselbst **86**, 651. 1922. — [12] *Miller*, Journ. of biol. chem. **55**, 61. 1923; **70**, 587. 1926. — [13] Zit. nach *H. Aron*, Handbuch der Biochemie des Menschen und der Tiere. **7**, 154. (Jena: G. Fischer 1927); vgl. auch Tabulae Biologicae **3**, 581 (Berlin: W. Junk 1927). — [14] *Rubner*, Biochem. Zeitschr. **148**, 187. 1924. — [15] *Simonini*, Clin. pediatr. **6**, 1. 1924. — [16] *Robin*, Bull. gén. de therap. **165**, 195. 1913. — [17] *Loeb, J.*, Pflügers Arch. f. d. ges. Physiol. **75**, 303. 1899. — [18] *Gellhorn*, Ebendaselbst **200**, 583. 1923. — [19] *Warburg, O.*, Über den Stoffwechsel der Tumoren. (Berlin: Julius Springer 1926). — [20] *Negelein*, Biochem. Zeitschr. **165**, 122. 1925. — [21] *Warburg* und *Kubowitz*, Ebendaselbst **189**, 242. 1927. — [22] *Tamiya*, Ebendaselbst **189**, 175. 1927. — [23] *Rosenthal* und *Lasnitzki*, Ebendaselbst, im Druck. — [24] *Wind*, Ebendaselbst **179**, 384. 1926. — [25] *Embden* und *Lehnartz*, Hoppe-Seylers Zeitschr. f. physiol. Chem. **134**, 243. 1924; *Lange*, Ebendaselbst **137**, 105. 1924.

(Aus dem Chemischen Laboratorium des Universitätsinstitutes für Krebsforschung
an der Charité, Berlin.)

Gärung und Wachstum.

Von

Otto Rosenthal.

Mit 1 Textabbildung.

I.

Alle wachsenden Warmblütergewebe spalten unter anaeroben Bedingungen Traubenzucker mit erheblicher Geschwindigkeit zu Milchsäure. Beim normalen Wachstum sinkt dieses Gärvermögen im Laufe
der Entwicklung ab[1]. Beispielsweise bildet fetale Rattenleber stündlich
3—5 mg Milchsäure pro 100 mg Gewebe Trockengewicht, Leber er-
wachsener Ratten nur 0,5—1 mg[2]. Nur das Gärvermögen der Netzhaut
steigt mit der Entwicklungszeit an (l. c. 1).

Im folgenden soll erörtert werden, ob das Milchsäuregärvermögen
schlechthin während der Entwicklungszeit absinkt oder nur die Fähigkeit, Traubenzucker zu vergären[3].

II.

Nach bekannten Untersuchungen von *Meyerhof* und *Hill*[4] ist die
Milchsäuregärung die arbeitliefernde chemische Reaktion des quer-
gestreiften Skelettmuskels. Im Gegensatz zu dem Verhalten aller
übrigen Körpergewebe wird in der Muskulatur (Froschmuskelbrei)
Glykogen mit erheblich größerer Geschwindigkeit umgesetzt als Glucose. Traubenzucker und Fruchtzucker sind als Gärmaterial gleich
wirksam[5]. Die Muskulatur ist also zur Prüfung der Frage geeignet,
ob die Traubenzuckervergärung oder die Vergärung von Kohlehydrat
schlechthin sich während der Entwicklungszeit ändert.

---

[1] Vgl. *O. Warburg* und *F. Kubowitz*, Biochem. Zeitschr. **189**, 242. 1927.

[2] Vgl. *O. Rosenthal* und *A. Lasnitzki*, Über den Stoffwechsel stationärer und
wachsender Gewebe. Biochem. Zeitschr., im Druck.

[3] Die Methodik ist die von *Warburg* angegebene manometrische Messung.
(Vgl. *O. Warburg*, Über den Stoffwechsel der Tumoren. Berlin 1926.)

[4] *A. V. Hill* und *O. Meyerhof*, Ergebn. d. Physiol. **22**, 299. 1923.

[5] Vgl. hierzu z. B. *Loebel*, Biochem. Zeitschr. **161**, 219. 1925 u. besonders
F. Laquer, Zeitschr. f. pysiol. Chemie **116**, 169. 1921; **122**, 26. 1922 sowie
Laquer u. *Meyer* ebendaselbst **124**, 211. 1924.

In der nebenstehenden Abbildung sind die Ergebnisse zur Entscheidung dieser Frage ausgeführter Versuche dargestellt. Vom Zwerchfellmuskel 40—70 g schwerer Ratten wird Glykogen und Glucose etwa gleich schnell vergoren, während der Zwerchfellmuskel frisch geworfener Ratten Traubenzucker mehr als doppelt so schnell umsetzt als Glykogen. Die hier ebenfalls größere Umsatzgeschwindigkeit in glykogen- und fruktosehaltigem Medium und die Überlegenheit des Fruchtzuckers als Gärmaterial sind bei der relativ und absolut größeren Leergärung und der noch zu geringen Versuchszahl nicht zu verwerten. Der Eigenkohlehydratgehalt im Zwerchfell der frisch geworfenen Ratten ist sicherlich höher als im Zwerchfell der älteren Hungertiere. Es scheint am wahrscheinlichsten, daß die Geschwindigkeit, mit der

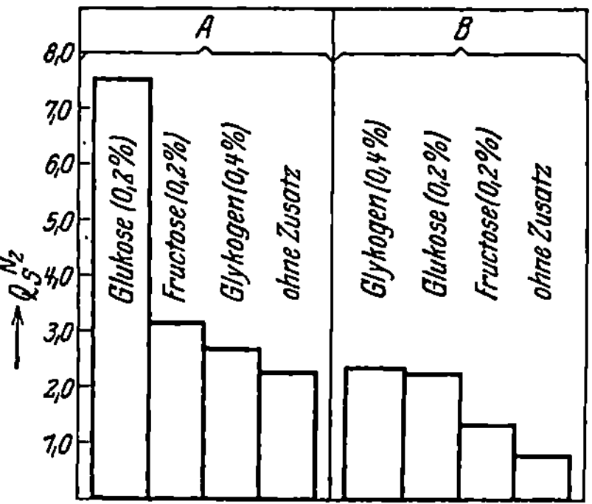

Abb. 1. *Gärgeschwindigkeit nach Zusatz verschiedener Zucker.* A = Zwerchfell frischgeworfener, 4—5 g schwerer Ratten; B = Zwerchfell älterer, 40—70 g schwerer Hunger-Ratten (Hungerzeit: ca. 24 Std.). $Q_S^{N_2} = \dfrac{\text{Kubikmillimeter Gärungssäure, gebildet in Stickstoff}}{\text{Milligramm Gewebe-Trockengewicht} \cdot \text{Stunden}}$. Die $Q_S^{N_2}$ = Werte beziehen sich auf die erste Beobachtungsstunde und sind Mittelwerte aus je einer Versuchsreihe.

Glykogen und Fruktose vom Zwerchfellmuskel umgesetzt werden, in den untersuchten Wachstumsstadien[1] annähernd gleich bleibt, und sich nur die Vergärbarkeit des Traubenzuckers wesentlich ändert. Hierbei muß es dahingestellt bleiben, ob die angegebene Zerfallsgeschwindigkeit des Glykogens nicht nur einen Minimalwert darstellt, da nicht

---

[1] *Pentimalli* (Zeitschr. f. Krebsforsch. **25**, 347. 1927) untersuchte den Stoffwechsel regenerierenden Muskelgewebes junger Hühner. Er findet 20 Stunden nach der Verletzung des Muskels eine Steigerung der anaeroben Gärung, die bis zum 4. Tag weiter zunimmt und bis zum 10. Tag wieder abgeklungen ist. Es scheint mir bisher nicht erwiesen zu sein, ob sich die Steigerung des Gärungsstoffwechsels ausschließlich oder wenigstens vorwiegend in den verletzten und regenerierenden Muskelfasern abspielt oder ob sie nur ein Merkmal für das Eindringen von Wanderzellen in den verletzten Muskel ist. Der Spaltungsstoffwechsel von Wanderzellen ist stets groß. *Pentimalli* selber läßt es dahingestellt bleiben, ob es sich bei der Heilung der Muskelwunde stets um eine vollkommene Regeneration handelt.

feststeht, inwieweit das Glykogenhydrat in die Muskelfasern eindringt. Im Gegensatz zu den von *Meyerhof* am Froschmuskelbrei erhobenen Befunden, ist auch beim Zwerchfell der älteren Ratten der Traubenzucker stets dem Fruchtzucker als Gärmaterial überlegen. Doch scheint es möglich, daß beim Zwerchfellmuskel ausgewachsener Ratten dieser Unterschied schwindet.

III.

Zu den Körpergeweben, die im stationären Zustand ein besonders geringes Gärvermögen aufweisen, gehört die Rattenleber. Die spontane Milchsäurebildung in Anaerobiose beträgt pro Stunde bei ernährten Tieren etwa 0,8%, nach 48 stündiger Hungerzeit etwa 0,5 bis 0,6% des Gewebetrockengewichtes und wird durch Traubenzuckerzusatz kaum erhöht. Mißt man aber bei ernährten Ratten die anaerobe Gärung von Leberschnitten, die vorher etwa 60 Minuten in sauerstoffgesättigter Ringerlösung mit oder ohne Traubenzuckerzusatz bei Körpertemperatur bewegt waren, so wird in der ersten Beobachtungsstunde 2—3% Gärungssäure[1] gebildet, also etwa die 3—4fache Menge, und zwar gleichviel in glucosehaltigem und glucosefreiem Medium (Extragärung nach nachträglichem Ersticken). Die Gärungsgeschwindigkeit fällt im Verlaufe der ersten Beobachtungsstunde stark ab, wird im allgemeinen nach 60—90 Minuten konstant, und ist dann nicht größer, als sonst nach sofortigem Ersticken von Leberschnitten. Die Anfangsgeschwindigkeit der Extragärung ist etwa ebenso groß wie die mittlere Geschwindigkeit der Traubenzuckervergärung bei fetaler Leber. Die Gärung in traubenzuckerfreier Lösung ist dagegen bei stationärer und wachsender Leber etwa gleich groß. Im Gärvermögen schlechthin unterscheiden sich demnach wachsende und stationäre Leber nicht, sondern nur in der Fähigkeit, *Traubenzucker* zu vergären bzw. in eine gärfähige Form umzuwandeln.

Der absolute Betrag der Extragärung ist zwar unabhängig von der Gegenwart zugesetzter Glucose, vermutlich aber beschränkt durch den Eigenkohlehydratgehalt des Gewebes. Bei Ratten, die 48 Stunden lang vor dem Versuch gehungert haben, bleibt die Extragärung aus, oder ist wenigstens sehr gering. Die gleiche Erscheinung war auch

---

[1] In einigen dieser und der im 4. Abschnitt folgenden Versuche wurde nach Beendigung der manometrischen Messung und Herausnahme der Gewebeschnitte aus den Trögen colorimetrische Milchsäurebestimmungen in der Suspensionsflüssigkeit ausgeführt (Veratrolprobe nach *Mendel-Goldscheider*, Biochem. Zeitschr. **164**, 163. 1925). Eine völlige Übereinstimmung zwischen der aus der manometrischen Messung berechneten Säuremenge und der colorimetrischen gefundenen Milchsäure fand sich selten. Woran dies liegt, bleibt vorerst ungewiß. Die relative Größe der Extragärung ist nach beiden Methoden übereinstimmend. Einzelheiten über die Milchsäurebestimmung sowie über den zeitlichen Verlauf und die Größe der Extragärung finden sich in der zitierten Arbeit von *A. Lasnitzki* und mir.

kürzlich bei einigen Tieren einer vom Händler bezogenen Rattenserie zu beobachten, die in unserem Institut mit Weißbrot und Hafer gefüttert waren. Nachdem den übrigen Ratten dieser Serie einige Tage Rohrzucker zur gleichen Kost zugelegt war, zeigte ihre Leber wieder das gleiche Verhalten, wie sonst bei ernährten Tieren.

Die Substanz, die bei der Extragärung umgesetzt wird, ist wahrscheinlich ein Spaltprodukt der zelleigenen höheren Kohlehydrate[1], das sich nach den bisherigen Untersuchungen nur bei Sauerstoffgegenwart bildet. Ob der Sauerstoff zur Bildung dieser Zwischensubstanz notwendig ist, oder ob er nur ihren Zerfall verhindert oder rückgängig macht, ist noch unbestimmt. Es wäre hierzu zu untersuchen, ob die Zwischensubstanz sich auch unter anaeroben Bedingungen anhäuft, falls allein ihr Zerfall (beispielsweise durch Zusatz von NaFl) unterdrückt werden kann.

IV.

Ein der Extragärung entsprechendes Phänomen beobachteten *Gerard* und *Meyerhof*[2] beim Froschnerven. Brachten sie einen Nerven, bei dem die Gärungsgeschwindigkeit in Stickstoff auf einen geringen Wert abgesunken war, wieder eine Zeitlang in Sauerstoffatmosphäre und erstickten danach von neuem, so war in dieser 2. Periode die Milchsäurebildungsgeschwindigkeit anfangs wieder etwas höher. Die Gesamtausbeute an Milchsäure stieg bei hinreichend großer Versuchszeit durch Einschalten der aeroben Versuchsperiode nicht, war also durch den Anfangskohlehydratgehalt des Nerven festgelegt. *Gerard* und *Meyerhof* schließen daraus, daß die Gärgeschwindigkeit außer von der Kohlehydratkonzentration des Gewebes von der Hydrolysegeschwindigkeit der höheren Kohlehydrate abhängt. Nach eigenen, in Gemeinschaft mit *A. Lasnitzki* ausgeführten Untersuchungen (l. c.) ist die Extragärung nicht auf Leber- und Nervengewebe beschränkt. Zum mindesten scheint sie sich allgemein bei epithelialen Drüsen zu finden. Beispielsweise ist die Gärungsgeschwindigkeit nach nachträglichem Ersticken von Nieren- und Speicheldrüsengewebe (Ratte und Mensch) um 60—120% erhöht. Aber diese Extragärung unterscheidet sich, wie eingehende Untersuchungen an der Submaxillaris der Ratte zeigten, in einigen Punkten von der bei der Leber beschriebenen Form: Die Konzentration der Zwischensubstanz, die sich während der aeroben

---

[1] Hierbei war an Maltose als Hydrolysenprodukt des Glykogens zu denken. Doch wird zugesetzte Maltose (*Kahlbaum*) von Lebergewebe nicht schneller umgesetzt als Glucose. *Laquer* u. *Meyer* (l. c.) finden beim Froschmuskelbrei Milchsäurebildung aus Zwischenkohlehydraten. Auch hier war zugesetzte Maltose unwirksam.

[2] Biochem. Zeitschr. **191**, 125. 1927.

Versuchsperiode anhäuft, wird durch Traubenzuckergegenwart scheinbar erhöht; nach nachträglichem Ersticken zerfällt nicht nur diese
Zwischensubstanz, sondern gleichzeitig wird auch zugesetzter Traubenzucker[1] mit erheblich größerer Geschwindigkeit vergoren, als nach sofortigem Ersticken von Speicheldrüsengewebe.

V.

Die bei Besprechung der Leberversuche geäußerte Annahme, daß
sich während der Entwicklungszeit weniger das Milchsäuregärvermögen
schlechthin ändert als die Fähigkeit, Traubenzucker in eine gärfähige
Form umzuwandeln, legt die Vermutung nahe, daß das unterschied-
liche Verhalten verschiedener Zellen bezüglich ihres anaeroben Spaltungsstoffwechsels hauptsächlich auf ihrem verschiedenen Gehalt an
denjenigen Fermenten oder Fermentaktivatoren beruht, die die ein-
leitenden Reaktionen bei der Kohlehydratspaltung vermitteln[2].

Bei der Untersuchung der alkoholischen Gärung der Hefe wurde zuerst die Abtrennbarkeit eines derartigen Fermentes von dem komplexen
Gärenzym (der Zymase) beobachtet: Wasserextrahierte Hefe vergärt zwar
noch das Kohlehydratabbauprodukt Brenztraubensäure, nicht aber die
sonst gärfähigen Zucker. Das Gesamtgärvermögen kann aber durch Zu-
fügen von Kochsaft aus Hefe oder tierischen Organen reaktiviert werden[3].

Nach *Meyerhof*[4] ist ein derartiges koktostabiles Co-Ferment auch
für das Atmungs- und Gärvermögen der Froschmuskulatur erforderlich: Atmung und Milchsäurebildung wasserextrahierter, stoffwechsel-
loser Muskulatur kann durch Zusatz der genannten Kochextrakte zu
etwa 50 % reaktiviert werden.

Gottschalk und *Neuberg*[5] zeigten, daß auch Spontantumoren von
Menschen ihr Gärvermögen nach Wasserextraktion verlieren. Zur
Prüfung der Frage, ob es sich bei dieser Erscheinung um das Aus-
waschen des gleichen Koferments handelt, versuchten *A. Lasnitzki*[6]
und ich, das Traubenzuckergärvermögen des ausgewaschenen Flexner-
Jobling-Carcinoms durch Kochextrakte zu reaktivieren. Der Versuch mißlang. Daß die verwendeten Kochextrakte aus Rattenleber
und Skelettmuskulatur sowie Flexner-Jobling-Tumoren nicht etwa
wegen Co-Fermentmangels unwirksam waren, wurde dadurch wahr-

---

[1] Ähnlich verhält sich wahrscheinlich Fructose bei der Leber ernährter
Ratten.

[2] Die gleiche Vermutung äußert *N. Watermann* (Glycolytic activation by
tumour extracts. The British Journ. of Experiment. Patholog. **6**, 300. 1925).

[3] Vgl. hierzu *C. Neuberg* und *A. Gottschalk*, Über Co-Zymase und Apo-Cymase.
Biochem. Zeitschr. **161**, 244. 1925; dort auch weitere Literaturangaben.

[4] Pflügers Arch. f. d. ges. Physiol. **188**, 142. 1921.

[5] Biochem. Zeitschr. **154**, 492. 1924.

[6] Bisher unveröffentlichte Versuche.

scheinlich gemacht, daß sie die Atmung des wasserextrahierten Flexner-Jobling-Carcinoms zu 50—75% reaktivieren konnten.

Aus neueren Untersuchungen *Meyerhofs*[1] über die enzymatische Milchsäuregärung geht hervor, daß die Anwesenheit von Co-Ferment für die Spaltung des Traubenzuckers zwar notwendig, aber nicht hinreichend ist: cofermenthaltige Enzymextrakte aus Frosch- und Kaninchenmuskulatur spalten spontan meist nur Glykogen zu Milchsäure; Traubenzucker erst nach Zusatz eines aus Hefeautolysat gewonnenen Aktivators, der sich u. a. durch seine große Thermolabilität von dem kochbeständigen Co-Ferment unterscheidet.

VI.

Die besprochenen Untersuchungen ergaben, daß nur die Fähigkeit, Traubenzucker[2] unmittelbar mit erheblicher Geschwindigkeit zu vergären, eine charakteristische Eigenschaft wachsenden Warmblütergewebes bildet und während der Entwicklungszeit absinkt. Aber auch in Geweben, die im stationären Zustand, entsprechend ihrem geringeren Gehalt an wachsenden Zellen Glucose unmittelbar nur noch mit geringer Geschwindigkeit vergären, findet sich unter bestimmten Bedingungen ein erheblicher, der Größe des Traubenzuckerumsatzes im wachsenden Gewebe bisweilen gleichkommender Spaltungsstoffwechsel.

Die Möglichkeit, allein auf Kosten dieses Spaltungsstoffwechsels zu leben, besteht für im Körper befindliche Zellen nicht, da das Gärmaterial sich nur bei vorangegangener Unterdrückung des Gärungsstoffwechsels innerhalb der Zelle so anreichert, daß eine erhebliche Umsatzgeschwindigkeit zustande kommen kann. Die Warburgsche Hypothese über die Entstehung der Tumoren berühren also die obigen Versuchsergebnisse nicht. Sie zeigen aber vielleicht einen Weg, dem Problem des intracellulären Kohlehydratabbaues näherzukommen. Ferner kann die Tatsache, daß Vorbehandlung des Gewebes und des Versuchstieres für das Messungsergebnis nicht gleichgültig sind, vor Irrtümern bei vergleichenden Stoffwechselmessungen an überlebenden Geweben schützen. Besonders ist hierbei an vergleichende Untersuchungen über den Spaltungsstoffwechsel von Organen gesunder und tumorkranker Tiere und über den Einfluß von Organauszügen auf den Gewebsstoffwechsel zu denken. Beispielsweise könnte die Leber eines tumortragenden Individuums infolge der Resynthese der vom Tumor in den Kreislauf abgegebenen Milchsäure reicher an der leicht vergärenden Zwischen-

---

[1] Biochem. Zeitschr. **183**, 176. 1927.

[2] Es ist möglich, daß sich Mannose ebenso verhält, da sie nach Warburgs Untersuchungen sich beim Flexner-Jobling-Carcinom als fast ebenso gärfähig erweist wie Glucose.

substanz sein, als die Leber eines gesunden Vergleichstieres[1]; andererseits könnte in Organauszügen[2] diese Zwischensubstanz den Geweben zugeführt werden. In beiden Fällen dürfte ein Anstieg der Milchsäurebildung nicht auf eine Änderung des Gärvermögens bezogen und etwa im Sinne einer Annäherung an den Gärungsstoffwechseltyp der Tumoren oder einer Übertragbarkeit des glykolytischen Ferments resp. eines Fermentaktivators verwertet werden.

---

[1] Beispielsweise könnte bei den Versuchsergebnissen von *Dische* und *Laszlo* (Biochem. Zeitschr. **175**, 412. 1926) an etwas derartiges gedacht werden.

[2] Auch bei den Versuchsergebnissen von *N. Watermann,* Arch. néerland. de physiol. de l'homme et des anim. **9**, 573. 1924 u. l. c. ist diese Möglichkeit in Betracht zu ziehen.

Die Chemotherapie der malignen Geschwülste.

Von
Prof. Dr. Carl Lewin.

Wir verstehen unter Chemotherapie der malignen Geschwülste die
Einführung chemischer Substanzen in den Organismus des Geschwulstkranken, welche elektiv unter Schonung der lebenswichtigen Organe die
Zellen des Tumors zur Vernichtung bringen sollen. Es ist also der gleiche
gegen Körperzellen wirksame Vorgang, den *Ehrlich* und nach ihm *Kolle,
Morgenroth* und *Uhlenhuth* zuerst bei der Bekämpfung infektiöser Prozesse durch Einführung spezifischer chemischer Stoffe gegen artfremde
Krankheitserreger uns kennen gelehrt haben. Wir gehen in Konsequenz
dieser Arbeiten von der Annahme aus, daß gewisse chemische Substanzen,
denen wir einen chemotherapeutischen Effekt für die Geschwulstbehandlung zusprechen, schädigend nur auf die Tumorzellen einwirken, die wir
so gleichsam als körperfremde Zellenindividuen behandeln. *B. Fischer-
Wasels* schlägt, um die biologische Differenz der Tumorzellen gegenüber
normalen Körperzellen zu kennzeichnen, für diese biologische Abartung
der malignen Zellen die Bezeichnung *Kataplasie* vor. Der erste, der auf
der *Ehrlich*schen Grundlage eine Chemotherapie maligner Geschwülste
begonnen hat, ist *v. Wassermann* gewesen. Er hat mit Eosin-Selen maligne Mäusetumoren zur Heilung bringen können. Nach ihm gelang *Neuberg* und *Caspari* das gleiche durch intravenöse Injektion komplexer
Metallverbindungen. Seitdem ist die Frage der spezifischen Chemotherapie maligner Tumoren dauernd in Fluß geblieben, wobei von vornherein zugestanden werden muß, daß wir von einer Lösung des Problems
noch weit entfernt sind. Die Arbeit von *v. Wassermann* ist für die Therapie der malignen Geschwülste des Menschen ohne Erfolg geblieben. Die
Behandlung der Geschwulstkranken mit Selenpräparaten, wie sie neuerdings auch noch von *Auler* in unserem Institut versucht worden ist, hat
keine beträchtlichen Erfolge gehabt. Von den Metallen, welche für die
Krebsbehandlung durch *Neuberg* und *Caspari*, später auch noch durch
Emil Fischer und *G. Klemperer* geprüft worden sind, erfreut sich zur Zeit
das Blei einer großen Aufmerksamkeit namentlich nach den Erfolgen,
die in England und Amerika erzielt sein sollen (*Blair, Bell, Wood* u. a.).
Neuberg und *Caspari* haben eine spezifische Wirkung der Schwermetalle

im Sinne einer gesteigerten Autolyse in den Tumorzellen angenommen. Nach meinen eigenen Untersuchungen über die Wirkung einfacher Goldsalze, sowie eines kolloidalen Goldpräparates, des Goldsols, ist die Zerstörung der Tiertumoren durch Schwermetalle nicht die Folge einer Affinität der Metalle zu den Zellen, sondern sie wird bedingt durch eine von *Heubner* für die Goldsalze gefundene Capillarvergiftung, die sich im Tierversuch ganz besonders an den nur schlecht mit Blutgefäßen versorgten Geschwülsten abspielt. Da der Tumor abgekapselt wie ein Fremdkörper vom übrigen Organismus abgeschlossen ist, ist er sehr leicht in seiner Ernährung zu schädigen. Spritzt man also irgendwelche giftige Substanzen in die Blutbahn, so wird ein großer Teil der Substanz im Tumor zurückgehalten und kann so eine besonders große Wirkung in der Geschwulst selbst entfalten, während die übrigen Körperzellen viel eher der Giftwirkung entgehen, weil der Tumor gleichsam als Giftfänger dient und die übrigen Körperzellen somit nur eine geringere Giftkonzentration mit den Körpersäften erhalten. Da die Dinge bei menschlichen Tumoren, wie ich schon mehrfach ausgeführt habe, ganz anders liegen, weil der Tumor viel intensiver in die allgemeine Zirkulation mit eingeschlossen ist, ist es klar, daß alle solche Gifte hier viel weniger wirksam sind als im Tierversuch. Daher wohl das Versagen solcher Metallverbindungen in der menschlichen Krebstherapie. Auch die vom Blei beschriebenen Heilwirkungen sind doch nur sehr bescheiden, und von einer allgemeinen Verwendung in der Therapie der Krebskrankheit kann wegen der außerordentlichen Giftigkeit der verwendeten Präparate vorläufig keine Rede sein. Ich selbst habe mit dem Argoflavin, einer Verbindung von Silber und Trypaflavin, zuweilen günstige Beeinflussungen bei malignen Tumoren beobachtet. Bei 2—3 maliger intravenöser Injektion von 0,05 bis 0,1—0,2 Argoflavin auf 10—20 ccm verdünnt, konnte ich wiederholt Verkleinerungen von Tumoren und günstige Beeinflussung des Allgemeinbefindens feststellen. Ich habe mir die günstige Wirkung des Silbers auf die Tumoren so erklärt, daß, ähnlich wie beim Eosin-Selen durch den Farbstoff das Metall in größerer Menge und leichter in den Tumor gelangt und hier eine stärkere Capillarschädigung verursacht. Von der Vorstellung einer spezifischen zellschädigenden Wirkung auf die Tumorzellen durch alle diese Metallverbindungen bin ich vollkommen abgekommen. Ich erkläre die Schädigung durch die Schwermetalle einerseits durch Schädigung der Tumorgefäße, andererseits durch eine unspezifische Allgemeinwirkung der injizierten Substanzen. Der Nachweis der Substanz im Tumor beweist an sich nichts für eine Tumoraffinität. Die Zirkulationsbedingungen können sehr gut eine größere Anhäufung von injizierten chemischen Substanzen im Tumor hervorrufen. So ist zur Zeit, abgesehen von den Versuchen mit Bleisalzen, die Therapie der malignen Geschwülste mit Schwermetallen ohne wesentlichen Erfolg gebliøben. Ebensowenig erfreut sich die Behandlung der malignen Tumoren mit Cholinverbindungen (Enzytol) einer allgemeinen Verbreitung, obwohl *Werner* ihnen eine befriedigende Wirksamkeit nachrühmt. Ich kann nicht sagen, daß meine eigenen Erfahrungen seine Empfehlung des Enzytols bestätigen können.

Auch das Arsen erfreut sich seit langer Zeit einer ausgedehnten Verwendung in der Geschwulsttherapie. Seine Wirksamkeit bei der Leukämie und bei anderen Drüsentumoren hat dazu geführt, es auch bei Sarkomen und Carcinomen anzuwenden, in der Meinung, daß das Arsen elektiv die Zellen der bösartigen Geschwülste schädigen könnte. Namentlich *F. Blumenthal* hat die Arsentherapie des Krebses und besonders der Sarkome vielfach empfohlen. Er kombiniert Atoxyl und Acid. arsenicos. und spritzt 0,1 Atoxyl und Acid. arsenicos. 0,001 steigend bis 0,007 3mal in der Woche intravenös. *Schück* injiziert gleichzeitig Calcium, eine Kombination, die ich für sehr zweckmäßig halte. Diese wochenlang durchzuführenden Injektionen haben in vielen Fällen besonders in Verbindung mit Bestrahlung ganz ersichtlich günstige Wirkungen. Man sieht zuweilen aber auch ohne Bestrahlung, namentlich bei Sarkomen, einen zweifellos günstigen Einfluß. Der Tumor wird kleiner, oder bildet sich, wenn er noch klein ist, sogar ganz zurück. Auch bei Carcinomen ist manchmal eine ähnliche Wirkung zu beobachten. Wesentlicher noch ist der Einfluß auf das Allgemeinbefinden, der sich in Gewichtszunahme, Besserung des Appetits und Hebung der Körperkräfte äußert. Diese auf die allgemeine Wirkung des Arsens zurückzuführende günstige Beeinflussung des ganzen Krankheitsbildes läßt sich natürlich auch mit anderen Arsenpräparaten erzielen, die ich im einzelnen hier nicht aufzählen möchte. Aber ich habe doch den Eindruck, daß die Kombination Atoxyl und Acid. arsenicos. in der beschriebenen Form besonders gute Ergebnisse zeitigt.

Ob freilich die Arsenbehandlung der malignen Geschwülste als eine spezifische Chemotherapie angesehen werden darf, ist mehr als zweifelhaft. Man müßte annehmen, daß, wenn eine direkte Schädigung von Tumorzellen durch irgendein Mittel veranlaßt würde, zum mindesten doch eine Affinität zu dem pathologischen Gewebe nachweisbar sein müßte, aus der auf eine besonders intensive Wirkung des Medikaments auf Geschwülste geschlossen werden könnte. Vom Arsen aber, das zweifellos auf syphilitische Tumoren, auf leukämische und pseudoleukämische Wucherungen und auch, wie ich wiederholt gesehen habe, auf maligne Neubildungen einwirkt, kennen wir keine Speicherung im Tumorgewebe, die auf eine Affinität zu den Geschwulstzellen hindeutete. Es muß also wohl die Arsenwirkung bei allen Tumorbildungen auf einem anderen Mechanismus beruhen. Ich sehe ihn in der Beeinflussung des allgemeinen Körperzustandes und in der dadurch bewirkten Steigerung der

Abwehrkräfte des Organismus, die indirekt zur Verkleinerung oder gänzlichen Beseitigung des Tumors führt.

Von wesentlich größerer Bedeutung für die Chemotherapie der Geschwülste scheint mir die Rolle des Jods und seiner Verbindungen zu sein.

Wir sehen, daß das Jod auf syphilitische und tuberkulöse Geschwülste spezifisch einwirkt, ohne daß es doch auf die Erreger selbst irgendwelchen schädigenden Einfluß hat. Es muß seine Wirkung also gegen die Zellen der Wucherung gerichtet sein. Es ist nicht parasitotrop, sondern organotrop, ebenso wie ja auch das Quecksilber bei der Syphilis nicht parasitotrop wirkt. Während aber eine spezifische Affinität des Arsens zu den Gschwülsten, auf die es wirkt, bisher nicht nachgewiesen wurde, wissen wir vom Jod, daß es im tuberkulösen Gewebe elektiv gespeichert wird. Wir können aus dieser Affinität des Jods zur tuberkulösen Wucherung mit Recht auf eine spezifische anticelluläre Wirkung gegen das tuberkulöse Gewebe schließen.

Nun erfreut sich das Jod auch in der Therapie der malignen Geschwülste großer Beachtung. Ich erinnere daran, daß z. B. bei Geschwülsten des Gehirns die Jodtherapie besonders von *Oppenheim* empfohlen wurde, auch wenn es sich bestimmt nicht um syphilitische Tumoren handelte. Wir selbst haben, ebenso wie *F. Blumenthal*[1], auf die Anwendung des Alivals bei malignen Geschwülsten hingewiesen, und haben diese Alivaltherapie intravenös oder intramuskulär gleichzeitig mit der Bestrahlung als besonders wirkungsvoll erprobt. Wir injizieren in der Woche 3mal 1—2 ccm, meist den Inhalt der im Handel befindlichen Ampullen. Neuerdings bevorzugen wir das Jodisan, dessen Injektion weniger schmerzhaft ist als die des Alivals.

Die Jodtherapie bei den malignen Geschwülsten ist nun im Gegensatz zu dem, was wir über das Arsen angeführt haben, viel eher als eine spezifische gegen die malignen Zellen gerichtete anzusehen. Wir wissen nämlich durch *v. d. Veldens* Untersuchungen, daß das Jod auch im malignen Gewebe elektiv gespeichert wird und schließen daraus, daß es ebenso wie auf das tuberkulöse Gewebe auch auf maligne Tumorzellen eine elektive Schädigung ausübt. Ob und in welcher Intensität es auf die verschiedenen Geschwulstbildungen einwirkt, hängt anscheinend von der Empfindlichkeit der Geschwulstzellen ab, die bei den verschiedenen Arten von Geschwülsten sehr verschieden ist. Wir sehen ja diese verschiedene Empfindlichkeit gegen dasselbe Mittel auch in der Strahlentherapie, wenn wir etwa tuberkulöse und maligne Wucherungen mit Röntgenstrahlen behandeln. Mit der direkten Wirkung des Jods auf die Zellen aber ist seine Bedeutung für die Geschwulsttherapie nicht erschöpft. Ebenso wie wir den Röntgen- und Radiumstrahlen neben der

---

[1] *F. Blumenthal* bevorzugt jetzt, wie *Jacobs* berichtet hat, die Kombination Solarson und Jodisan.

direkten zellschädigenden Wirkung noch eine Auslösung allgemeiner
Reaktionen im Organismus zusprechen, welche zu einer Verstärkung der
Abwehrkräfte gegen den Fremdkörper führt, den die Geschwulst darstellt, ganz ebenso ist auch das Jod ein Auslöser allgemeiner Reaktionen
im erkrankten Organismus. Schon im normalen Stoffwechsel ist es bekanntlich so unentbehrlich, daß sein Fehlen zu schwersten Störungen
führt. Die Jodwirkung geht in erster Linie über die Schilddrüse und
damit über die Drüsen mit innerer Sekretion, wohl dem wichtigsten
Faktor für alle Stoffwechselvorgänge. So müssen wir also annehmen,
daß neben der nach unseren bisherigen Kenntnissen vom Jod aus-
geübten direkten Schädigung der Geschwulstzellen auch noch eine
allgemeine Wirkung auf den ganzen Körper erfolgt in gleicher Weise,
wie wir sie bei der Strahlentherapie kennen. Diese allgemeine Wirkung
geht nun um so intensiver vor sich, je mehr wir das Jod in einer Form
zuführen, die eine Speicherung in den Organen gewährleistet. So kann
die katalytische, aktivierende Tätigkeit des Jods sich in erster Linie
auswirken. .

Aus diesen Gesichtspunkten heraus habe ich die Jodtherapie der
malignen Geschwülste als eine besonders aussichtsreiche angesehen.
Nun ist es aber klar, daß die schädigende Wirkung des Jods auf die Tumorzellen keine sehr erhebliche ist, sonst wären ja die Erfolge größer.
Da aber das Jod sicher in besonders intensivem Grade eine Affinität zu
den malignen Tumoren hat und in ihnen sich speichern läßt, habe ich
empfohlen, es mit anderen chemischen Substanzen zu kombinieren, von
denen wir annehmen können, daß sie stärker auf die Tumorzellen wirken
bzw. daß sie die schädigende Wirkung des Jods selbst verstärken. So
habe ich die Jod-Cer-Therapie (Introzid) bei malignen Geschwülsten,
besonders aber bei Lymphogranulomatosen angeregt. Ich habe eine Reihe
von günstigen Ergebnissen dieser Therapie beschrieben und sie namentlich zur Unterstützung der Erfolge der Operation bzw. der Bestrahlung
empfohlen. Daß Introzid in der Tat nicht selten eine deutliche Einwirkung auf maligne Geschwülste hat, ist noch jüngst von *R. Stahl* an der
Rostocker Medizinischen Klinik hervorgehoben worden. Ich selbst ver-
füge über eine größere Reihe von Beobachtungen, welche namentlich
die günstige Wirkung des Introzids als Unterstützung der Bestrahlung
klar erkennen lassen. Daß es bei der Lymphogranulomatose auch nach
dem Versagen aller anderen Behandlungsmethoden noch wirken kann,
ist besonders von *H. Hirschfeld* und von *Rosenow* anerkannt worden.
Aber keineswegs ist die Introzidtherapie als *die* chemotherapeutische
Krebstherapie anzusehen, wenn ich auch keine bessere kenne. Ich habe
immer betont, daß auch Farbstoffe ähnliche Wirkungen haben können
und die Empfehlung des *Isaminblau* durch *Roosen* und *Bernhardt* zeigt,
daß auch noch ein anderer hoffnungsvoller Weg für die Krebsbehandlung

gefunden werden kann. Vielleicht ist auch hier der Erfolg zu verbessern, wenn der Farbstoff als Leitschiene für ein anderes wirksames Mittel dient, so wie ich im Introzid ja das Jod als Transportwagen für das Cer angesehen habe. Das Introzid ist als unschädlich und ungiftig selbst in größeren Dosen erprobt. Thrombotische lokale Prozesse an der Stelle der intravenösen Injektion sind vollkommen harmlos und haben niemals zu irgendwelchen Störungen Anlaß gegeben. Es ist gewiß nicht das Ideal einer chemotherapeutischen Geschwulstbehandlung. Solange es aber keine bessere Methode der Chemotherapie gibt, wird man es in vielen Fällen nicht ohne Nutzen besonders auch für das Allgemeinbefinden der Kranken verwenden können. Jedenfalls erscheint mir dieser Weg der richtige zu sein. Es muß unser Bestreben sein, tumoraffine Stoffe wie Jod oder Farbstoffe, welche elektiv in den Tumor gehen, als Leitschienen zu benutzen, um auf diese Weise stärker wirkenden Substanzen überhaupt die Möglichkeit einer besonders intensiven Tumorwirkung zu ermöglichen. Es ist ja hier das letzte Wort noch nicht gesprochen. Ich stehe jedenfalls auf dem Standpunkte, daß nach meinen Erfahrungen dieser Weg Erfolg versprechen kann und daß so eine wirksame Chemotherapie der malignen Geschwülste am ehesten zu erreichen ist. Die weitere Arbeit wird zeigen, ob diese Hoffnungen erfüllt werden können.

Die Immunitätsvorgänge bei den malignen Tumoren.

Von
Prof. Dr. Carl Lewin.

Daß sich bei der Entstehung und Entwicklung bösartiger Geschwülste Immunitätsvorgänge abspielen, ist eine als gesichert anzunehmende Tatsache. Schon *Jensen* hat darauf aufmerksam gemacht,
daß ein erheblicher Teil aller Tiere sich gegen die Impfung maligner
Tumoren refraktär zeigt. Es war nun die Frage zu entscheiden, ob
diese Immunität eine angeborene Unempfindlichkeit gegen die Tumorimpfung bedeutet, oder ob es sich um eine erworbene Immunität
handelt, die vielleicht dadurch zustande kommt, daß bei der Impfung
mit den Tumorzellen ein Teil des verimpften Materials zugrunde geht
und nunmehr aktiv den Körper gegen die noch übriggebliebenen Tumorzellen immunisiert. Experimentell zu entscheiden, ob es eine angeborene
Immunität gibt, ist außerordentlich schwer. Daß es sie aber geben muß,
beweist die Tatsache, daß die Mehrzahl der Menschen und der Tiere
nicht an malignen Tumoren erkrankt, während doch alle die verschiedenen Schädlichkeiten, welche wir nach dem gegenwärtigen Stande des
Wissens als Ursache der Tumorbildung ansehen, alle Individuen in
gleicher Weise treffen. Wir fassen die natürliche Immunität auf mit
Ehrlich als das Produkt von Tumorvirulenz und Resistenz des Organismus gegen den Tumor, ganz so wie bei Infektionskrankheiten das Zustandekommen der Erkrankung angesehen wird als das Resultat einer
Wechselwirkung zwischen dem Erreger und der natürlichen Immunität
des Organismus.

Was die Virulenz der Tumorzellen anbelangt, so ist sie schon von
Natur aus außerordentlich verschieden. Während zum Beispiel die
hämorrhagischen Mäusecarcinome kaum jemals zu übertragen sind,
und während die Impfausbeute, wie *Hertwig* und *Poll* berechnen, im
Durchschnitt 7,4% bei allen überimpften Mäusetumoren beträgt, hat
z. B. *Leonor Michaelis* in unserem Institut einmal einen Mäusetumor
mit einer Impfausbeute von über 90% beobachtet, eine Zahl, die in der
Literatur sonst nicht erreicht ist. Bei den von mir beobachteten Rattentumoren sah ich einmal eine Impfausbeute von ca. 50%, sonst aber habe

ich die überimpften primären Tumoren höchstens in 7—8% angehen sehen. Allerdings ist die Virulenz der Tumorzelle keine absolut feststehende Größe. Auch Geschwülste, die nur bei wenigen Tieren in der ersten Überimpfung angehen, lassen sich im Laufe der Transplantationen zu größter Bösartigkeit bringen.

Bei der angeborenen Immunität müssen wir mit *Apolant* unterscheiden zunächst

die angeborene Immunität der fremden Tierart. Das heißt also, es gelingt nicht, Tumorzellen von Menschen auf Tiere oder von einer Tierart auf die andere zu übertragen. Das ist eine Erfahrung, die im allgemeinen wohl zutrifft und die auch bei meinen vielen Untersuchungen, die ich gerade der Überimpfung von Tumoren auf artfremde Individuen gewidmet habe, sich als absolut richtig erwiesen hat. Alle die in der Literatur beschriebenen Experimente, welche von der gelungenen Übertragung maligner Geschwülste auf artfremde Individuen berichten, sind, wie ich mehrfach ausgeführt habe, irrige Deutungen eines ganz anders gearteten Vorgangs. Es handelt sich in diesen Fällen ganz ohne Ausnahme um neu entstandene Geschwülste aus den Zellen des geimpften Tieres als Folge einer Reizwirkung des übertragenen Tumormaterials auf den neugeimpften Organismus. Welcher Art dieser Reizvorgang ist, sei an dieser Stelle nicht erörtert. Ich verweise auf meine Ausführungen an anderer Stelle. Aber es gibt doch einige Ausnahmen. So die einmal gelungene Übertragung eines Hasensarkoms auf Kaninchen, die *von Dungern* und *Coca* beschreiben. Neuerdings scheint es, als ob das Gesetz der Immunität der fremden Tierart nur für erwachsene Individuen gilt. *Murphy* und seine Mitarbeiter *Shirai, Oguchi, Jamasaki,* ferner *Gheorgiu* haben berichtet, daß es ihnen gelungen ist, Tumoren auf artfremde Tiere zu überimpfen, wenn sie die Impfung in das Gehirn vornahmen. Diese Transplantationen in das Gehirn artfremder Tiere beweisen, wie ich mit *Teutschländer* glaube, daß beim Embryo wie beim ganz jungen Tiere das Moment der Artfremdheit noch nicht zur Geltung kommt, und es beweist auch weiter, daß es einzelne Gewebe bzw. Organe geben muß, welche in höherem Grade als andere dem überimpften Tumor günstigere Wachstumsbedingungen auch in der fremden Tierart geben. Ich habe selbst einmal versucht, durch Vermischung von Tumorzellen aus Ratten- und Mäusetumoren eine Überimpfung auf artfremde Rassen herbeizuführen. Ein einziges Mal glaubte ich, daß es mir gelungen sei, einen Rattentumor ca. 3 Wochen lang auf die Maus zu übertragen. Heute bin ich nicht mehr der Meinung, daß es sich hier um eine Transplantation handelt. Ich glaube vielmehr, daß auch hier die Maus selbst aus ihren eigenen Zellen den Tumor gebildet hat, und zwar als Folge einer Reizwirkung des überimpften Rattensarkoms.

Die angeborene Immunität zeigt sich ferner dann, wenn man versucht, Tumoren auf verschiedene Rassen derselben Tierart zu überimpfen. *Leonor Michaelis* hat wohl zuerst gezeigt, daß, wenn er das Jensensche Mäusecarcinom auf Berliner Mäuse übertrug, diese Berliner Mäuse sich gegen die Impfung refraktär erwiesen. Solche und ähnliche Beobachtungen berichten *Bashford, Haaland* und auch *von Gierke.* Dagegen haben *Hertwig* und *Poll* mitgeteilt, daß es ihnen immer gelungen sei, das Mäusecarcinom auf alle weißen Mäuserassen und sogar auf graue Mäuse ohne Schwierigkeit zu überimpfen und umgekehrt. Ich selbst habe bei Rattentumoren eine Beeinflussung der Resultate der Impfung durch die Herkunft der Ratten bzw. ihre Rasse nicht gesehen. Ein von mir beschriebenes Rattencarcinom z. B. wuchs bei weißen, schwarzen, bunten Ratten, die ich aus verschiedenen Züchtereien bezogen habe, in gleicher Weise. Auch Bastardratten, aus Kreuzungen grauer und weißer Ratten stammend, haben mich bei meinen vielfachen Überimpfungen niemals erkennen lassen, daß es eine Immunität der fremden Rasse innerhalb derselben Tierart gibt. So habe ich z. B. das bekannte Rattensarkom von *Jensen* auf Berliner Ratten in 90% überimpfen können, und auch Mäusetumoren habe ich auf Mäuse aus England ohne Schwierigkeit transplantiert, so daß ich mich nicht dazu entschließen kann, eine allgemein gültige Immunität der fremden Rasse innerhalb der eigenen Tierart anzuerkennen. Ich glaube, daß es sich nicht um generell gültige Bedingungen hierbei handeln kann, die mit einer angeborenen Immunität zu identifizieren wären. Diese angeborene Immunität der fremden Rasse innerhalb derselben Tierart scheint mir vielmehr auf Ernährungs- und andere Milieuunterschiede zurückzuführen sein, die durchaus variabel sind, wenn die Individuen in ihren Lebensbedingungen verändert werden. Jedenfalls scheinen mir hier nicht größere Unterschiede vorzuliegen, als wir sie bei Impfungen in derselben Rasse einer Tierart beobachten. Die Existenz der *erworbenen Tumorimmunität* wird heute wohl allgemein anerkannt. Es ist eine gesicherte Erfahrung, daß es gelingt, die Zahl der erfolgreichen Impfungen bei Ratten- und Mäusetumoren durch künstliche Eingriffe zu ändern, und zwar sowohl durch künstliche Eingriffe auf die verimpften Zellen wie durch künstlich herbeigeführte Zustandsänderungen der geimpften Tiere. Das hat sich klar erwiesen in den bekannten Versuchen von *Ehrlich* und *Apolant* über die künstliche Immunisierung von Mäusen gegen die Impfung mit außerordentlich virulentem Material durch die Vorimpfung eines von Natur aus wenig virulenten Tumormaterials.

Ehrlich und *Apolant* haben die angeborene Immunität sowohl bei der fremden Tierart wie innerhalb der gleichen Spezies zu trennen gesucht von derjenigen, welche durch Verimpfung eines nicht angehenden Tumors bei den Tieren erzeugt wird, also von der erworbenen Immunität. Die angeborene Immunität ist nach *Ehrlich* die Folge der Nichtdisponibilität eines zur spezifischen Ernährung der Tumorzellen notwendigen Nährstoffes; daher nennt er sie atreptische Immunität. Er begründet diesen Atrepsiebegriff damit, daß ein Tumor von der Maus auf die Ratte zunächst übertragen werden kann, und daß er im Rattenorganismus unbehindert wächst. Nach 8—10 Tagen aber geht er hier zugrunde, weil er den disponiblen spezifischen Nährstoff nicht mehr zur Verfügung hat. Impft man ihn vorher auf die Maus zurück, so wächst er hier ungehindert weiter. Außer dieser Zickzackimpfung führt *Ehrlich* noch ein anderes Experiment als Beweis für seine Lehre von der Atrepsie an. Es sind das die Doppelimpfungen. Das heißt, wenn ein Tumor auf eine Maus geimpft wird, und ein zweiter Tumor wird hernach neugeimpft, so geht dieser zweite Tumor nicht an, wenn der erste Tumor besonders virulent ist und stark wuchert. Gegen diese Lehre von der Atrepsie hat sich mit *Bashford, Hertwig* und *Poll* schon *Leonor Michaelis* gewendet. Er konnte bei Tieren, die einen Tumor hatten, keine Unterdrückung der zweiten Impfung erzielen, ebensowenig hat *Loeb* diese Angaben *Ehrlichs* bestätigen können. Meine Erfahrungen sprechen im allgemeinen gegen die Lehre von der atreptischen Immunität. Bei Mäusen ist es mir stets gelungen, durch zweizeitige Impfung in Zwischenräumen von 5—28 Tagen an verschiedenen Stellen — Bauch und Rücken — Doppelimpfungen zu erzielen. So habe ich unter 12 doppelt geimpften Tieren dreimal doppelte Tumorbildung durch 12 Tage auseinanderliegende Impfung erzielt. Ähnliche Zahlen habe ich öfters erhalten, auch wenn ich zuerst mit einem so virulenten Tumor impfte, wie sie der mir zur Verfügung stehende, noch von *Michaelis* gezüchtete Mäusestamm darstellte, der bis zu 90% Ausbeute ergab.

Auch bei Ratten habe ich zu wiederholten Malen durch doppelte Impfung an verschiedenen mehr oder weniger auseinanderliegenden Tagen jedesmal Wachstum des Tumors beobachtet, und wenn ich die Zeit zwischen 1—5 Tagen variierte, habe ich sogar stets eine erheblich größere Impfausbeute gehabt als bei einfacher Impfung, obwohl der benutzte Rattentumor, was Proliferation und Wachstumsenergie anlangt, fast alle bekannten Mäusetumoren übertrifft. Einen weiteren Beweis gegen die experimentelle Begründung der Lehre von der Atrepsie hat *Uhlenhuth* mit seinen Mitarbeitern *Händel* und *Steffenhagen* erbracht. Sie konnten zeigen, daß Ratten, denen man einen Tumor vollkommen entfernt, so daß ein Rezidiv ausbleibt, gegen jede folgende Impfung immun sind. Exstirpiert man aber den ersten Tumor unvollkommen, so bleibt jede Nachimpfung negativ. Das widerspricht vollkommen der Lehre von der Atrepsie. Es ist deshalb erklärlich, daß *Apolant* gegen diese Versuche von *Uhlenhuth* Front machte und sie durch seine eigenen entgegengesetzten Erfahrungen zu entkräften suchte. *Meidner* hat in unserem Institut eine volle Bestätigung der Untersuchungen *Uhlenhuths* erbracht. Wo Rezidive ausblieben, traten, wie er zeigen konnte, Nachimpftumoren in 18,8% der geimpften Tiere bei einer zweiten Impfung auf. Wo aber Rezidive entstehen, geht die Nachimpfung in 64,3% an, und wenn man nur die bleibenden Rezidive in Rechnung stellt, sogar in 87,5%. Wenn man nicht nur die vorübergehend gewachsenen Tumoren bei der Impfung oder Nachimpfung berücksichtigt, so findet *Meidner* radikal operierte Ratten in 93,5%, Rezidivtiere aber nur in 50% immun gegen Nachimpfungen. Ich habe auf Grund der vorliegenden Experimente mich *Uhlenhuth* angeschlossen, der seine eigenen Versuche, die vielfach noch bestätigt werden konnten, als Beweis gegen die Atrepsie anführt. Auch für die Zickzackimpfungen gibt er eine andere Erklärung. Er führt das Zurückgehen der Impfungen der Ratten auf eine Antikörperbildung zurück, eine Anschauung, die auch durch *Bashford* vertreten wird. Meine eigenen Erfahrungen haben mich nur einen einzigen Fall kennen gelehrt, wo an die *Ehrlich*sche Atrepsie gedacht werden kann. Bekanntlich führt *Ehrlich* als Beweis für die Atrepsie auch an, daß ein lebhaft wuchernder primärer Tumor oft wenig Metastasen setzt, weil er offenbar alles verfügbare spezifische Nährmaterial für sich allein verbraucht, so daß Metastasen nicht aufkommen können. Es gibt einige Beobachtungen auch in der menschlichen Pathologie, die für die Richtigkeit solcher Erklärungen sprechen könnten. Es ist zum Beispiel die Tatsache, daß sehr langsam wachsende primäre Geschwülste oft mächtige Metastasen entwickeln, während umgekehrt bei außerordentlich großen Primärtumoren Metastasen fehlen. Aber nur in einem einzigen Falle habe ich bei Tieren solche Verhältnisse beobachten können. Der von mir beschriebene Rattentumor, eine außerordentlich bösartige und stark wuchernde Geschwulst, hat zum Beispiel sehr oft große Metastasen gesetzt. Dagegen habe ich einmal einen Spontanmäusetumor beschrieben, der außerordentlich langsam wuchs und in mehreren Monaten kaum Bohnengröße erreichte. Der Tumor zeugte große Metastasen in der Lunge und Leber. Auch in der zweiten Generation fand ich langsames Wachstum, also ganz geringe Virulenz des primären Tumors, dabei aber lebhafte Metastasenbildung in den inneren Organen. Als aber in der dritten Impfgeneration die Virulenz des Tumors wuchs, und die Impfausbeute bis auf 100% anstieg, habe ich keine Metastasen mehr beobachten können. Wenn ich auch im allgemeinen kein Anhänger der atreptischen Immunität bin, so muß ich doch zugestehen, daß einzelne Beobachtungen für sie sprechen. Die Malignität eines Tumors setzt sich offensichtlich aus mehreren Faktoren zusammen: Angangsziffer bei der

Impfung, Proliferationskraft, Wachstumsschnelligkeit und Metastasenbildung. Alle vier Faktoren sind voneinander unabhängig. Jeder einzelne
kann fehlen. Es wäre denkbar, daß das Zusammentreffen aller vier
Faktoren der Malignität oder das Fehlen des einen oder des anderen
von ihnen mit den Gesetzen der atreptischen Immunität im Sinne von
Ehrlich erklärt werden kann. Allerdings muß zugestanden werden,
daß es immer nur vereinzelte Beobachtungen gibt, die für eine atreptische Immunität überhaupt sprechen. Eine große Anzahl von experimentellen und klinischen Erfahrungen steht mit der Atrepsie in so
unverrückbarem Widerspruch, daß sie kaum Anspruch auf allgemeine
Gültigkeit haben kann.

Ehrlich und *Apolant* sind immer der Überzeugung gewesen, daß die
atreptische Immunität nicht als Ursache aller Immunitätserscheinungen
bei den malignen Tumoren gelten kann. Jedenfalls trifft sie nicht zu
für die Deutung der *erworbenen Immunität*. Es ist schon davon gesprochen worden, daß nach allen unseren Untersuchungen ganz zweifellos
durch Vorimpfung mit Tumormaterial, das nicht angeht, eine zweite
Impfung unterdrückt werden kann. Nachdem *Ehrlich* gezeigt hatte,
daß die von Natur schwach virulenten hämorrhagischen Mäusecarcinome selten bei der Impfung angehen, benutzte er dieses avirulente
Material zur künstlichen Immunisierung. *Leonor Michaelis* wollte
diese Avirulenz künstlich durch chemische oder physikalische Abschwächung virulenter Tumorzellen schaffen. Er hat mit Mäusekrebszellen,
die er mit Chloroformwasser versetzte, Mäuse wiederholt vorgeimpft,
fand aber die Tiere nach der Impfung mit lebendem Krebsmaterial
genau so empfänglich wie normale Tiere. Bessere Resultate erhielt
er bei der Abschwächung durch Hitze. Unterwarf er Tumorzellen einer
Temperatur von 65°, bei der sie sicher zugrundegehen, und impfte er
sie dann auf Tiere, die er mit virulentem Material nachimpfte, so ging
die zweite Impfung nicht nur an, die Tiere wurden sogar leichter empfänglich für die Krebsimpfung. Er versuchte es nun, durch Hitze ge-
schwächte Tumorzellen zur Immunisierung zu verwenden. Er fand,
daß Temperaturen von 46° die Virulenz der Tumorzelle empfindlich
schwächen. Die Vorimpfung von solchen abgeschwächten Tumorzellen
vermag nach *Leonor Michaelis* eine deutliche Immunität gegen eine
nachfolgende Impfung herbeizuführen. Nach meinen Erfahrungen ist
es richtig, daß eine erfolglose Impfung, ganz gleich, ob sie mit virulentem oder natürlich avirulentem oder künstlich abgeschwächtem Tumormaterial durchgeführt wird, die Tiere gegen eine nachfolgende Impfung
in hohem Grade auch bei der Verwendung sehr stark virulenter Tumoren
schützt. *Ehrlich* fand, daß diese durch Vorimpfung von Tumoren zu
erzielende Immunität zu beobachten ist, ganz gleich welcher Art der
Tumor ist, der zuerst verimpft wird. So läßt sich sogar eine Panimmuni-

tät aller Tumoren feststellen, das heißt, daß Sarkom und Chondrom gegen Carcinom und umgekehrt immunisiert. Ich habe auch bei Ratten gesehen, daß Tiere, bei denen ein Tumor zurückgegangen war, gegen eine zweite Impfung immun blieben, ganz gleich, ob der erste geimpfte Tumor ein Sarkom oder Carcinom war. Auch wenn ich die mit meinem Rattencarcinom oder -Sarkom vergeblich geimpften Tiere mit dem Jensenschen Spindelzellensarkom nachimpfte, fand ich eine deutliche Immunität; das Sarkom ging nicht an. Von 35 negativ geimpften Ratten hat bei einer Nachimpfung mit dem Jensenschen Sarkom auch nicht eine einzige einen Tumor bekommen, während dieses Jensensche Sarkom bei normalen Ratten in 90% anging. Somit zeigen auch meine Erfahrungen, daß zwischen den verschiedenen Tumorarten gemeinsame immunisatorische Beziehungen bestehen, das heißt also, daß eine Panimmunität im Sinne von *Ehrlich* erwiesen ist.

Es hat sich dann bald erwiesen, daß es auch möglich ist, durch Vorimpfung mit normalen Geweben einen gewissen Grad von Immunität zu erzielen. *Schöne* hat zeigen können, daß durch Injektionen von Mäuseembryonen eine beträchtliche Immunität erreicht wird; dasselbe fand *Bashford*. *Michaelis* und *Fleischmann* haben in unserem Institut durch Vorbehandlung mit Mäuseleberzellen eine deutliche Immunität gefunden. *Bridré* und *Borrel* beschreiben auch nach Milzgewebe einen erheblichen Schutz gegen die nachfolgende Impfung von Mäusetumoren, wie ja nach *Braunstein*, *C. Lewin* und *Meidner* u. a. der Milz eine besonders große Bedeutung für die Geschwulstimmunität zukommt. *Bashford* hat durch Injektionen von Blut einen erheblichen Grad von Immunität erreicht. Ich habe dasselbe durch Einspritzungen (0,08—1 ccm) normalen Rattenblutes sowohl gegen ein Rattencarcinom wie gegen Jensens Sarkom beobachtet. Während in den Kontrollimpfungen 70—80% schon nach 3 Wochen große Tumorentwicklung zeigten, konnte ich bei 25 mit normalem Rattenblut vorbehandelnden Tieren etwa 4 Wochen nach der Impfung bei keinem einzigen Tiere einen deutlichen Tumor nachweisen. Erst viel später trat bei einzelnen Tieren eine Tumorentwicklung auf, die jedoch langsamer vor sich ging und nur bei etwa 35% der Tiere überhaupt einen Tumor feststellen ließ. *Moreschi* konnte auch mit lactierendem Mammagewebe eine gewisse Immunität feststellen. Die Immunität im Blut ist, wie ich in Übereinstimmung mit *Bashford* zeigen konnte, an die Anwesenheit der Zellen gebunden, mit dem Blutserum allein ist sie nicht gelungen. Diese Beobachtungen also zeigen, daß eine künstliche Immunität gegen die Tumorimpfung durch normale Zellen, ebenso wie durch Tumorzellen, bewirkt werden kann. Aber diese Immunisierung ist doch immerhin durch die Impfung artgleicher Zellen erzielt worden. Es ist nun bemerkenswert, daß mir auch die Immunisierung durch vorhergehende

Impfung artfremder Tumoren gelungen ist. *L. Michaelis* hat es zuerst ohne Erfolg versucht, mit meinem Rattentumor Mäuse zu immuni-. sieren. Er behandelte die Tiere in längeren Zwischenräumen mit Injektionen von Rattenkrebs und impfte dann nach einigen Wochen den Mäusetumor. Ich ging von einer anderen Methodik aus. Ich impfte die Mäuse mit Rattencarcinom und schon einige Tage später mit Mäusecarcinom. Die ersten beiden Serien, die ich etwa 10 bis 14 Tage nach der Vorbehandlung impfte, zeigten eine Tumorentwicklung von 25—30% gegen 60—70% der Kontrolltiere. Ich ging nun mit dem Zeitintervall noch mehr herunter und impfte schon 5 Tage nach der Behandlung mit Rattencarcinom. Die Immunisierung war eine vollständige. Von 25 vorbehandelten, am Leben gebliebenen Mäusen zeigten 4 Wochen nach der Impfung 23 keine Spur von Tumorentwicklung, bei zweien war ein erbsengroßes Knötchen zu fühlen, über dessen Natur sich nichts aussagen ließ. Von den 30 nicht vorbehandelten Kontrolltieren zeigten 26 zum Teil kirschgroße Tumoren, d. h. fast 90%. Diese Zahlen sind so schlagend, daß von zufälligen Ergebnissen keine Rede sein kann, ich sehe also in der Vorimpfung mit dem Rattencarcinom den Grund für die Immunisierung. Auch bei dem umgekehrten Verfahren, Vorbehandlung der Ratten mit Mäusecarcinom, konnte ein wenn auch nicht so erheblicher Effekt erzielt werden. Nur waren die Zahlen hier kleiner. Bei den vorbehandelten Tieren zeigten z. B. unter 22 Tieren 10 Tumorentwicklung, also etwa 45%, während unter 14 Kontrolltieren 10 zum Teil Tumoren von erheblicher Größe aufwiesen gleich 71%; auch dies sind Zahlen, die ich nicht als durch zufällige Momente hervorgerufen ansehen kann, zumal sie sich bei öfterer Widerholung des Versuchs meistens in denselben Grenzen bewegten. *Bashford, Murray* und *Haaland* haben behauptet, daß die Resorption von Tumormaterial fremder Tierarten nicht nur keine Resistenz gegen die Impfungen, sondern sogar eine Resistenzverminderung macht; es soll also nicht eine Immunität, sondern sogar eine Überempfindlichkeit durch die Vorimpfung mit fremdem Tumormaterial entstehen. *Moreschi* dagegen hat meine Beobachtungen durchaus bestätigen können, und er hat namentlich darauf hingewiesen, daß das Zeitintervall zwischen Vorimpfung und Tumorimpfung von Bedeutung ist. Durch weitere Versuche habe ich meine Beobachtungen über die gegenseitige Immunisierung verschiedenartiger artfremder Tumoren durchaus bestätigen können, wobei das Zeitintervall eine erhebliche Rolle spielt. Das wechselnde Zeitintervall kann in einem Fall ein verhindertes Angehen, aber auch eine Überempfindlichkeit verursachen, die sich in einem besseren Angehen der Tumoren äußert. Aber wir wissen ja, wie nahe Überempfindlichkeit und Immunität verwandt sind, sie lassen sich überhaupt nicht trennen, und werden als wesensgleich aufgefaßt. Meine

Beobachtungen in umfangreichen Experimenten haben folgendes gezeigt. Die Vorbehandlung mit einem Carcinom der Katze 4 Tage vor der Impfung hat in einem Falle auf eine nachfolgende Impfung mit Rattencarcinom einen zweifellos wachstumsbefördernden Einfluß ausgeübt (87,5% Angangsziffer gegen 54,5% der Kontrollen). Die Vorbehandlung mit Menschencarcinom hat in einem Falle bei einem Mäusecarcinom eine wachstumsbefördernde Wirkung gehabt, wenn zwischen Vorbehandlung und Impfung ein Intervall von 6 Tagen lag. Bei einem Zeitintervall von 14 Tagen war dagegen eine Immunität gegen die nachfolgende Impfung mit Mäusecarcinom zu erzielen. Ein anderer gleichartig angelegter Versuch hatte kein ausgesprochenes Ergebnis. Es waren nennenswerte Unterschiede in der Angangsziffer der Tumoren nicht zu beobachten.

Bei der Impfung von Mäusen mit Rattencarcinom und -Sarkom konnte ich in fast allen Fällen eine mehr oder minder ausgesprochene Immunisierung gegen nachfolgende Impfungen mit Mäuescarcinom erzielen. Einen Einfluß des Zeitintervalls habe ich dabei nicht konstatieren können.

Die Vorbehandlung von Ratten mit Mäusecarcinom ergab in einem Falle eine wachstumsbefördernde Wirkung bei einem Zeitintervall von 6 Tagen zwischen Vorimpfung und Impfung mit Rattensarkom. Bei Verwendung eines Zeitintervalls von 16 Tagen war in demselben Falle eine deutliche Immunität durch die Vorbehandlung nachzuweisen. In einem anderen Falle konnte eine wachstumsbefördernde Wirkung bei einem Zeitintervall von 6 Tagen zwischen Vorbehandlung und Impfung ebenfalls konstatiert werden. Eine Schutzwirkung konnte ich bei einem Zeitintervall von 21 Tagen nicht beobachten. Ein 3. Versuch mit anderen Tumoren blieb ohne nennenswertes Ergebnis.

Somit zeigen alle diese experimentellen Beobachtungen das Zustandekommen von Immunitätsreaktionen durch Vorbehandlung mit artgleichen, bösartigen wie gutartigen Körperzellen, aber auch ähnliche Reaktionen nach der Vorbehandlung mit artfremden Tumorzellen. Ja selbst zwischen Carcinom und Spirillen haben *Daels* und *Deleuze* Immunitätsvorgänge beobachten können.

Neben der Überempfindlichkeit, die sich zuweilen in einem stärkeren Angehen der nachfolgenden Tumorimpfung äußert, habe ich auch wiederholt echte anaphylaktische Erscheinungen nach der Injektion des artfremden Tumorgewebes beobachtet. Die Injektion einer zweiten Tumoremulsion wirkt häufig bei ihrer Wiederholung nach 1—2 Tagen tödlich, selbst wenn ich zur Impfung arteigenes Tumorgewebe benutzte. Diese Beobachtungen erinnern an die Angaben von *Biedl* und *Kraus*, wonach schon durch einmalige Injektion von peptonähnlichen Substanzen eine anaphylaktische Giftwirkung nach der 1. oder erst nach der 2. Injektion eintreten kann. Da auch die Anaphylaxiephänomene, wie ich schon bemerkte, in das Gebiet der Immunisierungserscheinungen gehören, so muß ich also auch diese Erscheinungen zu den Immunitätsreaktionen rechnen. Alle diese Beobachtungen sind von großer Bedeutung für die Erklärung des Wesens der Geschwulstimmunität.

Hier stehen sich verschiedene Anschauungen gegenüber. Ich habe schon erwähnt, daß die atreptische Immunität nicht zur Klärung dieser durch Vorimpfung von Zellmaterial hervorgerufenen Immunisierung herangezogen werden kann.

Man hat zuerst angenommen, daß es sich bei der Geschwulstimmunität um streng spezifische Immunitätsvorgänge handelt, die sich gegen eine besondere Art von Körperzellen, das heißt die Tumorzellen richten. Zu dieser Anschauung hat insbesondere die Arbeit von *von Dungern* beigetragen, in der er über die Herstellung eines spezifischen gegen fremde Epithelien gerichteten Serums berichtete. Diese Arbeit von *von Dungern* hat auch den Anstoß gegeben, spezifische Sera gegen Krebszellen herzustellen und durch aktive Immunisierung die Tumorzellen im Körper zu vernichten. Von *Leyden* und *Blumenthal* haben solche Versuche zuerst in ausgedehntem Grade angestellt. Sie hatten einen Hund mit einem Mastdarmcarcinom mit Injektionen einer in physiologischer Kochsalzlösung aufgeschwemmten Emulsion eines von einem anderen Hunde exstirpierten Rectumkrebses 5 Monate lang in 8 tägigen Intervallen behandelt und einen völligen Rückgang des Tumors beobachtet. Auch ein großes intraperitoneales Carcinom bei einem zweiten Hunde konnten sie mit einer Zellemulsion des teilweise exstirpierten Tumors in gleicher Weise zur vollkommenen Heilung bringen. Auch eine passive Immunisierung, ausgehend von dem Gedanken einer spezifischen Immunität gegen Krebszellen, haben von *Leyden* und *Blumenthal* bei geschwulstkranken Hunden versucht, indem sie sich durch Injektionen von Hundecarcinomzellen ein spezifisches Serum gegen Hundecarcinom herstellten. Diese Versuche, auf Menschen übertragen, ergaben allerdings keinen wesentlichen Erfolg. Die aktive Immunisierungsmethode hat dann *Blumenthal* ausgebaut zu der Autolysattherapie. *Jensen* hatte einen Rückgang der Mäusetumoren beobachtet, wenn er die Tiere mit Injektionen von im Brutschrank autolysierten Tumoren behandelte. Diese Versuche nahm *F. Blumenthal* später wieder auf und erzielte mit Autolysaten von Rattentumoren bemerkenswerte therapeutische Erfolge. Auch ich habe mit Autolysaten bei Ratten sehr umfangreiche Versuche angestellt, welche zu außerordentlich günstigen Ergebnissen geführt haben. In einer gemeinsamen Arbeit mit *Blumenthal* konnte ich diese Versuche bestätigen, und wir empfahlen, die Autolysattherapie auch bei Menschen anzuwenden. *Blumenthal* hat die Autolysattherapie immer als eine aktive Immunisierung spezifischer Art angesehen,

während ich selbst mehr an eine Wirkung von Fermenten dachte. Eine
Immunisierung von Ratten durch Injektionen von Autolysaten gegen
spätere Impfungen ist mir allerdings nicht gelungen. Alle solche Erfahrungen legten den Gedanken nahe, daß die Immunität durch Vorbehandlung mit Tumormaterial eine spezifische Bildung von Antikörpern bedeutet. Daß Antikörper im Serum von Ratten, bei denen
der Tumor zurückgeht, sich bilden können, geht, wie ich glaube, aus
einer Arbeit hervor, in der ich über heilende Wirkung des Serums
von Ratten berichtete, bei denen ein Tumor zurückgegangen bzw.
nicht angegangen war. Entnahm ich diesen Ratten 14 Tage nach der
negativen Impfung Serum, so konnte ich damit große Tumoren zum
Rückgang bringen. Ich nahm an, hier käme wohl die Bildung von
Antikörpern in Frage, die nach der Resorption des negativ geimpften
Tumors entstanden sind. Und in diesen anticellulären Antikörpern
sah ich die Träger der Heilwirkung. Die Anschauung, daß das Wesen
der Geschwulstimmunität in der Bildung von Antikörpern beruht,
wird namentlich von *Uhlenhuth* vertreten, während *Bashford* und seine
Mitarbeiter in England immer die Immunität gegen Geschwülste als
einen lokalen Reaktionsprozeß des geimpften Tieres gegen den Tumor,
der ihm eingeimpft wird, angesehen haben. Dieser lokale Reaktionsprozeß führt zu einer spezifischen Stromreaktion, welche dem geimpften
Tumor das Anwachsen ermöglicht. Bleibt diese Stromreaktion aus,
und das eben erreicht die Immunisierung, so bekommt der neugeimpfte
Tumor keine genügende Stroma- und Gefäßentwicklung und stirbt
daher ab. Indessen spricht doch alles dafür, daß es sich bei den Immuni-
sierungsvorgängen von bösartigen Geschwülsten wirklich um eine
Antikörperbildung handelt. Die Frage ist erneut in Fluß gebracht
worden durch die Arbeiten von *Murphy* und seiner Mitarbeiter und
ferner durch die bedeutungsvollen Untersuchungen von *Caspari* über
das Wesen der Geschwulstimmunität. Es war schon von vornherein
auffällig, daß eine Immunität gegen bösartige Geschwülste hervorgerufen werden konnte durch Maßnahmen, die eine spezifische Antikörperbildung, also eine spezifische Immunisierung, ausschlossen. Die
Tatsache, daß es gelingt, durch verschiedenartige Tumoren, durch embryonale Gewebszellen, durch Blutzellen derselben Art, aber auch durch
die von mir beschriebene Vorbehandlung mit artfremden Tumorzellen
Immunitätsreaktionen bei den Tieren hervorzurufen, bewies schon
klar, daß hier von irgendwelchen spezifischen Reaktionen keine Rede
sein konnte. Nun haben *Murphy* und seine Mitarbeiter gezeigt, daß es
auch gelingt, durch Röntgen- und Radiumbestrahlung Tiere gegen
Tumorimpfungen weitgehend zu schützen, und *Nakahara* hat auch durch
Einspritzungen von Olivenöl den gleichen Effekt erzielt. Auch *Caspari*
hat, fußend auf den Arbeiten von *Murphy*, die Tatsache der Immuni-

sierung durch physikalische Mittel (Bestrahlung) weitgehend bestätigt, und er hat die Immunität als einen unspezifischen Vorgang erklärt, hervorgerufen durch Nekrohormone, das heißt, Zerfallsprodukte von Zellen mannigfachster Art, durch deren Wirkung im Körper des Tieres Abwehrreaktionen zustande kommen. Meine eigenen Arbeiten haben mich dazu gebracht, ebenso wie *Caspari*, die Geschwulstimmunität als einen unspezifischen Vorgang anzusehen. Ich verwendete als Mittel zur Herbeiführung der künstlichen Immunität nicht irgendwelches Zellmaterial, das aus Tumoren oder anderen Organzellen bestand oder von solchen abstammte, sondern injizierte einige der in der Protein-körpertherapie zur Erzielung einer Leistungssteigerung des Organismus verwendeten Substanzen. Als solche dienten Caseosan, Yatren, Yatren-casein, ein kolloidales Kieselsäurepräparat, das Silacid, und endlich das nucleinsaure Natrium, dem ja eine besonders große Wirkung auf das Verhalten der weißen Blutkörperchen zukommt.

Ich ging dabei gewöhnlich so vor, daß ich in einer Versuchsserie 8—14 Tage vor der Impfung mit Injektion von Caseosan, Yatren-casein, Silacid und zuletzt von nucleinsaurem Natrium begann und dann den Tumor impfte. In einer zweiten Versuchsreihe impfte ich den Tumor und injizierte gleichzeitig 1—2 Wochen lang eines der erwähn-ten Mittel.

Bei dieser Versuchsanordnung gelang es mir, einen unzweifelhaften Schutz gegen die Tumorimpfung herbeizuführen, am meisten mit nucleinsaurem Natron, dann mit Caseosan und Yatrencasein, weniger, aber immerhin noch deutlich, mit Yatren und Silacid.

Die gewöhnliche Dosis, die ich injizierte, war von Caseosan bei Mäusen 0,1—0,2, bei Ratten die doppelte Dosis, von Yatrencasein 0,2—0,4 der starken Lösung, von Yatren von 0,5—1,0 einer 10 proz. Lösung, von Silacid 0,2—0,4 ccm. Von nucleinsaurem Natron $^1/_2$ bis 1 ccm einer 2 proz. Lösung.

Aus den zahlreichen Versuchen möchte ich nur folgende anführen:

1. Versuch. Vorbehandlung mit Caseosan. Tumor F.
    Ergebnis: Nach 3 Wochen unter **20** lebenden Versuchs-
        tieren . . . . **2** Tumoren = 10 %.
    Unter den Kontrolltieren **17** Tumoren unter **22** Tieren = 77$^1/_3$ %.

2. Versuch. Nachbehandlung mit Caseosan. Tumor F.
    Nach 3 Wochen:
    Unter 22   lebenden Tieren des Versuchs . . . . . 5 Tumoren = 22,75 %
      „   24   „   „   der Kontrolle 13   „   = 54,00 %

3. Versuch. Vorbehandlung mit Yatrencasein.
    Nach 3 Wochen: 18 Versuchstiere   mit   4 Tumoren = 23,33 %
                 20 Kontrolltiere   mit 12   „   = 60,00 %.

4. Versuch. Nachbehandlung mit Yatrencasein.
    Nach 3 Wochen: 16 Versuchstiere   mit   3 Tumoren = 18,75 %
                 22 Kontrolltiere   mit 10   „   = 45,50 %.

Endlich gebe ich noch die mit nucleinsaurem Natron· bei einem Rattencarcinom und einem Mäusecarcinom erzielten Ergebnisse:

    5. Versuch. Vorbehandlung mit Nucleinsäure (Rattencarcinom).
    Nach 4 Wochen: Von 15 Versuchstieren   3 Tumoren $= 33{,}33\%$
             „ 23 Kontrolltieren 19   „ $= 83{,}0\text{à}\%$.

    6. Versuch. Mäusecarcinom. Nachbehandlung.
    Nach 3 Wochen: Versuch   19 Tiere, davon 5 Tumoren $= 26{,}33\%$
              Kontrolle 18 „   „ ˙10 „˙ $= 55{,}50\%$.

Endlich möchte ich noch einen besonders bemerkenswerten Versuch
hervorheben.

Es wurden 25 Mäuse mit Nucleinsäure in üblicher Weise vorbehandelt und dann geimpft.

3 Wochen nach der Impfung zeigten 21 Kontrolltiere ein außerordentlich starkes Wachstum der Tumoren. Von den 21 Tieren waren
nur 4 refraktär.

Bei den geimpften Tieren hatten sich gleich 8 Tage nach der Impfung
weiche Stränge unter der Haut nachweisen lassen, die allmählich immer
mehr zurückgingen und zuletzt sämtlich verschwanden. 4 Wochen
nach der Impfung war bei 20 Tieren kein einziger Tumor mehr nachweisbar. Die weichen Stränge zeigten sich mikroskopisch zusammen-
gesetzt aus Detritusmassen, massenhaften Lymphocyten, umgeben von
einer bindegewebigen Wucherung als Kapsel. Es war also eine Immunität von 100% aller vorbehandelten Tiere erzielt worden.

Hier konnte also klar die Einwanderung von massenhaften Lymphocyten in den mit Tumormaterial gefüllten Stichkanal der Impfung
nachgewiesen werden, wodurch es zum Untergang der Tumorzellen
kam, während die Tumoren der Kontrolltiere in üblicher Weise und in
der bekannten Form sich entwickelten.

Damit war mir also der Beweis geglückt, daß es gelingt, mit unspezifischen zellfreien Substanzen eine Unterdrückung bzw. Hemmung
der Tumorentwicklung herbeizuführen, in besonders hohem Grade
dann, wenn die Injektion vor der Impfung erfolgte, in weniger ausge-
prägter Weise aber auch im unmittelbaren Anschluß an die Impfung.
Es erwies sich klar, daß dabei die in den Tieren herbeigeführte Leuko-
cytenvermehrung, insbesondere der Lymphocyten, wesentlich an der
Vernichtung des geimpften Tumors beteiligt ist.

Dieses Ergebnis meiner Experimente am Tier fand eine willkommene
Bestätigung durch die Versuche von *W. Caspari*. Ich habe mich auf
Grund dieser Versuche. seinen Anschauungen angeschlossen, daß das
Wesen der Geschwulstimmunität beruht auf der Bildung von unspezi-
fischen Antikörpern bei einer Leistungssteigerung ·des Organismus, die
wir als Proteinkörperwirkung unspezifischer Art in der Therapie ver-
schiedenartigster Krankheiten bei Menschen kennengelernt haben.
Murphy hat den exakten Nachweis führen können, daß diese Abwehr-

reaktion bei der Geschwulstimmunität hervorgerufen wird durch eine Reaktion auf die Leukocyten. Alle Maßnahmen, welche im vorbehandelten Tier zu einer Verminderung der Leukocyten führen, bedeuten eine Verstärkung der Tumorempfänglichkeit, das heißt eine Verminderung der natürlichen Immunität. Alle Maßnahmen aber, welche zu einer vermehrten Bildung der weißen Blutkörperchen Veranlassung geben, bedeuten eine aktive Immunisierung unspezifischer Art gegen die Einimpfung von Tumoren. Diese Vorgänge werden hervorgerufen, wie aus den Untersuchungen von *Murphy*, *Caspari* und mir hervorgeht, durch außerordentlich verschiedenartige Prozeduren, also durch Injektionen artfremden und arteigenen Tumormaterials, Embryonalzellen und Zellen von Erwachsenen von verschiedenen Organen, endlich durch Röntgen, Radium oder Hitze und schließlich durch Anwendung absolut zellfreier, chemischer Substanzen, die in gleicher Weise Leukocyten vermehrend wirken und dadurch Immunisierungsvorgänge hervorrufen. Ob freilich nicht auch spezifische Immunisierungsvorgänge sich daneben abspielen, soll nicht bestritten werden. Ein sicherer Beweis ist aber dafür bisher nicht erbracht worden. Hier bedarf es also weiterer Untersuchungen.

(Aus dem Institut für Krebsforschung an der Charité Berlin. — Direktor: Geh.-Rat
Prof. Dr. F. *Blumenthal*.)

Das Roussarkom beim Huhn[1]. III.

Von
Privatdozent Dr. Ernst Fränkel.

Mit 5 Textabbildungen.

Die Roussarkome sind für die Pathologie der Geschwülste dadurch
besonders wichtig geworden, daß es bei ihnen zum ersten Male geglückt
ist, mit zellfreiem Material eine Übertragung oder besser eine Entstehung
von Tumoren zu verursachen. Von großem Interesse ist weiterhin für die
menschliche Geschwulstlehre, daß diese Tumoren bei einem Tier beobachtet werden, das in der menschlichen Ernährung eine große Rolle spielt.
So ist es nicht erstaunlich, daß in manchen Gegenden Deutschlands der
Volksglaube verbreitet ist, bösartige Geschwülste könnten durch den
Genuß von Hühnereiern verursacht werden. Auch von *Kelling* ist kürzlich wieder erneut hervorgehoben worden, daß die häufigen Geschwülste
des Magendarmtraktus mit der Ernährung und speziell mit dem Genuß
von Eiern im Zusammenhang stehen könnten. Es stützt sich dabei besonders auf die statistischen Arbeiten von *Hoffmann* über die verschiedene Verteilung des Krebses in der Bevölkerung von Nordamerika, wo
die bösartigen Geschwülste in der zivilisierten Bevölkerung, besonders
in den Städten viel häufiger sind, als bei der einfacher ernährten Bevölkerung in anderen Gegenden. In Indien wird Krebs bei den vegeta-
risch ernährten Hindus, die auch keine Eier essen, äußerst selten beobachtet.

Ich habe eine experimentelle Prüfung der Frage vorgenommen, ob
beim Huhn mit dem Ei eine Übertragung des Tumor erzeugenden
Agens möglich ist. Es ist mir einmal gelungen, mit dem Dotter aus dem
Eierstock eines Tumorhuhnes ein Roussarkom bei einem normalen Huhn
durch Injektion in den Brustmuskel zu erzeugen (Abb. 1). Niemals aber
glückte dies durch Verimpfung von Eigelb solcher Eier, die bereits eine
Kalkschale hatten. Es muß berücksichtigt werden, daß *Bürger* bei der
Verfütterung von Tumormaterial sogar eine erhöhte Resistenz beob-

---

[1] Referat auf der Tagung des deutschen Zentralkomitees zur Erforschung
und Bekämpfung der Krebskrankheit, den 14. IV. 1928, Wiesbaden, s. auch I.
u. II. *Ernst Fränkel*. Zeitschr. f. Krebsforsch. Bd. **24**, H. 3, u. Bd. **25**, H. 5.

achtete. Es ist nach allem bisher äußerst unwahrscheinlich, daß eine Übertragung auf dem enteralen Wege bei der Entstehung der menschlichen Tumoren eine Rolle spielt. Vielmehr ist anzunehmen, daß das nicht allzuselten beobachtete Vorkommen von Spontantumoren beim Huhn die Veranlassung der Volksmeinung gewesen ist. Die zahlreichen beobachteten Spontantumoren sind von *Teutschländer* in seiner Onkologie in der Zeitschrift für Krebsforschung 1920 in Tabellen zusammengestellt. So berichten *Rous, Murphy* und *Tytler*, daß sie in 7 Monaten von einer Farm allein 27 Hühnertumoren geliefert erhielten. *Fujinami* und *Inamoto* beschrieben 32 Fälle epithelialer carcinomatöser Geschwülste beim Huhn, *Michaelis* und *Ehrenreich* ebenso Hühnersarkome und Carcinome in Deutschland.

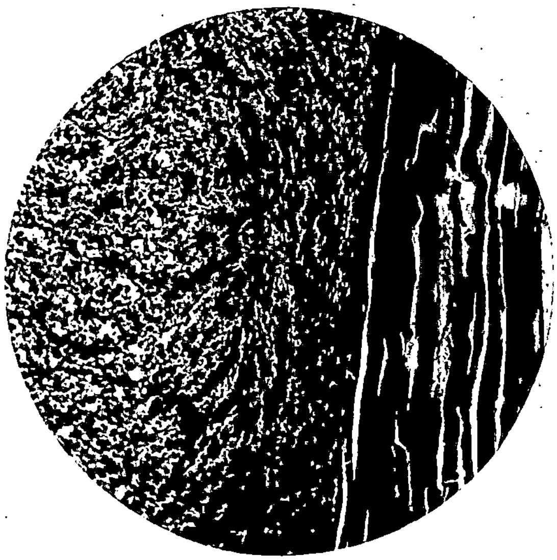

Eine zellfreie Übertragung der Hühnersarkome mittels Berkefield-Filtraten, Trockenpulver oder Glycerinaten beschrieb zuerst *Peyton Rous* bei einem Spindelzellensarkom im Jahre 1911, dann *Pentimalli* im Jahre 1916 und *Teutschländer* im Jahre 1919.

Auch bei einem von *Fujinami* und *Inamoto* beschriebenen myxomatösen Tumor und bei einem angiomatösen von *Peyton Rous*, sowie bei einem Osteochondrosarkom von *Murphy* und *Tytler* gelang die zellfreie Übertragung.

Abb. 1. Huhn B 118. Mikrosk. (45 fach.): Tumor im Brustmuskel. Impfung mit Eidotter (von B 67).

In allen diesen Versuchen wurde sowohl mit Berkefield-Filtraten, als auch mit Trockenpulver und mit glyceriniertem Material Angehen von Tumoren erzielt. Da indessen diese Befunde die pathologisch-anatomischen Vorstellungen von der Übertragung bösartiger Geschwülste lediglich durch die Geschwulstzelle und vom Haften der Malignität an den Zellen zu erschüttern drohten, so bemühte sich eine Reihe von Autoren, den Nachweis zu führen, daß in all diesen Materialien noch lebensfähige Zellen enthalten seien. Dies zeigte *Nakahara* mit Hilfe von Zellkulturen aus Filtraten, Glycerinaten und getrocknetem Material, und *Jung*, ein Schüler von *Teutschländer*, bei sorgfältiger histologischer Untersuchung der Zentrifugate von Filtraten. Es glückte den Autoren in der Tat, in den vorher für zellfrei gehaltenen Materialien noch einzelne z. T. lebensfähige Zellen nachzuweisen. Doch handelte es sich immer um relativ wenige Zellen, die teilweise außerdem noch stark geschädigt erschienen. Da *Teutschländer* eine gewisse Parallelität zwischen Impferfolg und Zellbefund feststellte, hat er bis vor kurzem immer noch zur größten Vorsicht hinsichtlich der Annahme zellfreier Übertragungen geraten. Doch hat seine „Ens-malignitatis"-Theorie diese Annahme niemals ausgeschlossen. Auch *Aschoff*, der früher Zweifel an der zellfreien Übertragung äußerte, ist nach dem jetzigen Stande der Frage von der Möglichkeit einer solchen überzeugt, wie er auf der Pathologentagung in Danzig betonte.

Ich habe in einer größeren Anzahl von Untersuchungen versucht, zu einer Klarheit in diesem Punkte zu gelangen. Dabei ging ich zunächst von Versuchen aus, die bereits von seiten früherer Autoren vorlagen, und die gezeigt hatten, daß das tumorerzeugende Agens der Rous-Hühner sich auch durch das Blut und durch die Organe solcher Tiere übertragen ließ. In Übereinstimmung mit *Rous, Bürger, Busch* und *Pentimalli* bekam ich Tumoren mit dem Blute der kranken Hühner, und zwar vom 18. Tage nach der Impfung an. Dabei zeigte es sich, daß nicht nur die gewaschenen Blutkörperchen, sondern auch das Serum nach starkem Zentrifugieren imstande war, Tumoren zu erzeugen, was mit dem Befund von *Llambias* und *Brachetto-Brian* übereinstimmt. *Bürger* hatte auch bei der Verimpfung von Nieren der Tumorhühner ein positives Resultat erzielt, trotzdem er in diesen nie Metastasen gefunden hatte. Ich selbst erhielt ebenso positive Ergebnisse bei der *Verimpfung von Milz* (Abb. 2 u. 2a), und zwar auch dann, wenn die genaue histologisch *durchgeführte Untersuchung der Organe und der Milz selbst weder makroskopisch noch mikroskopisch Metastasen gezeigt hatte.* Das gleiche war übrigens auch wiederholt bei der Verimpfung von Herzblut der Fall. Ebenso erhielt ich einmal bei der Verimpfung von Eigelb aus dem Dotter eines Tumorhuhnes, das noch im Ovarium enthalten war, ein positives Impfresultat. Doch muß ich *Lewin* widersprechen, wenn er diesen Befund als strikten Beweis für die zellfreie Übertragung zitiert, da im Eierstock dieses Tieres, wie auch sonst häufig Tumormetastasen gefunden wurden, und demnach auch Tumorzellen in den Dotter hätten hineingewuchert sein können. Ich zitiere hier auch noch *Rous* selbst, der mit stark zentrifugiertem Plasma der Tumorhühner Tumoren erzeugte.

Alle diese Befunde machen es äußerst unwahrscheinlich, daß wirklich Zellen des Tumors die Übertragung verursachen. Ich konnte diese Unwahrscheinlichkeit durch eine *Gegenprobe zeigen*, die ich mit gezähltem Zellmaterial aus Rous-Tumoren anstellte. Zu diesem Zweck wurde das Material fein zerkleinert, in Ringerlösung aufgeschwemmt, und dann eine

Verdünnung dieser Aufschwemmung direkt mit der Thoma-Zeisschen Zählkammer und indirekt nach Ausstreichen mit Hühnerblut gezählt. Überraschenderweise zeigte es sich dann ganz regelmäßig, *daß eine relativ sehr große Zahl von Zellen notwendig war,* um das Angehen des Materials zu gewährleisten. So konnte ich bei einem Versuch mit 100 Millionen Zellen nach 20 Tagen einen deutlichen Tumor erzeugen, mit Hunderttausenden von Zellen erst etwa 8 Tage später und mit Zehntausenden von Zellen gar nicht mehr. Bei mehrfacher Wiederholung dieses Versuches ergab sich dasselbe Resultat, so daß man annehmen muß, daß ein gesundes Huhn ohne weiteres mit einer größeren Anzahl von Tumorzellen fertig wird, ohne daß

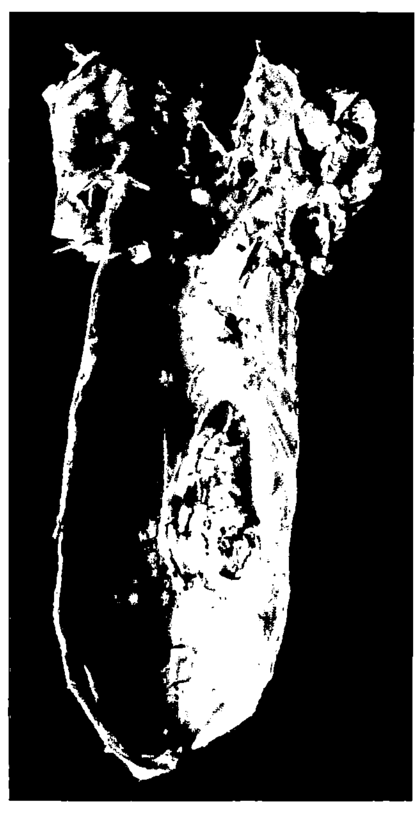

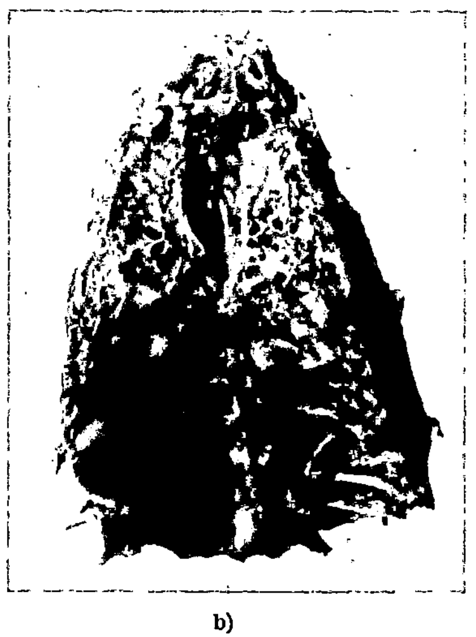

a)   b)

Abb. 2a u. b. a) Huhn A 118. Tumor im Brustmuskel nach Verimpfung von Milz eines Tumorhuhns mit Durchbruch durch das Brustbein. b) Huhn A 118. Impfung mit Milz. Lunge mit Metastasen.

ein Tumor angeht. Um die Bedingungen des Angehens in diesem Versuch zu verbessern, war das Material stets mit einer Spur von Kieselgur eingespritzt worden. Ich habe in weiteren Versuchen zeigen können, daß nicht etwa eine Resistenz dieser Hühner gegen den Tumor vorlag, indem ich auf der anderen Seite desselben Huhnes stark zentrifugierte Filtrate, ja sogar erhitzte Filtrate *ohne* Kieselgur ohne weiteres zum Angehen brachte. Dabei war es gleichgültig für die Größe und Ent wicklungszeit des Tumors, ob diesen Filtraten die gleiche Zellzahl wie auf der anderen Seite beigemengt war oder nicht. Aus diesen Untersuchungen schließe ich in voller Übereinstimmung mit *Rous* und *Murphy, Albert Fischer, Haagen, Pentimalli* usw., daß eine zellfreie Übertragung der Rous-Tumoren als sichergestellt angenommen werden kann.

Haagen hat nun kürzlich die Vermutung geäußert, daß diese zellfreie Übertragung nur da gelingt, wo durch einen 2. Faktor das reticuloendo-

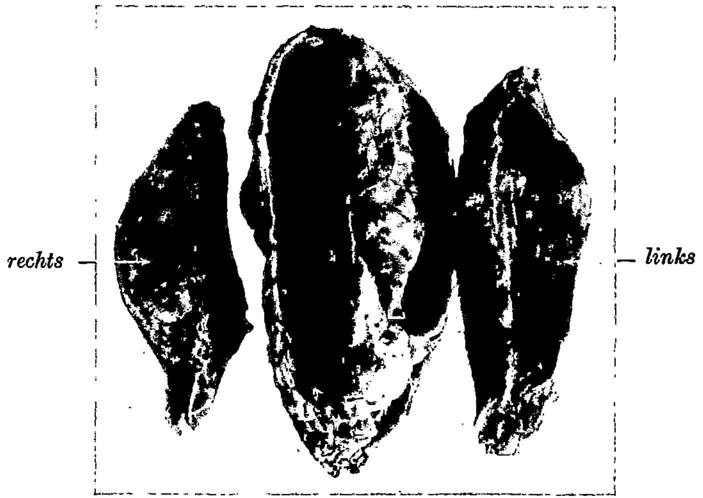

Abb. 3 Huhn A 84. Gye-Versuch: Impfung beiderseits im Brustmuskel. R. „Virus" und „spezifischer Faktor", l. „spezifischer Faktor" allein (kl. Tumor). Tumor von beiden Seiten gesehen.

theliale Gewebe blockiert ist (Kieselgur). Aus diesen eben angeführten Experimenten geht indessen hervor, daß dies durchaus nicht erforderlich ist.

Es schien nach diesen Untersuchungen, als ob die Auffassung, die Rous-Tumoren seien durch ein filtrierbares Virus zu erzeugen, etwa wie es *Gye* meint, die wahrscheinlichste Erklärung sei. Begreiflicherweise hatte ich mich deshalb zunächst an die von *Gye* angegebene Technik gehalten, um mit seinem züchtbaren Virus und mit dem von ihm sog. spezifischen Faktor Rous-Sarkome zu übertragen. Sehr bald zeigte es sich indessen, wie es auch *Flu* aus Leyden berichtet, daß die Chloroformabtötung des Virus einen höchst unsicheren Vorgang darstellt, und daß immer da, wo das Virus mit chloroformabgetötetem Material einen großen Tumor machte, auch der „spezifische Faktor" allein einen kleinen Tumor erzeugt (Abb. 3). Auch die amerikanischen Autoren *Harkins, Schamberg, Kolmer* und *Kast* kamen zu demselben Ergebnis. *Flu* fand, daß die anaerobe Kultur normaler Organe (Embryo-Zusatz von *Gye*) denselben fördernden Einfluß hatte, wie die Kultur des sog. Virus und glaubt, daß es sich dabei um eine Art von Aggressinwirkung handelt. Ich erwähnte bereits vorher, daß auch erhitzte Filtrate noch angehen, und zwar zeigte es sich bei meinen eigenen Versuchen in Übereinstimmung mit *Teutschländer*, *Rous* und anderen Autoren, daß durch Erhitzen auf 60° in einer Viertelstunde eine sichere Unwirksamkeit des Materials zu erzielen war, daß dagegen Erhitzen auf 50—55° eine viertel bis eine halbe Stunde im Wasserbad von dem tumorerzeugenden Agens ohne Schaden ertragen

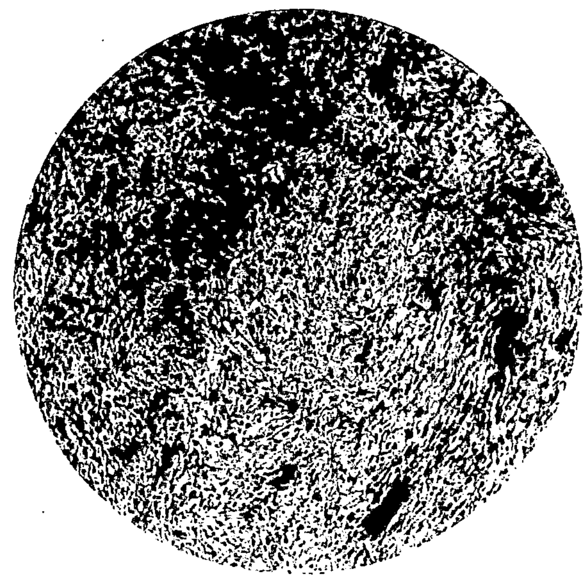

Abb. 4. Huhn B 214. Mikrosk. (95fach): Tumor im Brustmuskel. Impfung mit erhitztem Filtrat.

wurde (Abb. 4). Mitunter war allerdings danach auch eine leichte Abschwächung zu beobachten. Es ist nun von *Baker* und *Mac Intosh* darauf hingewiesen worden, daß, wie auch *Harde* mitteilt, neben der Abhängigkeit von der Temperatur eine starke Abhängigkeit von dem p_H der Filtrate besteht, und daß saure Filtrate schlechter angehen als schwach alkalische. Diese Autoren weisen ferner auf die Wichtigkeit des Zeitfaktors hin, der auch von der Quantität des Agens abhängt. Ferner stellten sie Versuche mit Trypsin an. Dabei fanden sie, daß die Gegenwart von Trypsin in saurer Lösung ein Stimulans für das Wachstum darstellte. Alle ihre Befunde erwecken in ihnen die Vorstellung, daß fermentative Vorgänge bei der Entstehung der Rous-Tumoren eine wichtige Rolle spielen. Auch *Kanematsu Sugiura* und *Benedikt* studierten den Einfluß des p_H und fanden zwischen einem p_H von 3,8 bis 10,0 keine Beeinflussung des Tumorwachstums, dagegen oberhalb und unterhalb dieser Grenze eine Hemmung. Sie stellten fest, daß Trocknen und Pulverisieren die tumorerzeugende Substanz schädigte, dagegen nicht Dialyse gegen fließendes Wasser und Fällung mit gesättigter Kochsalzlösung. Eine halbgesättigte Ammoniumsulfatlösung schwächte bis zu einem gewissen Grade ab.

Ich habe in dieser Richtung gleichfalls Versuche vorgenommen und dabei festgestellt, daß beim Verdünnen mit destilliertem Wasser und Einleiten von Kohlensäure zur Fällung des Euglobulins die tumorerzeugende Wirkung der Filtrate ungeschwächt erhalten blieb. Wurde der Euglobulinniederschlag, der beim Abkühlen entsteht, mehrfach mit Aqua dest. gewaschen und dann einem Huhn injiziert, so ließ sich gleichfalls ohne weiteres ein Tumor erzeugen. Die Analyse der Globulinfraktion durch *Sugiura* und *Benedikt* hatte gezeigt, daß der Stickstoffgehalt der Globulinfällung dem des ursprünglichen Filtrats annähernd gleich war. In der Tat habe ich selbst mit der „Albuminfraktion" dieser Filtrate allein bisher keine Tumoren erzeugen können.

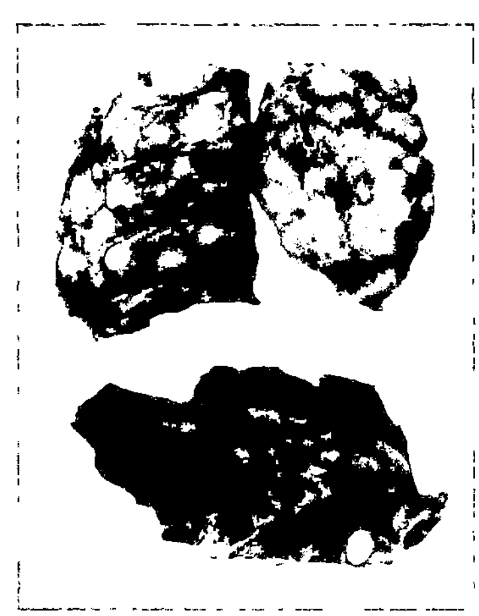

Abb. 5a. Huhn B 105. Metastasen in Lunge und Leber. B 105, geimpft mit keimhaltiger Bouillon von Tumormaterial.

Faßt man die Ergebnisse der Untersuchungen in der Richtung einer chemischen Analyse des tumorerzeugenden Agens zusammen, so ergibt sich in der Tat, daß sein Verhalten dem von fermentartig wirkenden Körpern äußerst ähnlich ist. Die Wirkung ist an die Globulinfraktion der Filtrate gebunden.

Es ist nun interessant, daß *Pentimalli* zeigen konnte, daß embryonale Zellen aus den Filtraten das Agens adsorbieren können, sodaß das Filtrat unwirksam und die Zellen wirksam wurden. Bei Makrophagen und anderen Körperzellen war das Resultat unsicher.

In diesem Zusammenhang gewinnen einige Versuche meiner eigenen Beobachtung an Interesse. Es wurde der Abguß einer stark zentrifugierten Tumoraufschwemmung 24 Stunden in Bouillon bei 37° gezüchtet. Diese Bouillon wurde stark verdünnt (1 : 50) und 1 ccm davon in den Brustmuskel eines normalen Huhns geimpft. Sie enthielt nur einige grampositive Stäbchen, aber keinerlei Zellmaterial. Es entwickelte sich an der Impfstelle ein Tumor vom Typ des Roussarkoms (Abb. 5, 5a u. 5b) und

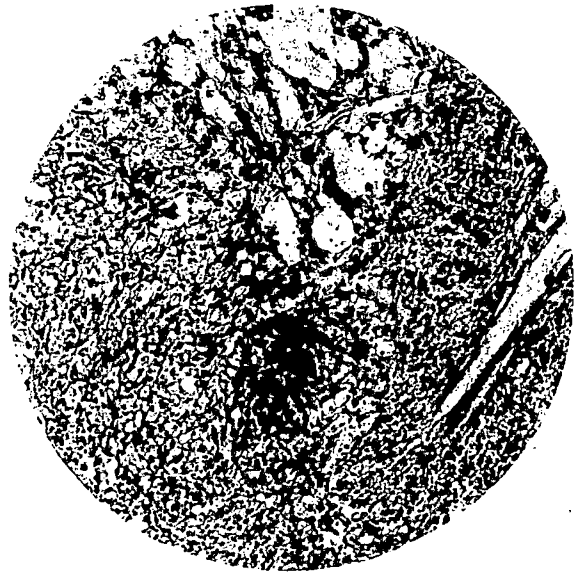

Abb. 5b. Huhn B 105. Mikrosk. (95 fach): Lungenmetastasen. Impfung mit keimhaltiger Bouillon
von Tumormaterial.

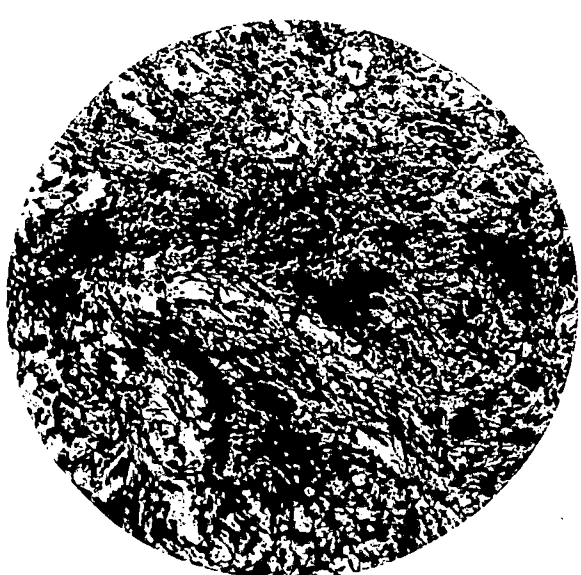

Abb. 5c. Huhn 105. Mikrosk. (95 fach): Tumor im Brustmuskel. Impfung mit keimhaltiger Bouillon
von Tumormaterial.

auf der anderen Seite eine Hautmetastase, die operativ entfernt und auf andere Hühner mit positivem Erfolg übertragen wurde. Erwähnt sei, daß ein zweites mit Zentrifugat aus der Bouillon geimpftes Huhn nach der Impfung einen Kammtumor bekam, der sich bei der histologischen Unter- suchung durch Professor *Busch* als gutartiges Myxofibrom erwies, so daß dieser einen Zusammenhang mit dem geimpften Material ablehnte und einen Spontantumor annahm.

Eine Kultur mit dem Blut eines Tumorhuhnes auf Agar hatte zum Wachstum von kurzen Stäbchen und Diplokokken geführt. Aus der zweiten Generation dieser Kultur wurde eine Impfung auf ein Huhn vorgenommen, das nach etwa einem Monat starb und an der Impfstelle einen für Rous-Sarkom gehaltenen Tumor zeigte. Die genaue histologische Untersuchung erwies diesen Tumor indessen später als eine Granulations- geschwulst mit Riesenzellen, wahrscheinlich also als tuberkulös.

Blut eines Tumortieres in Bouillon und ebenso in Eigelb 7 Tage lang bei 37° aufbewahrt, erwies sich nach diesem Zeitpunkt als steril. Das scharf zentrifugierte Material im Abguß erzeugte nach 2 mal 20 Mi- nuten Zentrifugieren bei 3000 Umdrehungen einen Tumor an der Impf- stelle. Außerdem entstanden fern von der Impfstelle im Oberschenkel- muskel und in der Niere Tumoren, die histologisch von dem an der Impfstelle in der Brust gefundenen Tumor abwichen (*Busch*). Diese Befunde zeigen, daß das Vorhandensein von Keimen keine Bedingung, aber auch kein Hindernis für das Angehen eines Rous-Sarkoms ist. Sie legen den Gedanken nahe, daß ähnlich wie die Zellen auch solche Keime einmal sich mit dem Agens beladen können und so scheinbar zu tumor- erzeugenden Bakterien werden. Eine systematische Prüfung dieser Befunde erscheint deswegen von Wichtigkeit und von allgemein biolo- gischem Interesse für die Frage einer Umwandlung von Saprophyten in pathogene Keime. Ich verweise hier im besonderen auf die Arbeiten von *Blumenthal* und seinen Mitarbeitern, die aus Krebsgeschwülsten tumorerzeugende Keime einer bestimmten Gruppe (Bacillus tumefaciens) herausgezüchtet haben. Auch *Fujinami* und *Inamoto* haben bereits einmal mit staphylokokkenhaltigem Material einen positiven Impferfolg erzielt.

Das Verhalten des tumorerzeugenden Agens den Zellen und Keimen gegenüber läßt auch an Stoffe denken, die, wie *Dörr* und auch *Blumen- thal* mehrfach hervorgehoben haben, an das *d'Herelle*sche Lysin er- innern.

Mit den Erfahrungen, die bei der Verimpfung des Agens auf Hühner erzielt werden, müssen aber die Ergebnisse der Untersuchungen an *Zellkulturen* in vitro in Einklang gebracht werden. Naturgemäß können sie nicht ohne weiteres mit dem Verhalten beim Tier verglichen werden, weil das System, in dem sich diese Lebensvorgänge abspielen, ein anderes ist. Es ist selbstverständlich, daß das Wachstum die destruierenden

Fähigkeiten von Zellen in der Kultur etwa mit einem isolierten Muskel-
stückchen bei fortschreitender Sauerstoffzehrung und Anhäufung der
entstehenden Zellstoffwechselprodukte etwas ganz anderes darstellt
als das Verhalten der gleichen Zellen im System eines lebenden Tieres.
Hinsichtlich dieser Frage verweise ich auf die schönen Untersuchungen
von *Fr. Kraus*, der immer wieder betont, daß im Organismus die gegenseitige Beeinflussung verschiedenartig gekoppelter Systeme (Koagi-
tation) für die Richtung und den Gang der Lebensvorgänge von wesent-
lichster Bedeutung ist.

Wir verdanken den Arbeiten von *Carrel* und denen von *Albert Fischer*
in erster Linie die Fortschritte auf dem Gebiete der Zellkultur. Beide
Autoren stellten unabhängig voneinander fest, daß nicht die aus den
Sarkomen herauswachsenden Fibroblasten, sondern *runde Makrophagen
die Träger* des Tumoragens darstellen. *Fischer* hat solche Zellen isoliert,
zusammen mit einem Stückchen Muskel kultiviert und dann ihre lebhafte Vermehrung und ihr Einwuchern in die Muskulatur unter Destruk-
tion derselben und später Verimpfbarkeit auf Hühner festgestellt, bei
denen Tumoren angingen. Der Widerspruch, der hier zu den Ergebnissen der direkten Verimpfung beim Huhn zu liegen scheint, da hier
aus einer Zelle herauskommend das maligne Prinzip bei Hühnern anging,
klärt sich dadurch auf, daß eben diese Zelle unter ganz anderen Bedingungen in der Kultur wächst, so daß zur Anreicherung der Substanzen,
die das maligne Prinzip tragen, Zeit und Gelegenheit gegeben ist. In
einer Reihe von sehr interessanten Arbeiten hat sowohl die *Carrel*sche
wie die *Fischer*sche Schule nachgewiesen, daß auch normale Makrophagen von gesunden Hühnern durch Vorbehandlung mit chemischen
Agenzien in der Kultur zu malignen Zellen umgewandelt werden können.
Die Agenzien, mit denen dieses erzielt wurde, waren arsenige Säure,
Indol und nach *Carrel* Filtrate aus Rous- usw. Tumoren. Es muß unser
Bestreben sein, diese verschiedenartigen Befunde aus einem Gesichts-
punkt zu erkllären, und es bleibt kaum eine andere Erklärung übrig,
als wiederum auf fermentartige Vorgänge und Änderungen des Ferment-
stoffwechsels hinzuweisen, die bei Schädigung der Zellen in vitro eintreten und die dann, wie wir es auch beim Bakteriophagen mit Kulturfiltraten bei Vorbehandlung mit Trypsin und anderen Eingriffen kennen,
automatisch in derselben Richtung weitergehen. (*Choldin*, Teerpinselung.)
Daß ein derartiger Vorgang der Zellumwandlung morphologisch sehr
weit gehen kann, sehen wir an dem von *Tytler* beschriebenen Osteochondrosarkom, bei dem die Filtrate imstande sind, im heterologen
Gewebe, z. B. in der Muskulatur Knochen und Knorpel neu zu bilden.
Wir wissen aus den Untersuchungen von *Kraus* und von einer Reihe
von Autoren, daß bei der Regeneration beim pflanzlichen und tierischen
Organismus ebenso wie bei Tumoren wohl jedes Gewebe unter dem

Einfluß von physikalischen und chemischen Eingriffen nach dem Gesetz bestimmter Polaritäten sich entwickeln kann. Es ist äußerst wahrscheinlich, daß auch die normale embryonale Entwicklung durch die Erforschung solcher Bedingtheiten wesentliche Aufklärungen erfahren kann.

Wenn wir uns nunmehr von den ätiologischen Fragen für die Entstehung der Rous-Sarkome abwenden, so scheint es von Wichtigkeit, pie Veränderungen zu beobachten, die im tumorkranken Tier und in der tumorkranken Zelle beobachtet werden. Einen Einblick in den veränderten fermentativen Stoffwechsel bei den Rous-Tumoren haben die *Warburg*schen Methoden gewährt. Es hat sich gezeigt, daß auch der Rous-Tumor, wie alle anderen malignen Tumoren, den typischen aerob glykolytischen Stoffwechsel hat bei verminderter Sauerstoffatmung. Von *Edlbacher* und *Merz* ist gefunden worden, daß auch die Arginasespaltung der Rous-Tumoren dem Verhalten der anderen Tumoren entspricht.

Beim erkrankten Huhn stellt sich nach einer gewissen Zeit meist eine Kachexie ein, so daß die Tiere häufig, wenn sie sterben, aufs äußerste abgemagert sind. Im Anfang jedoch scheint es sich um eine lokale Erkrankung bei den Tumoren zu handeln. Dabei kann man beobachten, daß, wenn man Stückchen subcutan geimpft hat, diese unter der Haut zu wachsen anfangen und in die Umgebung einwachsen. Es ließ sich aber an anderen Fällen wieder zeigen, daß insbesondere kleine Partikelchen der Tumoren der Nekrose anheimfallen und die Zellen einschmelzen. Die Kerne werden pyknotisch und rücken an den Rand, in der Umgebung dieser nekrotischen Partien entwickelt sich, ohne jede entzündliche Reizerscheinung, der Tumor aus den Zellen des Wirts. In den ersten Tagen der Erkrankung ist es uns niemals gelungen, mit Blut oder Milz der Impftiere einen Tumor bei normalen Tieren zu erzeugen. Dies liegt nicht daran, daß bei einem noch relativ gesunden Tiere das Blut das Agens vernichten müßte. Vielmehr konnten wir nachweisen, daß bei Einspritzung von Tumoraufschwemmung in die Flügelvene eines gesunden Tieres nach wenigen Minuten das Herzblut dieses Tieres Tumoren erzeugte. Es war also das tumorerzeugende Agens bzw. die Tumorzelle nicht einmal vom Blut eines ganz gesunden Tieres zerstört worden, was ja möglich gewesen wäre, nachdem *Freund* und *Kaminer* gezeigt haben, daß normales Blut die Tumorzellen zerstört, Tumorblut dagegen sie intakt läßt. Wir schlossen vielmehr aus diesen Versuchen, daß im Beginn der Erkrankung das Agens in ausreichender Menge nur an Ort und Stelle vorhanden ist. Später kommt es zu infiltrativem Wachstum durch Muskel und Knochen, zu Durchwachsungen in die Körperhöhlen und größeren und kleineren Metastasierungen. Bei diesen erhob sich wiederum die Frage, ob die Metastase durch eine Verschleppung von Zellen verursacht ist oder dadurch, daß das Agens im Blute kreist und an irgendeiner anderen Stelle die normalen Körperzellen zu malignen macht. Von *Pentimalli* ist die Ansicht geäußert worden, daß die roten Metastasen an Orten einer Verletzung usw. durch das Virus, die weißen Metastasen durch Zellverschleppung verursacht werden. *Albert Fischer* hat durch Untersuchung seines mit Tuberkelbacillen infizierten Stammes nachgewiesen, daß Metastasen auch ohne Zellverschleppung entstehen können. Der Häufigkeit nach geordnet finden sie sich vor allem in der Lunge, wo sie intra vitam zu Blutspucken führen, in der Leber, im Peritoneum, im Herzen, Eierstock, Milz und Muskel. Wir beobachteten die Metastasierung bei jeder Art von Impfung, ganz gleich, ob zellreiches oder „zellfreies" Material eingespritzt wurde. Sie war nicht immer abhängig von der Lebensdauer des Tieres, sondern schien auch mit der Menge und „Virulenz" des eingebrachten Materials im Zusammenhang zu stehen. Bei Impfung von zellhaltigem Material beobachteten wir, daß das gleiche Material in großen Dosen rasch wachsende große Tumoren mit Metastasen verursachte, während nach kleiner Dosis erst nach langer Zeit ein kleiner Tumor ohne Metastasen auftrat. Naturgemäß wird man bei solchen Untersuchungen die Rasse und das individuelle Moment der Impftiere sehr berücksichtigen müssen. Von Allgemeinveränderungen, die bei Tumorhühnern gefunden werden, erwähne ich hier noch die von *Nöldecken* beobachtete Vermehrung der Lymphocyten.

Eine ganze Reihe von weiteren Faktoren, die uns mehr oder weniger unbekannt sind, scheinen für das Angehen, für die Größe und den Bau der Tumoren in ihrer Entwicklung maßgebend zu sein. Im allgemeinen bekamen wir mit „zellfreien Materialien" nach Erhitzen, Zentrifugieren, Filtrieren, mit Blut- oder Milzimpfung kleinere, kompaktere und zellreiche Tumoren, die etwas langsamer angingen als die mit großen Mengen von Tumoraufschwemmung erzeugten. Mitunter jedoch war es gerade umgekehrt. Neben der Rasse und der Individualität des Tieres könnte dabei die Beimengung von saprophytären Keimen zum Impfmaterial eine Rolle spielen, die besonders dann nicht zu vermeiden ist, wenn das Material einem spontan gestorbenen Tier entnommen wird.

Aus den Untersuchungen von *Choldin* wissen wir, daß auch chronische Reize, wie die Teerpinselung, beim Huhn zur Entstehung von Tumoren Veranlassung geben können.

Der Stimulation wird wohl ein übertriebener Einfluß auf die Entstehung und Entwicklung der Rous-Tumoren zugeschrieben. Die Beimengung von Kieselgur zum Impfmaterial ist durchaus keine Conditio sine qua non bei der Entwicklung der Rous-Tumoren. Wir können uns auch nicht der Auffassung von *Haagen* und *Rhoda Erdmann* anschließen, daß Gebilde, wie die Kieselgurnadeln, etwa durch eine „Blockade" des reticulo-endothelialen Systems wirken könnten. Dem Kieselgur könnte wohl höchstens ein lokal wirkender Fremdkörperreiz zukommen. Daß aber eine solche Blockade mit Tusche nach *Rhoda Erdmann* oder noch besser mit Eisenzucker nicht ohne Effekt ist, davon haben wir uns bei einer Reihe von Versuchen überzeugen können. Wir haben bei vorhergehender Eisenzuckerinjektion der Impftiere wiederholt ein erheblich schnelleres Angehen verschiedenartiger Impfmaterialien beobachtet. Freilich können wir nicht behaupten, daß es sich dabei wirklich um eine Blockade des reticulo-endothelialen Gewebes handelt. Wir halten es für durchaus denkbar, daß der Eisenzucker nach Art eines Katalysators auf das fermentartige Tumoragens wirken könnte. Sicherlich bedarf die Analyse dieser Wirkung noch einer genauen Klärung. Ein Erfolg ist mit dieser Methode von *Roskin* erzielt worden, der nach dieser Injektion auch heterologes Tumormaterial auf Hühner verimpfen und damit Sarkome erzeugen konnte.

Eine natürliche Resistenz der Hühner gegen das Angehen von Tumoren existiert nur bei einem kleinen Prozentsatz der Tiere, nach *Albert Fischer* etwa bei 1 % der Hühner. Das Alter der Tiere ist für das Angehen der Tumoren nicht ohne Bedeutung. Embryonen scheinen sogar für heterologes Material generell, jüngere Tiere für homologes Material besser empfänglich zu sein als ältere. Dementsprechend fand *Fischer*, daß das Plasma älterer Tiere das Wachstum von Sarkomzellen hemmt, die im Plasma junger Tiere gut angehen. Bei absoluter, natürlicher Resistenz eines Tieres hatte aber weder das Plasma noch das lebende Gewebe in vitro irgendeinen hemmenden Einfluß auf die Sarkomzellen, so daß andere, unbekannte Gründe dafür maßgebend sein müssen.

Eine Immunisierung gegen das Rous-Sarkom ist schon von *Rous* versucht worden. Er stellte ein Immunserum von Gänsen her und belud Hühnerblutkörperchen mit den Antikörpern daraus, die er dann zur Immunisierung verwendete. Aktive Immunisierungen wurden oft versucht. Daß eine einmalige erfolglose Impfung keinen Schutz gegen Nachimpfung verleiht, habe ich in zahlreichen Versuchen gesehen. Doch meint *Fujinami*, eine gewisse Resistenzerhöhung beobachtet zu haben. *Bürger* erhielt mit Plasma einen gewissen Schutz, und auch *Berger* sah bei *Teutschländer* nach negativ ausfallender Impfung mit beschädigtem oder zellfreiem Material eine spätere Impfung oft nicht mehr angehen. Er hält dies für die Folge einer Umstimmung des Organismus.

Es muß noch besonders auf Beobachtungen über spontane Veränderungen in der Virulenz der Tumoren hingewiesen werden. Sehr eigenartig ist in dieser Richtung, daß von *Gye* und *Andrews* auch über temporäres Verschwinden der Filtrabilität berichtet wird. Einen absoluten Rückgang der Virulenz habe ich bei Verimpfung von Tumoraufschwemmung nur da beobachtet, wo der Tumor vom pathologischen Anatomen[1] nicht mehr als Sarkom, sondern als Granulationsgeschwulst mikroskopisch angesprochen war, wenn er auch vorher makroskopisch für ein echtes Sarkom gehalten wurde. Ich konnte an getrocknetem Material, das ich von *Gye* erhielt, nachweisen, wie schrittweise die tumorerzeugende Fähigkeit verlorenging, so daß zuerst damit ein Spindelzellensarkom, nachher eine Granulationsgeschwulst mit dem makroskopischen Aussehen eines Sarkoms, und schließlich nur mit Kieselgur ein Fremdkörpergranulom erzeugt wurde. Bei Sarkomen, die wir erzeugten, habe ich niemals ein spontanes Zurückgehen beobachtet. Von Heilversuchen zitiere ich die Untersuchungen von *Berger* und *Teutschländer*, die mit avirulentem Tumorfiltrat und mit inaktivierter Tumoremulsion und -flüssigkeit eine vollständige Rückbildung bereits entwickelter Tumoren sahen. Allerdings ging dabei ein Teil der Tiere unter kachektischen Erscheinungen zugrunde.

Es sei hier auch noch auf die Anschauung von *Pentimalli* und *Teutschländer* hingewiesen, daß auch eine gesteigerte Disposition für die Tumorentstehung, z. B. durch Verletzungen, gesetzt werden kann. Es ist auch denkbar, daß entzündliche und andere Reize in der gleichen Richtung wirken. Wir haben bei einem Teil unserer Tiere spontan eine Tuberkulose gefunden. Es hat sich aber bei der Untersuchung gezeigt, daß, wenn diese Tiere mit Tumormaterial geimpft waren, weder im Tumor tuberkulöse Partien gefunden wurden, noch in der Umgebung der Tuberkulose Veränderungen im Sinne einer Tumorentwicklung. Der entzündliche Reiz der Tuberkulose hatte also keine besondere Disposition für die Tumorentstehung verursacht.

Das Gebiet der Rous-Tumoren ist deswegen von besonderer Wichtigkeit, weil hier durch die Befreiung des Tumorproblems von der Zelle zum ersten Male ein tieferes Eindringen in die Biologie der Tumorentstehung ermöglicht wurde. Nachdem nun alle Forscher, auch die pathologisch-anatomisch gerichteten, darin übereinstimmen, daß es sich bei den Rous-Sarkomen um echte Geschwülste handelt, kommt diesen Befunden auch ein allgemeines Interessse für die Geschwulstlehre zu. Es ist nun besonders interessant, daß das Eindringen in diese Probleme den Zusammenhang mit den normalen Wachstums- und Entwicklungsproblemen, den die pathologische Anatomie durch die Loslösung von der Zelle gefährdet sah, in keiner Weise widerlegt hat, sondern auf einer anderen Ebene wieder herbeizuführen scheint.

---

[1] Herr Prof. Dr. *Busch* vom Reichsgesundheitsamt hat alle meine Tiere makroskopisch und mikroskopisch untersucht, wofür ich ihm zu besonderem Danke verpflichtet bin. Ebenso für seine Hilfe bei der Herstellung der Photogramme und Diapositive. Das Material wird von ihm pathologisch-anatomisch besonders beschrieben.

Schlußsätze.

1. Die Annahme, daß eine Übertragung des Rous-Sarkoms nur durch intakte Zellen möglich sei, ist nicht mehr haltbar.

2. Gegen diese Annahme spricht nicht nur das Angehen von „zellfreiem" Material der Tumortiere, sondern auch das von Filtraten und Pulver sowie von sonstigem physikalisch und chemisch vorbehandelten Tumormaterial.

3. Dagegen spricht auch, daß in solchem Material höchstens ganz wenige Zellen enthalten sind, wenn dies überhaupt noch der Fall ist, daß dagegen sonst erst mit relativ vielen Zellen einer Tumoraufschwemmung ein Angehen im Tier erzielt wird.

4. Die Annahme von *Gye*, daß ein filtrierbares Virus als lebender Erreger durch einen spezifischen Faktor zum Angehen gebracht wird, ist nicht mehr haltbar, nachdem bewiesen wurde, daß der spezifische Faktor allein, wenn auch in schwächerem Maße, das sarkomerzeugende Agens enthält.

5. Ist das Agens in genügender Menge vorhanden, so geht es auch ohne jede Unterstützung durch einen zweiten Faktor beim Tier an.

6. Das Agens kann mit banalen Keimen vergesellschaftet sein, die aus dem Tumor gezüchtet werden. Es ist an den Euglobulinteil aus dem Eiweiß der Tumorfiltrate gebunden.

7. Es verhält sich thermischen, chemischen und biologischen Eingriffen gegenüber ähnlich wie ein Ferment.

8. Sein Angehen wird durch die sog. Blockade mit Eisenzucker begünstigt und beschleunigt, die also nach Art eines Katalysators darauf wirkt.

9. Die Annahme eines übertragbaren und vermehrbaren Ferments, ähnlich dem „Bakteriophagen", würde gestatten, die Befunde bei der Zellzüchtung, die Umwandlung von Makrophagen oder embryonalen Zellen durch chemische Eingriffe usw. von demselben Gesichtspunkte aus zu erklären.

10. Das Verhalten der Tumorzellen in der Kultur, etwa mit einem Muskelstück, ist kein Beweis für die celluläre Theorie, weil das System ein ganz anderes ist als der tierische Organismus und insbesondere die Sauerstoffzehrung durch das lebende Gewebe beim Abschluß von der Luft in Hinblick auf die *Warburg*schen Forschungen in Rechnung gestellt werden muß.

11. Es wird auf die Zusammenhänge dieser Anschauungen mit den Arbeiten von *Fr. Kraus* über Regeneration und normales Wachstum hingewiesen.

(Aus der hämatologischen Abteilung des Universitätsinstituts für Krebsforschung
an der Charité in Berlin.)

Untersuchungen über die Genese der Blutmakrophagen und verwandter Zellformen und ihr Verhalten in der in-vitro-Kultur.

I. Mitteilung.
Normales und leukämisches Menschenblut.

Von
Hans Hirschfeld und **Eugenie Klee-Rawidowicz.**

Mit 11 Abbildungen im Anhang.

An die Möglichkeit, daß in der Biologie der bösartigen Geschwülste
Leukocyten eine wesentliche Rolle spielen, hätte man früher niemals
gedacht. Nun haben aber zuerst *Carrel* und *Ebeling* gezeigt, daß bei
der Kultivierung des Peyton Rousschen Hühnersarkoms zwei Arten von
Zellen wachsen, Fibroblasten und Makrophagen, und daß die Makrophagen die eigentlichen Geschwulstzellen und die Träger des Virus
sind. Isoliert man beide Zellarten, so läßt sich zeigen, daß man durch
Verimpfung der Fibroblastenkulturen auf gesunde Hühner keine Tu-
moren erzielt, wohl aber durch Überimpfung der Makrophagenkulturen.
Dieselben Autoren konnten ferner zeigen, daß man mit aus Hühnerblut gezüchteten Makrophagen durch Zusatz von zellfreiem Filtrat des
Hühnersarkoms bösartige Zellen heranzüchten kann, die bei der Verimpfung Sarkome entstehen lassen. Das gleiche gelingt, wenn man
Makrophagen in arsen- oder teerhaltigem Plasma züchtet. *Albert
Fischer* konnte nämlich aus Makrophagen in arsenhaltigem Plasma
Sarkomzellen heranzüchten, und *Laser* konnte zeigen, daß Makrophagen,
die im Plasma von Hühnern gezüchtet wurden, die vorher wiederholt
kleine Mengen Teer intravenös bekommen hatten, maligne Eigenschaften
annehmen.

Nachdem es seit den grundlegenden Untersuchungen von *Carrel*
und *Ebeling* und *W. H.* und *M. R. Lewis* bekannt ist, daß man besonders
aus Hühnerblut leicht Makrophagen bzw. Monocyten züchten kann,
die bald in Elemente von der charakteristischen Zellform der Fibroblasten übergehen, und *H. Hirschfeld* aus dem Blute von lymphatischer

Leukämie, *Caffier* aus normalem Menschenblut bereits Makrophagen gezüchtet haben, war es unser Plan, das Makrophagenproblem zunächst an menschlichem und tierischem Blute weiter zu studieren, um Herkunft und Schicksal dieser Zellen festzustellen, wobei uns als Endziel die Entscheidung der Frage vorschwebte, ob auch aus Säugetiertumoren herauszuzüchtende Makrophagen dieselbe biologische Rolle spielen wie die des Hühnersarkoms.

Methode.

Zur Züchtung wurde *normales Blut* von Männern und Frauen und das Blut eines an *lymphatischer Leukämie* erkrankten Mannes benutzt.

Das normale Blut wurde mittels einer eisgekühlten, mit dünner Vaselinschicht ausgekleideten Spritze aus der Armvene entnommen und in paraffinierten Röhrchen 5—7 Minuten zentrifugiert. Da das Blut nur langsam gerinnt, konnte von einem Zentrifugieren in Eisbechern abgesehen werden. Das Plasma wurde mit paraffinierten Pipetten in ebenfalls paraffinierte Röhrchen abgefüllt. Nach der Gerinnung des in geringen Mengen zurückbleibenden Plasmas trennten wir das noch überstehende Koagulum, das in dünner Schicht die Leukocyten enthält, ab, wuschen in Ringerlösung aus und benutzten die zerschnittenen Stückchen zum Ansetzen der Kulturen.

Das lymphatische Blut wurde mittels einer Venüle entnommen und sofort zentrifugiert. Die über dem Blutkuchen sich absetzende Fibrinschicht enthielt die Lymphocyten in sehr großer Menge. Dieses Fibrinkoagulum wurde in Ringerlösung ausgewaschen und zum Ansetzen der Kulturen zerkleinert.

Da die Mediumfrage für menschliche Gewebe und Blutzellen noch durchaus nicht befriedigend gelöst ist, gelangten zunächst eine Reihe von Züchtungsgemischen zur Anwendung. Es wurde in mit Ringer verdünntem Hühnerplasma, in Heparinplasma von Kaninchen, in reinem Menschenplasma und in Gemischen von Hühner- und Menschenplasma und Kaninchen- und Menschenplasma gezüchtet. Mit Ausnahme des Hühner-Menschenplasmagemisches waren alle Medien in gewissem Sinne zur Zucht brauchbar, wenn auch die Auswanderung der Blutzellen im Hühnerplasma länger dauerte als in den anderen Medien. Am besten bewährte sich ein Gemisch von Menschen- und Kaninchenplasma (*Awrorow* und *Timofejewsky* wiesen zuerst auf die gute Brauchbarkeit des Kaninchenplasmas für die Leukocytenzüchtung hin) im Verhältnis 1:1. Wir haben daher für die weiteren Versuche dieses Gemisch verwendet.

Die Deckglaskulturen, mit denen wir arbeiteten, wurden so angelegt, daß zunächst das Heparinplasma vom Kaninchen auf das Deckglas gebracht wurde, das Explantat in dasselbe gebettet und mit Menschenplasma bedeckt wurde. Nach kurzer Zeit erstarrte das Gemisch. Im Gegensatz zu den Beobachtungen von *Caffier* fanden wir das Menschenplasma noch nach 3—4 Stunden nach dem Zentrifugieren in brauchbarem flüssigem Zustande ohne Anzeichen von Ausflockungen. Bezüglich der Frage nach der Verflüssigung des Plasmas durch Blutzellen können wir dem Autor auch für die Fälle, in denen wir mit reinem Menschenplasma arbeiteten, dahin zustimmen, daß eine Verflüssigung erst etwa nach 6—7 Tagen von der Peripherie her einsetzt. Bei Zusatz von Kaninchenplasma bleibt das Medium längere Zeit hindurch fest. Es zeigten sich noch nach 50 Tagen und mehr keine Anzeichen einer Verflüssigung. Die Angabe von *Haagen*, der im Gegensatz zu uns fand, daß in Monocytenkulturen nach nur mehrtägiger

Züchtung eine ausgedehnte Verflüssigung des Nährmediums eintrat, ist vielleicht damit zu erklären, daß er ohne Kaninchenplasma arbeitete.

Da keine Verflüssigung des Mediums stattfand, und den sich entwickelnden Makrophagen durch das Zugrundegehen der polymorphkernigen Leukocyten und der Lymphocyten reichlich Nährstoffe zugeführt wurden, andererseits wegen der Fähigkeit der Makrophagen, sowohl arteigenes Blutserum und Plasma wie artfremde Eiweißverbindungen als Baustoffe zu verwerten, konnte in diesen Versuchen zunächst von Umbettungen und Zusatz von Organextrakten abgesehen werden. In einigen Fällen arbeiteten wir mit einem Zusatz von Protan zum Züchtungsmedium. Wir kommen später noch darauf zurück, möchten aber schon hier bemerken, daß wir für Dauerzüchtungsversuche weder auf die Umbettung noch auf die Anwendung von Gewebeextrakten verzichten können. Versuche, mit Hilfe von Muskelzusatz (*A. Fischer*) eine geeignete Stützsubstanz zur Umbettung und damit zur Erzielung von Dauerkulturen zu erlangen, führten bisher zu keinem Erfolg.

Die Fixierung der Dauerpräparate wurde in Carnoyscher Lösung vorgenommen. Zum Färben benutzten wir eine Verdünnung von einem Volumteil Giemsa-Stammlösung mit 10 Volumteilen Aqua dest. Die Färbdauer betrug etwa 24 Stunden. Die Differenzierung geschah in 96proz. Alkohol so lange, bis das Plasma hell wurde. Da die Zellen den Farbstoff fester halten als das umgebende Plasma, erwies sich dieses Verfahren als ganz geeignet.

Beobachtungen an lebenden Kulturen und an fixierten Präparaten.

a) *Normales Menschenblut.*

In den ersten 24 Stunden fand in der Kultur die bekannte Auswanderung der weißen Blutzellen statt, der Leukocyten, Lymphocyten und Monocyten, von denen die ersteren am weitesten in das Medium vordrangen. Noch nach 36 Stunden sah man ein ähnliches Bild, nur wurden außer an der Peripherie auch mehr zum Zentrum der Kultur hin gelegene (intakte und degenerierende) polymorphkernige Zellen gefunden. Mit Ausnahme der zugrunde gehenden zeigten fast alle Zellen in den ersten 36 Stunden mehr oder weniger breite und verzweigte Pseudopodien, mit deren Hilfe sie lebhaft in das Medium auswanderten. Nach Verlauf von 48 Stunden ist die Mehrzahl der Zellen zur Ruhe gekommen und hat runde Form angenommen. Zwischen zahlreichen Lymphocyten erkennt man an fixierten Präparaten vom 2. Züchtungstag häufig hypertrophierte Zellen vom Monocytentypus, die meist in Haufen zusammenliegen, ohne daß Mitosen entdeckt werden konnten. Das Plasma dieser Zellen erscheint homogen und in gefärbtem Zustande schwach basophil. Der Kern ist von groben Chromatinbrocken erfüllt. Im Plasma von einigen dieser Zellen sieht man tiefblaue Leukocytenkerne, welche die Zellen phagocytiert haben.

Eosinophilie, wie sie *Maximow* an Tierblut und *Caffier* auch an Menschenblut beobachteten, konnten wir nicht entdecken. Auch die Umwandlung von polymorphkernigen Leukocyten zu mononucleären Zellen ist uns nicht begegnet. Vorgänge an in Degeneration befindlichen poly-

morphkernigen Leukocyten, deren Kerne während des Zugrunde-
gehens die verschiedenartigsten Formen annehmen, dürfen nicht dafür
angesehen werden. Die in der Kultur vorhandenen neutrophilen Leukocyten, die als einzige polymorphkernige Zellart gelegentlich noch nach
5 tägiger Züchtungsdauer gefunden wurde, gingen bald als solche
zugrunde.

Am 3. und 4. Tage schreitet die Auflösung der polymorphkernigen
Leukocyten immer weiter fort, es sind schließlich Lymphocyten und
Monocyten in überwiegender Zahl um das Explantat herum und weiter
draußen im Medium vorhanden. Abb. 1 zeigt eine solche 4 Tage alte
lebende Kultur. Die Lymphocyten verschwinden nun auch immer
mehr, und selten nur wird ein Lymphocyt von normaler Form angetroffen. Bereits vom 5. und 6. Züchtungstage an beherrschen große
hypertrophische Zellen von verschiedenster Form das Bild, die wir als
hypertrophische Monocyten ansehen müssen. Sie besitzen ein basophiles Protoplasma und einen zur Seite gedrängten, leicht eingebuchteten
Kern. Von ihnen aus finden sich alle Übergänge über größere, runde
Zellen mit dunklerem Entoplasma, paranucleärer Sphäre, und hellerem,
basophilem, schaumigem Ektoplasma und mehr zentral gelegenem Zell-
kern zu spindel- bis spießförmigen, langgestreckten Zellen mit einem
oder mehreren Fortsätzen. In Abb. 2a, 2b, 2c sind diese Zellen der
lebenden Kultur, in Abb. 2d, 2e, 2f in fixiertem Zustande photogra-
phisch dargestellt. Vielfach treten die Fortsätze der Zellen miteinander in Verbindung. Sie sind dazu bei starker Entwicklung in
so hohem Maße fähig, daß sie geradezu Gewebebildung vorzutäu-
schen vermögen (vgl. die 5 tägige Kultur Abb. 3a, 3b). Einen Teil
fixierter Kultur zeigt bei stärkerer Vergrößerung Abb. 3c, in der die
isolierte Lagerung dieser Zellen wieder deutlich wird. Die fibroblastenähnlichen Zellen haben ein schwach basophiles, manchmal
ein mehr schwach eosinophiles Protoplasma, einen eirunden bis läng-
lich-ovalen Kern, welcher das in feinen Stäubchen verteilte Chro-
matin erkennen läßt und in dem 1—2 Nucleolen deutlich abgegrenzt
sichtbar sind. Neben den oben beschriebenen großen, runden oder
ovalen Zellen, die häufig ein flaches, epitheloides Aussehen haben
und wenig zu phagocytieren scheinen, finden sich Zellen, die voll-
gestopft mit phagocytierten Massen sind. Ihr Kern ist oft rand-
ständig, enthält 1—2 Nucleolen und feinere Chromatinbrocken. Diese
wie auch die epitheloiden Zellen nehmen oft so große Dimensionen
an, daß man sie als Riesenzellen bezeichnen kann. Sie enthalten einen,
manchmal 2 Kerne mit je 1—2 Nucleolen. Riesenzellen mit mehr als
3 Kernen, wie *Lewis* und *Lewis* und *Webster* sie in Kulturen von
menschlichen Lymphknoten gefunden haben, wurden in unseren Kulturen nicht angetroffen.

Vom 6. bis 15. Tage an waren die langgestreckten, fibroblasten-ähnlichen Zellen sehr gut entwickelt. Sie waren oft durch Anastomosen miteinander verbunden, aber sie zeigten im allgemeinen keine Tendenz, Gewebe zu bilden (siehe auch Abb. 4). Zwischen diesen Zellen fanden sich immer wieder vereinzelte, guterhaltene Lymphocyten, die aber keine Übergangsbildungen zu Makrophagen oder fibroblasten-ähnlichen Zellen erkennen ließen.

Nach 20 Tagen wurden keine fibroblastenähnlichen Zellen mehr gefunden; die Zellen hatten sich abgerundet. Noch nach 25 und mehr Tagen sah man gut erhaltene Zellen neben absterbenden. Abb. 5a und 5b zeigen eine solche 26 Tage alte Kultur. Übrigens ist auffällig, daß es durchaus nicht in allen Kulturen zur Bildung von fibroblastenähnlichen Zellen kommt. Worauf dieser Unterschied beruht, können wir noch nicht entscheiden.

b) *Blut von lymphatischer Leukämie.*

Während uns für die Untersuchungen an normalem Menschenblut eine große Reihe von Versuchsserien zur Verfügung standen, waren wir bei der Beobachtung des lymphatischen Blutes auf 2 Serien von je 48 bis 50 Kulturen angewiesen. Sie stammten vom gleichen Patienten, dem am 27. II. und 5. III. 1928 Blut entnommen wurde. Während der Patient wenige Tage darauf starb, konnten wir die Zellen seines Blutes noch wochenlang danach, bis zum 8. V. 1928, am Leben erhalten. Einige der Kulturen wurden nach 8- und weiter nach 14 tägiger Züchtungs-dauer halbiert und in ein neues Mensch-Kaninchenplasmagemisch gebracht. Am 29. Züchtungstage wurde diesen Kulturen ein Nährmedium, das zu gleichen Teilen aus Protan, Menschen- und Kaninchenplasma bestand, zugesetzt.

Die in den Kulturen von leukämischem Blut beobachteten Umwandlungen entsprechen im wesentlichen denen, die im vorigen Abschnitt beschrieben wurden. Da aber das Blut — wovon man sich im Ausstrichpräparat überzeugen konnte — fast nur aus Lymphocyten und wenigen Monocyten bestand, wurde die dichte Auswanderung von polymorphkernigen Leukocyten hier nicht beobachtet. Dafür fand eine massenhafte Auswanderung von Lymphocyten statt, die in einigen Kulturen eine Neigung zur Längsstreckung und Pseudopodienbildung zeigten (siehe Abb. 6a, 6b). Eine Weiterentwicklung dieser Fortsätze konnte aber am lebenden Objekt nicht beobachtet werden. Es scheint sich hier lediglich um die für Lymphocyten typischen Bewegungserscheinungen zu handeln, wie sie auch von *Lewis* bei der Auswanderung aus menschlichen Lymphdrüsen gesehen und beschrieben wurden.

Vom 3. Tage an waren die ausgewanderten Monocyten stark vergrößert und hatten den Typus von Reticulumzellen angenommen.

Im Kern war ein Nucleolus erkennbar. Das Plasma war vacuolisiert und zeigte häufig phagocytierte Einschlüsse. Daneben fanden sich viele fibroblastenähnliche Zellen, sogar mit 2 Kernen. Neben vielen zerfallenden Lymphocyten traf man in diesen Kulturen auch immer noch gut erhaltene Lymphocyten an. In Abb. 7a ist eine besonders lange fibroblastenähnliche Zelle abgebildet; die Makrophagen lassen eine undulierende Membran erkennen. Abb. 7b zeigt die Zellanastomosen, die die Makrophagen miteinander eingehen. Sie konnten aber immer wieder rückgebildet werden, und es kam auch hier nie zu einer wirklichen Gewebebildung. In noch älteren Kulturen von 20 tägiger und längerer Züchtungsdauer überwogen häufig außerordentlich große epitheloide Zellen (Abb. 8). Das Explantat selbst lockerte sich immer mehr auf und ließ große runde Makrophagen aus sich hervorgehen, die seinen Platz vollständig ausfüllten (Abb. 9). Die Kulturen hatten inzwischen eine Selbstreinigung erfahren, man fand nur noch epitheloide Zellen und Makrophagen. Solche Kulturen waren mit Protan gefüttert worden. *Sie konnten zwar trotz der Anreicherung ihrer Stoffwechselprodukte bis zu etwas über 60 Tagen am Leben erhalten werden;* aber beide Zelltypen zeigten keinerlei prospektive Entwicklung.

Fassen wir nun unsere Beobachtungen an Kulturen von normalem und lymphatischem Blut kurz zusammen:

Gleichzeitig mit dem Zugrundegehen der polymorphkernigen Leukocyten findet in den ersten Züchtungstagen eine reiche Auswanderung von Lymphocyten und Monocyten statt. Während an den Lymphocyten nur Bewegungserscheinungen beobachtet wurden, die schließlich zum Stillstand kamen, scheinen die Monocyten sich reichlich vermehrt zu haben. Sie liegen in dichten Haufen beieinander. Vom 2. bis 15. Tage der Züchtung an hypertrophieren die Monocyten und erfahren eine Umbildung zu epitheloiden Zellen, Makrophagen und Zellen von fibroblastenähnlichem Charakter. Die fibroblastenähnlichen Zellen sind häufig durch Anastomosen miteinander verbunden, zeigen aber keine wirkliche Gewebebildung. Auch Riesenzellen mit bis zu 3 Kernen wurden beobachtet. In älteren Kulturen von 20—25 Tagen Alter sind alle Zellarten bis auf Makrophagen und epitheloide Zellen und einige wenige Lymphocyten verschwunden. Vom 26. bis 29. Tage an finden sich nur noch außerordentlich große runde Zellen von makrophagenartigem Charakter in der Kultur. Diese Zellart, die auch unter wenig günstigen Züchtungsbedingungen äußerst zäh zu sein scheint, konnten wir bis zu etwa *63 Tagen in Reinkultur am Leben erhalten.*

Vergleichen wir unsere morphologischen Befunde an Kulturen von normalem Menschenblut mit denen, welche *Caffier* an gleichem Material erhoben hat, so finden wir eine ziemliche Übereinstimmung. Über den Ursprung der 3 in gleicher Weise beobachteten Zellformen gehen unsere

Ansichten allerdings auseinander. Während wir auf Grund unserer
Beobachtungen der Meinung sind, daß die epitheloiden Zellen, Makrophagen und fibroblastenähnlichen Zellen von Monocyten abzuleiten
sind und unter sich in enger verwandtschaftlicher Beziehung stehen,
glaubt *Caffier* aus seinen Präparaten schließen zu können, daß alle
beschriebenen Zellformen Abkömmlinge von Mononucleären, polymorphkernigen Leukocyten und Lymphocyten sind. Von anderen Autoren
hat besonders *Maximow* ähnliche Ansichten ausgesprochen. Er fand
bei Züchtung von lymphoidem Gewebe des Kaninchens Verwand-
lung von Lymphocyten in Polyblasten und sah in Kulturen von Blut-
leukocyten des Kaninchens sowohl Monocyten als auch Lymphocyten
sich in Polyblasten umwandeln. *Bloom*, ein Schüler *Maximows*, züchtete aus der sehr monocytenarmen Lymphe des Ductus thoracicus
des Kaninchens Makrophagen und fibroblastenähnliche Zellen aus
Lymphocyten. Es ist aber zu bemerken, daß die Lymphe zwar mono-
cytenarm, aber nicht frei von Monocyten ist, eine Umwandlung aus
den letztgenannten Elementen daher nicht ausgeschlossen werden
kann. *H. Hirschfeld* kam bei seinen Züchtungsversuchen mit leukämischem Blut für die lymphatische Leukämie — bei den myeloischen
Formen liegen die Dinge anders (*Awrorow* und *Timofejewsky, Hirschfeld,
Timofejewsky* und *Benewolenskaja*) — zu dem Ergebnis, daß nur die
vorhandenen Monocyten sich vermehren und Fibroblasten und reti-
culumzellenähnliche Formen aus sich hervorgehen lassen, während die
Lymphocyten sich im wesentlichen passiv verhalten und schließlich
zugrunde gehen. *M. Lewis* leitet in ihren ersten Arbeiten die Makrophagen ausschließlich von Monocyten ab, scheint aber in ihren letzten
Publikationen nicht mehr absolut an dieser Anschauung festzuhalten.

Peroxydasereaktion.

Nachdem wir durch Beobachtung der Vorgänge in der lebenden Kultur und auf Grund der histologischen Befunde an fixierten Präparaten
zu dem Resultat gekommen waren, daß die aus normalem und lymphatischem Blut gezüchteten Makrophagen, epitheloiden und fibroblastenähnlichen Zellen monocytären Ursprungs sind, versuchten wir, ob wir
diesen Befund auch durch andere Methoden beweisen könnten. Es lag
nahe, sich dafür der Peroxydasereaktion zu bedienen. Sie wurde folgendermaßen ausgeführt:

Die in 70proz. Alkohol fixierten Kulturen kamen für eine Stunde unter
Lichtabschluß in ein Gemisch, das hergestellt war aus einigen Körnchen
Benzidin, 4 ccm absol. Alkohol, 6 ccm Aqua dest. und 0,5 ccm 10 Vol.-
Proz. Wasserstoffsuperoxyd. Bekanntlich geben die Lymphocyten nie-
mals die Reaktion, die dagegen bei der Mehrzahl der Monocyten positiv
ausfällt. Alle Zellformen in Kulturen mit positiver Peroxydasereaktion,

welche nicht Granulocyten sind, die übrigens in der Kultur außerordentlich schnell zugrunde gehen, müssen Abkömmlinge der Monocyten sein. Allerdings würde eine negative Peroxydasereaktion nicht. unbedingt gegen diese Abstammung sprechen, da ein Teil der Blutmonocyten ja immer peroxydasenegativ ist. Wir haben die Peroxydasereaktion der Oxydasereaktion vorgezogen, weil letztere überhaupt, besonders aber in Gewebskulturen, technisch schwieriger zu handhaben ist, zumal sie die zur Aufhellung gefärbter Präparate nötigen Reagenzien, Alkohol und Aceton, nicht verträgt.

Da die Anwendung der Methode unter so veränderten Bedingungen, wie sie die Gewebezüchtung gegenüber der bekannten Handhabung in der Hämatologie darstellt, leicht Fehlerquellen mit sich führen konnte, wurden zunächst Kontrollen an frischem Menschen- und Kaninchenplasma, wie es zur Züchtung verwendet wurde, und an 2—3 Tage bebrütetem Plasma ausgeführt. In allen Fällen verlief die Reaktion negativ. Es zeigte sich keine Gelb- oder Braunfärbung, die andeutete, daß bereits im Plasma ein wirksames Ferment enthalten ist.

4- und 6 tägige Kulturen von normalem Blut zeigten dagegen bei einer beträchtlichen Anzahl von Zellen einen positiven Ausfall der Peroxydasereaktion. In Abb. 11 sind solche peroxydasepositiven Zellen abgebildet. Der Kern der runden Zellen ist häufig zur Seite gerückt und das Cytoplasma wird mehr oder weniger von brocken- und schollenartigen, gelb bis gelbbraunen Massen erfüllt. Das Protoplasma ist schwach basophil. Der Kern ist nicht in allen Zellen zu erkennen. Diese Tatsache könnte die Vermutung zulassen, daß es sich hier um absterbende polymorphkernige Leukocyten handelt. Aber die Größe der Zellen liegt weit über dem Durchschnitt, der für polymorphkernige Zellen in der Kultur beobachtet wurde. Es muß sich also entweder um absterbende *Makrophagen* handeln oder um solche, deren Kern durch Farbschollen verdeckt ist. Unter den Zellen, die häufig in Gruppen beieinander liegen, finden sich aber auch stets solche, die keine positive Reaktion zeigen.

Wie aus Abb. 11 hervorgeht, können nicht nur die runden Zellen, sondern auch die aus ihnen hervorgegangenen spindelförmigen, fibroblastenähnlichen Zellen sich der Reaktion gegenüber positiv verhalten. Es scheint dies im Zusammenhang mit den Beobachtungen des vorigen Kapitels ein weiterer Nachweis der engen Beziehung dieser beiden Zellformen jedenfalls in diesem Stadium der Kultur und unter den angewandten Züchtungsbedingungen zu sein.

Da außer den Monocyten auch die polymorphkernigen Leukocyten sich peroxydasepositiv verhalten, lag der Einwand nahe, den positiven Ausfall der Reaktion der phagocytären Tätigkeit der Monocyten zuzuschreiben. Auch *Erdmann* und *Laser*, die die Peroxydasereaktion auf

Zellen der Rattenmilz anwandten, glauben dem positiven Befund an Kulturen, die kurze Zeit gezüchtet wurden, keinen entscheidenden Wert beilegen zu dürfen. Da auch wir glauben, daß in frühen Kulturen die Anwesenheit so vieler zugrundegehender, polymorphkerniger Leukocyten die Beurteilung des Resultats erschwert, wandten wir uns der Untersuchung älterer Kulturen zu. Das Ergebnis war, daß in einer 26 Tage alten Kultur von normalem Blut und in einer 28- und 52 tägigen Kultur von lymphatischer Leukämie positiver Ausfall der Reaktion zu beobachten war. Die 26 und 52 tägigen Kulturen waren im gleichen Medium angesetzt und nicht umgebettet worden. Diese Handhabung schloß die Möglichkeit aus, daß durch fortgesetzte Umbettung ein im Plasma zwar nicht nachweisbares aber vorgebildetes, und erst im Kontakt mit den Zellen wirksames Ferment, den Zellen stets aufs neue zugeführt werden könnte. Die 45 Tage alte Kultur wurde nach 8 tägiger Züchtung geteilt und in ein neues Mensch-Kaninchenplasmagemisch gebracht, nach weiteren 6 Tagen wurde dies wiederholt. Nachdem die Kultur dann für 15 Tage der Ruhe überlassen worden war, kam sie in ein Nährgemisch von Menschenplasma und Protan und wurde nach abermals 16 Tagen der Reaktion mit positivem Erfolg unterworfen. Wir glaubten, daß bei diesem Verfahren und durch das Alter der Kultur, in der im Laufe der Zeit eine Selbstreinigung erfolgt war, die Verdauung der durch Phagocytose aufgenommenen Zellen weit vorgeschritten, wenn nicht bereits beendet sein müßte. Von diesem Zeitpunkt an wäre dann aber der positive Ausfall der Reaktion wieder als ein Reagens für den Nachweis von Monocyten bzw. ihren Abkömmlingen anzusehen, wie sie üblicherweise bei Ausstrichpräparaten angewandt wird. Bei der Annahme, daß die Monocyten befähigt sind, autochthon Peroxydase zu bilden, wäre das Ausbleiben der Reaktion vielleicht mit der Jugend der Zellen zu erklären, die noch nicht befähigt sind, das Ferment zu bilden. Während wir also für die Zellen mit positivem Ausfall der Reaktion einen monocytären Ursprung postulieren müssen, wäre für die mit negativem Ausfall die Zugehörigkeit zu einer anderen Zellart als Ursprungsform nicht ausgeschlossen, wenn auch die weitgehende morphologische Übereinstimmung der peroxydasepositiven und -negativen Zellen einen Hinweis auf ihre Verwandtschaft bilden dürfte.

Zeitliche Formveränderung der Zellen.

Seit *Maximow* begonnen hat, seiner Theorie über die nahe Verwandtschaft zwischen Blut und Bindegewebe mit Hilfe der Gewebezüchtung eine neue Stütze zu geben, und seit es *Carrel* und *Ebeling* gelang, aus Monocytenkulturen des Hühnerblutes spindelförmige Zellen zu züchten, die sie als Fibroblasten bezeichneten, ist die Diskussion über die Natur dieser Zellen in Gang gekommen. Unter anderen Untersuchern, die in

Kulturen von verschiedenartigstem Material ebenfalls fibroblastenähnliche Zellen gefunden haben, ist es vor allem *Maximows* Schüler, *Chlopin*, der diese Zellen für fixe Bindegewebszellen (Desmocyten) hält und sie als spezifisch differenzierte Zellelemente ansieht.

Auch wir konnten an Deckglaskulturen von normalem menschlichen Blut und Blut von lymphatischer Leukämie das häufige Vorkommen dieser fibroblastenähnlichen Zellart beobachten. Um uns nähere Kenntnisse über die Natur dieser spindelförmigen Zellen zu verschaffen, hielten wir die Kulturen Tag und Nacht im Nuttalofen und beobachteten sie lebend. Da unsere technischen Einrichtungen für kinematographische Aufnahmen nicht ausreichten, mußten wir uns darauf beschränken, fortlaufend Photogramme herzustellen. Wir behielten ein bestimmtes Gesichtsfeld unter Beobachtung und sahen, ob und welche Veränderungen die spindelförmigen Zellen durchmachten. In Abb. 10a bis m ist eine solche Aufnahmenserie wiedergegeben. In Abb. 10b (8. Züchtungstag) ist keine der Zellen von 10a (7. Tag), auch nicht bei anderer Einstellung, in ihrer ursprünglichen Lage und Form mehr zu sehen. Ein Teil der spindelförmigen Zellen ist aus dem Gesichtsfeld ausgewandert, ein anderer hat seine Form verändert. In Abb. 10c (9. Tag) sind neue Zellen in das Blickfeld eingewandert. Abb. 10d (11. Tag) enthält eine sehr langgestreckte Zelle, die zunächst den Eindruck eines Fibroblasten macht; aber auch sie verändert ihre Form und Lage und ist schon am 13. Tage, vgl. Abb. 10e, nicht mehr zu sehen. Nicht anders verhalten sich die fibroblastenähnlichen Zellen aus Abb. 10f (14. Tag) und Abb. 10g (16. Tag) und Abb. 10h (17. Tag). Da am 18. und 20. Tage Abb. 10i und 10k fast nur noch runde Zellen im Blickfeld gefunden wurden, suchten wir eine neue Stelle in der Kultur auf. Abb. 101 (22. Tag) und 10m (23. Tag) zeigen neben einer runden Zelle dicht bei der Mitte und einer zugrundegehenden Zelle 2 dicht nebeneinanderliegende spindelförmige Zellen, aber auch sie sind am 24. Tage mehr zur Seite gewandert und haben sich abgerundet.

Wir hatten Gelegenheit, nicht nur die Amoeboidität dieser Zellart zu beobachten, wir trafen sie auch in lebhafter Phagocytose an. Fügt man zu diesen Merkmalen noch die Beobachtung, daß die Zellen keine Tendenz zur Gewebsbildung zeigen, so wird es evident, daß wir es hier in keinem Fall mit echten Fibroblasten, diesen irreversiblen Endgliedern einer hohen Differenzierung, zu tun haben können. Wohl aber sprechen alle beschriebenen Merkmale dafür, daß es sich hier um Makrophagen handelt, deren Bewegungsformen von *Carrel* und *Ebeling* ausführlich beschrieben worden sind. Zudem wäre keine Fibroblastenkultur fähig, so lange Zeit in einem Medium ohne Nährzusätze am Leben zu bleiben. Makrophagen aber sind auf Grund ihrer Fähigkeit, ihr Cytoplasma aus gewissen Teilen des Serums und Blutplasmas aufzubauen, dazu in der Lage. Ob diesen Makrophagen des menschlichen Blutes die Fähigkeit eigen ist, sich unter anderen Zuchtbedingungen in gewebebildende Elemente umzuwandeln, wie *Fischer* es bei Hühnermakrophagen und *de Haan* bei Bauchhöhlenexsudat vom Kaninchen gesehen hat, können wir noch nicht entscheiden.

Daß sich bei der Züchtung von Monocyten entstandene Zellverbände wieder lösen können und daß die umgewandelten Zellen sich wieder in Monocyten zurückverwandeln, gibt auch *Haagen* an. Er führt das auf die Verflüssigung des Mediums zurück, die aber in unseren Kulturen nicht eintrat. Zudem beobachteten wir ja einen ständigen Wechsel zwischen abgerundeten und fibroblastenähnlichen Zellen.

Auf Grund unserer Beobachtungen glauben wir mit Sicherheit sagen zu können, daß es sich bei der Bildung der spindelförmigen Zellen in unseren Kulturen um keine Differenzierung, sondern um eine reversible *Transformation* handelt. Wir sind mit *Lewis* und *Lewis* der Ansicht, daß die fibroblastenähnlichen Zellen und die beiden anderen früher beschriebenen Zellformen als verschiedene Stadien des gleichen Zelltypus aufzufassen sind.

Zusammenfassung.

Die Züchtung von normalem und lymphatischem Blut des Menschen hat kurz die folgenden wichtigsten Resultate ergeben:

1. Die Blutzellen normaler Menschen und an lymphatischer Leukämie erkrankter verflüssigen das Züchtungsmedium nicht.

2. Die Monocyten sind die Ursprungsform, aus der Makrophagen, epitheloide und fibroblastenähnliche Zellen hervorgehen.

3. Der positive Ausfall der Peroxydasereaktion bei Monocyten, Makrophagen und fibroblastenähnlichen Zellen beweist die Verwandtschaft dieser Zellen.

4. Die Lebendbeobachtung der fibroblastenähnlichen Zellen ergab, daß sie bei der von uns angewandten Methodik nur eine Transformation der Makrophagen darstellen und keine spezifisch differenzierten Zellelemente sind.

Literaturverzeichnis.

Awrorow und *Timofejewsky* (1914), Virchows Arch. f. pathol. Anat. u. Physiol. **216**, S. 184. — *Bloom* (1927), II. Zentralbl. f. allg. Pathol. u. pathol. Anat. **40**, S. 3. — *Caffier* (1927), Arch. f. exp. Zellforsch. **4**, S. 419. — *Carrel* und *Ebeling* (1922), Journ. of exp. med. **36**, S. 365. — *Carrel* und *Ebeling* (1923), Journ. of exp. med. **38**, S. 513. — *Carrel* und *Ebeling* (1926), Journ. of exp. med. **44**, S. 285. — *Chlopin* und *Chlopin* (1925), Arch. f. exp. Zellforsch. **1**, S. 193. — *Erdmann, Eisner, Laser* (1926), Arch. f. exp. Zellforsch. **2**, S. 361. — *Fischer* (1925), Cpt. rend. des séances de la soc. de biol. **92**, S. 109. — *Fischer* (1927), Gewebezüchtung, München. — *Fischer* (1927) Arch. f. exp. Zellforsch. **3**, S. 345. —

Haagen (1928), Dtsch. med. Wochenschr. **54**, S. 92. — *de Haan* (1927), Arch. f. exp. Zellforsch. **3**, S. 219. — *de Haan* (1927), Bull. d'histol. appliquée **4**, 8, S. 293. — *Hirschfeld* (1927), Folia haematol. **34**. — *Laser* (1927), Klin. Wochenschr. **6**, Nr. 15, S. 698. — *Lewis, W. H.*, und *Webster* (1921), Journ. of exp. med. **33**, 2, S. 261. — *Lewis, W. H.*, und *Webster* (1921), Journ. of exp. med. **33**, 3, S. 349. — *Lewis, W. H.*, und *Webster* (1921), Journ. of exp. med. **34**, 4, S. 397. — *Lewis, M. R.* (1925), Americ. journ. of pathol. **1**, 1, S. 91. — *Lewis, M. R.*, und *Lewis, W. H.* (1925), Journ. of the Americ. med. assoc. **84**, 1, S. 798. — *Lewis, M. R.*, und *Lewis, W. H.* (1926), Contribution to Embryolog. Carnegie Inst. Washington Nr. 96, S. 97. — *Maximow* (1922), Arch. f. mikroskop. Anat. **96**, 4, S. 494. — *Maximow* (1923), Arch. f. mikroskop. Anat. **97**, 3, S. 283. — *Maximow* (1923), Arch. f. mikroskop. Anat. **97**, 3, S. 314. — *Maximow* (1925), Klin. Wochenschr. Nr. 31, S. 1486. — *Maximow* (1927), Proc. of the soc. exp. biol. a. med. **24**, S. 570. — *Timofejewsky* und *Benewolenskaja* (1927), Virchows Arch. f. pathol. Anat. u. Physiol. **263**, 3, S. 719.

Anhang.

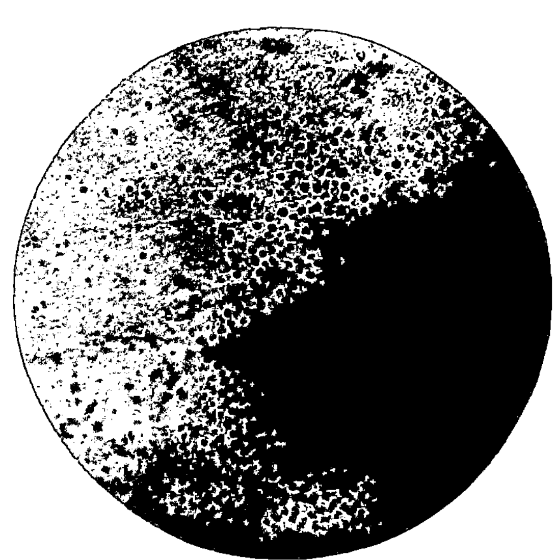

Abb. 1. Normales Menschenblut, 4 Tage gezüchtet, lebend photographiert. Lymphocyten und Monocyten beherrschen den Zellhof um das Explantat. Vergr. 1:80.

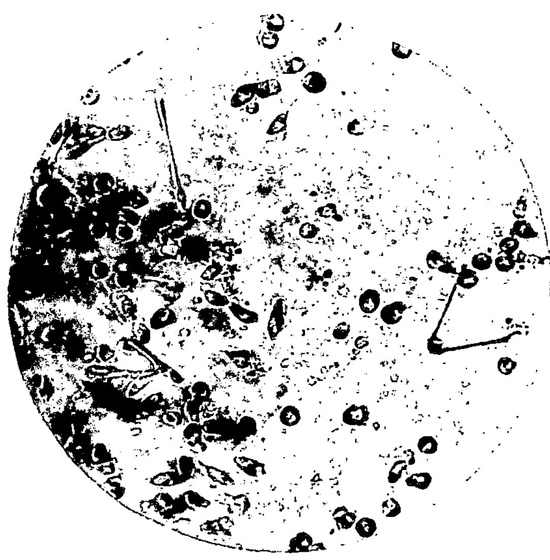

Abb. 2a. Normales Menschenblut, 6 Tage gezüchtet, lebend photographiert. Umwandlung von Monocyten in Makrophagen, epitheloide und fibroblastenähnliche Zellen. Vergr. 1:180.

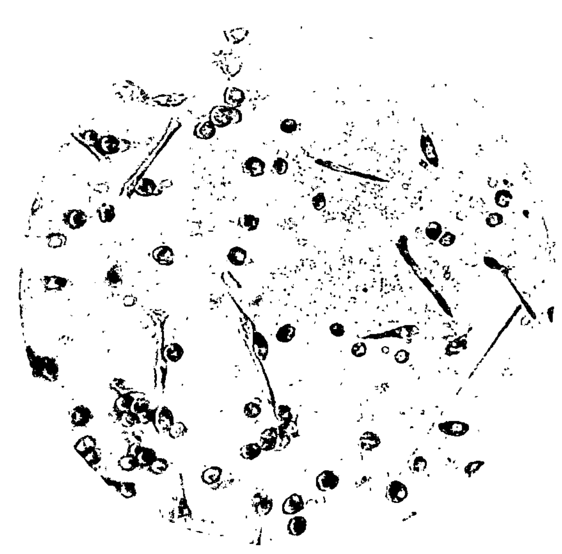

Abb. 2 b. Wie Abb. 2 a. Vergr. 1:180.

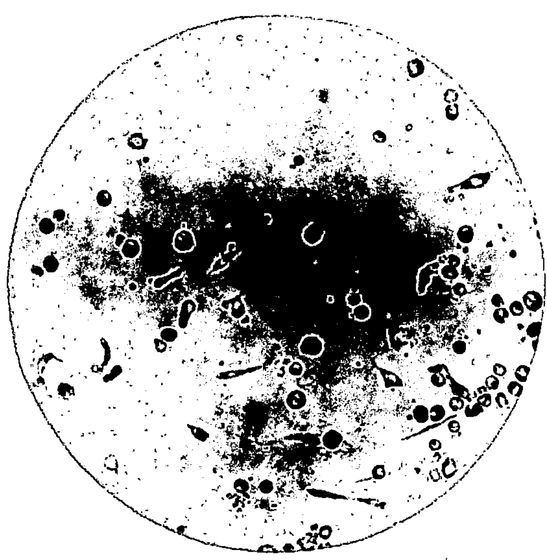

Abb. 2c. Wie 2a. Vergr. 1:110.

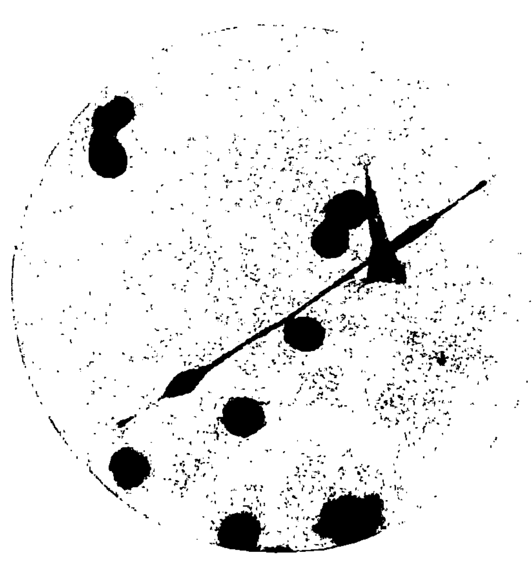

Abb. 2d. Dieselbe Kultur wie in a) b) c), gefärbtes Präparat. Vergr. 1:560.

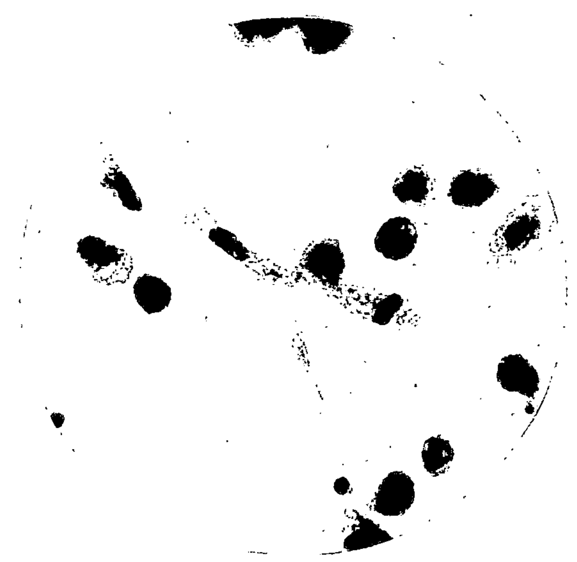

Abb. 2e. Wie Abb. 2d. Vergr. 1:800.

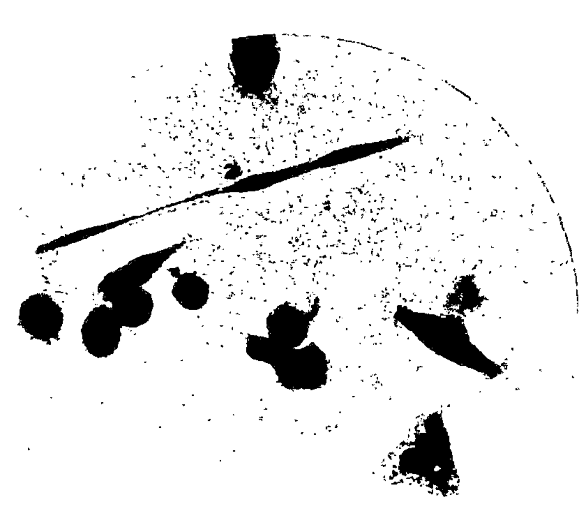

Abb. 2f. Wie Abb. 2d. Vergr. 1:560.

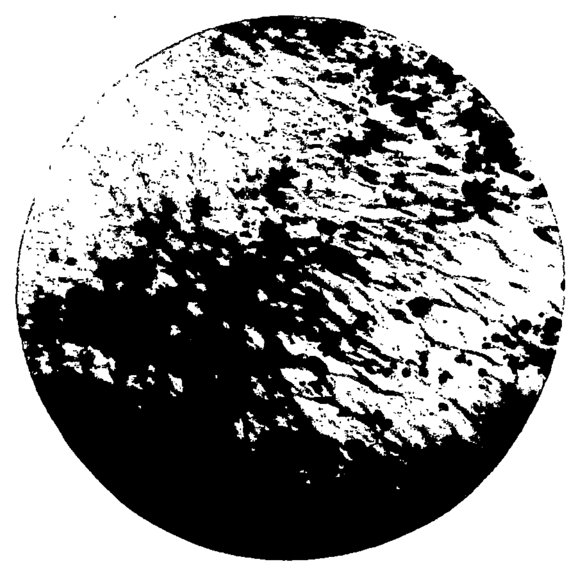

Abb. 3a. Normales Menschenblut, 5 Tage gezüchtet, gefärbtes Präparat, dichtes Wachstum von fibroblastenähnlichen Zellen. Vergr. 1:140.

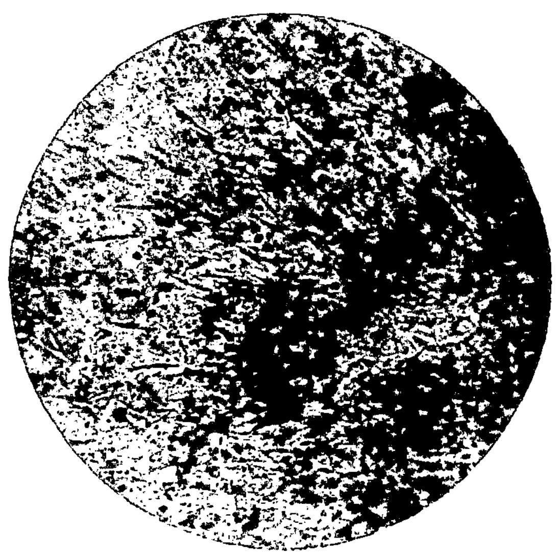

Abb. 3b. Wie Abb. 3a. Lebend photographiert. Vergr. 1:190.

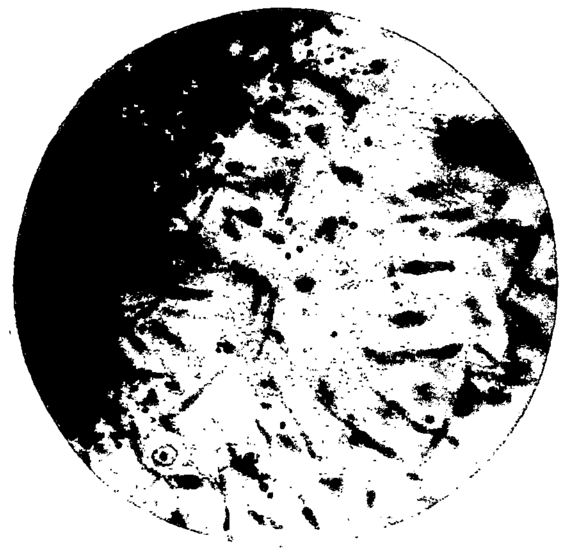

Abb. 3c. Dieselbe Kultur wie in a) bei stärkerer Vergrößerung. Die Zellen liegen einzeln und bilden keine Gewebe. Vergr. 1:230.

Abb. 4. Normales Menschenblut, 8 Tage gezüchtet, gefärbtes Präparat. Vergr. 1 : 140.

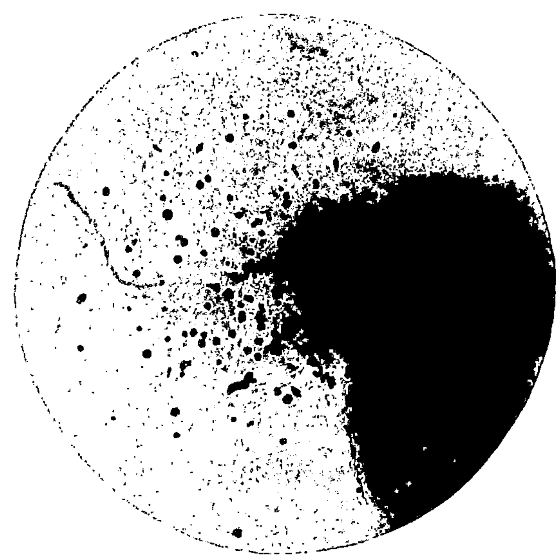

Abb. 5a. Normales Menschenblut, 26 Tage gezüchtet, alle Zellen haben sich abgerundet, einige
sterben ab. Gefärbtes Präparat. Vergr. 1:60.

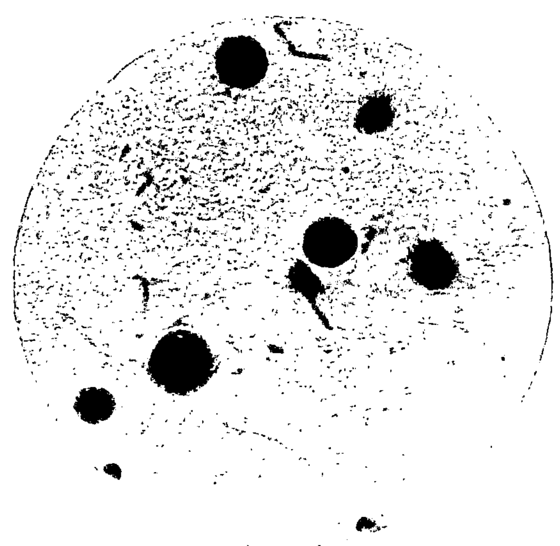

Abb. 5b. Wie Abb. 5a) bei stärkerer Vergr. 1:380.

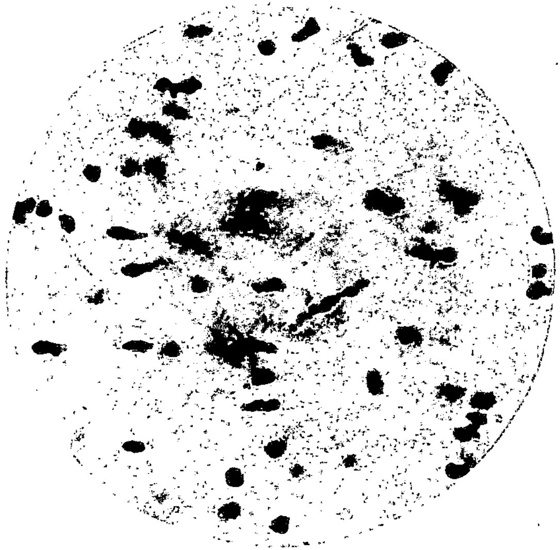

Abb. 6a. Blut von lymphatischer Leukämie, 5 Tage gezüchtet. Längsstreckung und Pseudopodienbildung der Lymphocyten. Gefärbtes Präparat. Vergr. 1:380.

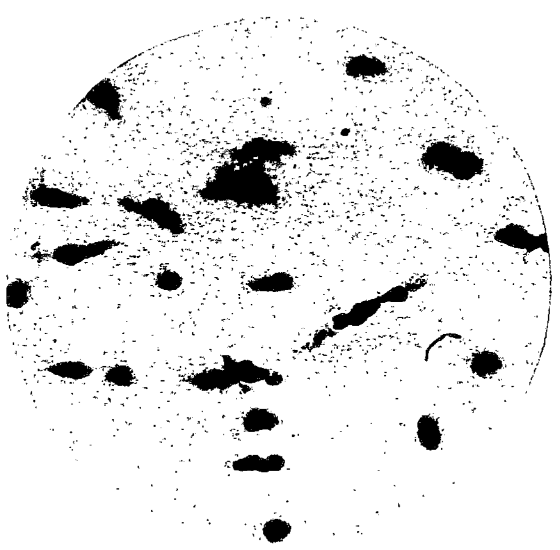

Abb. 6b. Dieselbe Kultur wie in a) bei stärkerer Vergrößerung. Vergr. 1:600.

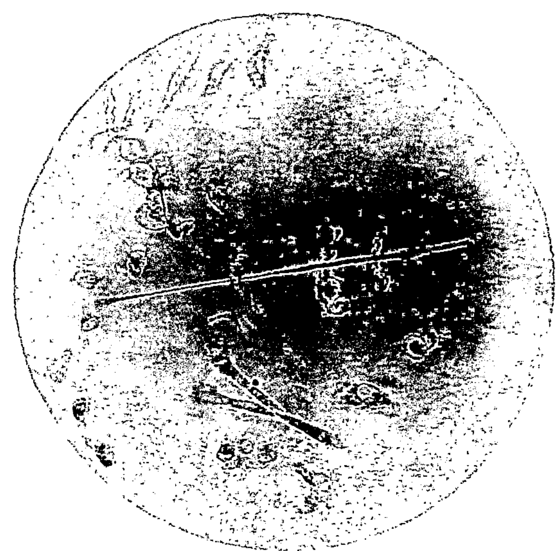

Abb. 7a. Blut von lymphatischer Leukämie, 8 Tage gezüchtet. Makrophagen mit hier nur schwach erkennbarer undulierender Membran, eine sehr langgestreckte fibroblastenähnliche Zelle. Lebend photographiert. Vergr. 1:160.

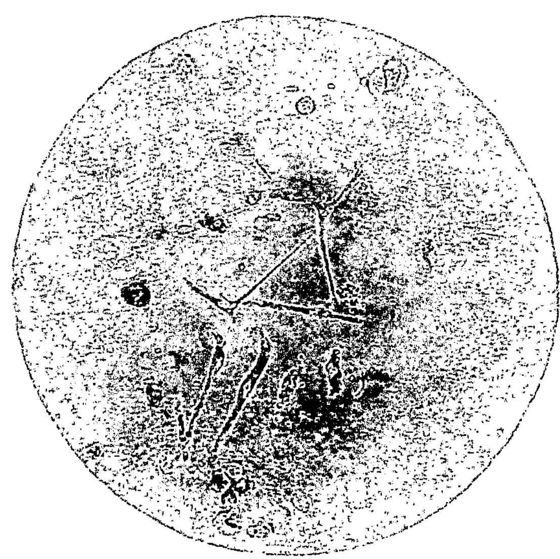

Abb. 7b. Dieselbe Kultur wie in a), lebend photographiert, zeigt Zellanastomosen. Vergr. 1:160.

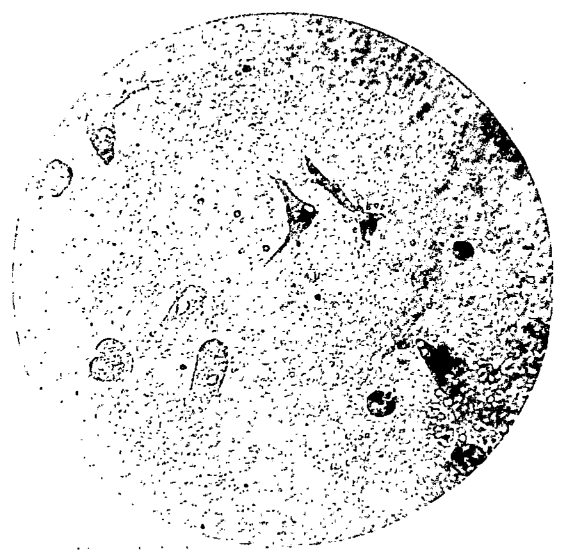

Abb. 8. Blut von lymphatischer Leukämie, 21.Tage gezüchtet, sehr große epitheloide Zellen, lebend photographiert. Vergr. 1:190.

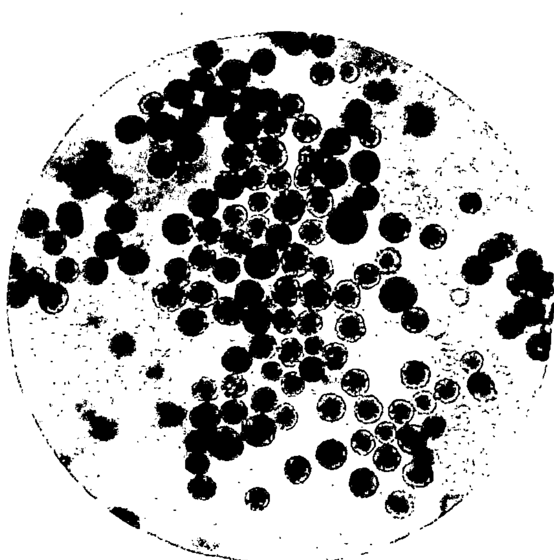

Abb. 9. Blut von lymphatischer Leukämie, 29 Tage gezüchtet, lebend photographiert. Das Explantat hat sich völlig aufgehellt und große Makrophagen aus sich hervorgehen lassen. Vergr. 1:140.

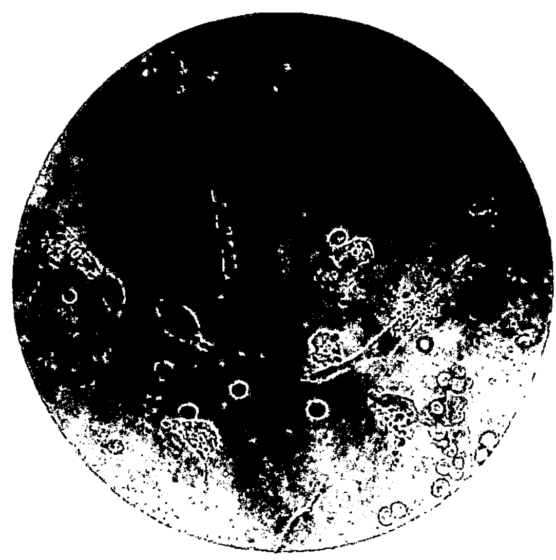

Abb. 10a. Blutkultur von lymphatischer Leukämie, lebend photographiert. 7 Tage alte Kultur.
Vergr. 1:90.

Abb. 10 a—10 m zeigt immer dasselbe Gesichtsfeld einer Kultur von lymphatischer Leukämie.
An aufeinanderfolgenden Züchtungstagen photographiert.

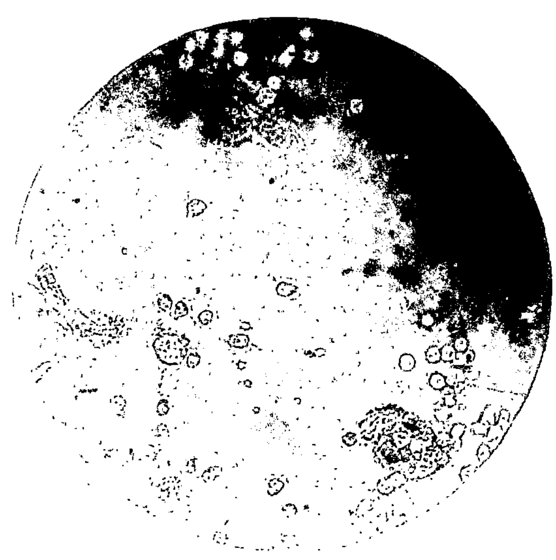

Abb. 10 b. Wie Abb. 10 a. 8 Tage alte Kultur.

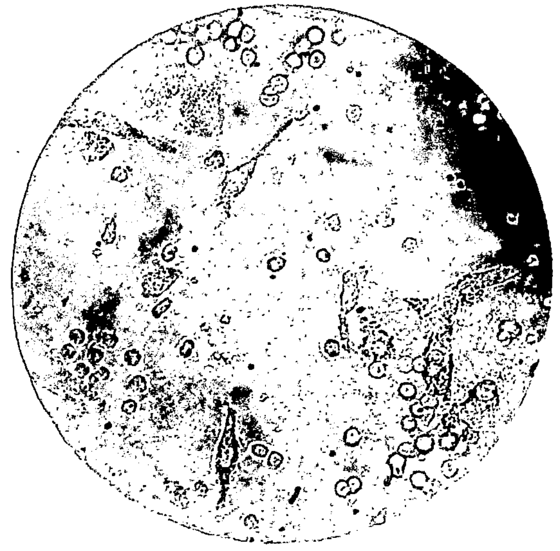

Abb. 10 c.   Wie Abb. 10 a.   9 Tage alte Kultur.

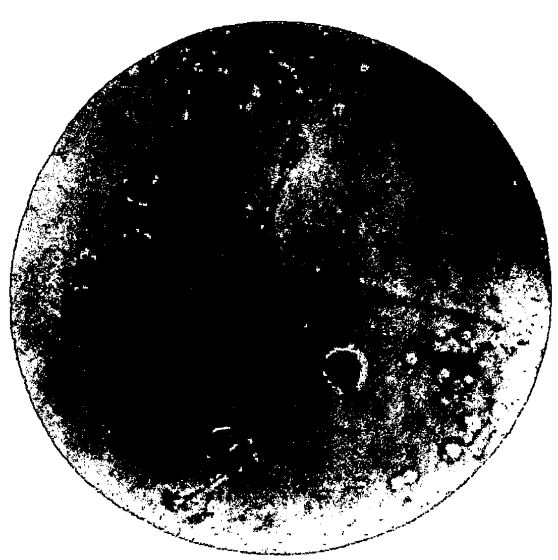

Abb. 10 d.   Wie Abb. 10 a.   11 Tage alte Kultur.

Abb. 10e. Wie Abb. 10a.. 13 Tage alte Kultur.

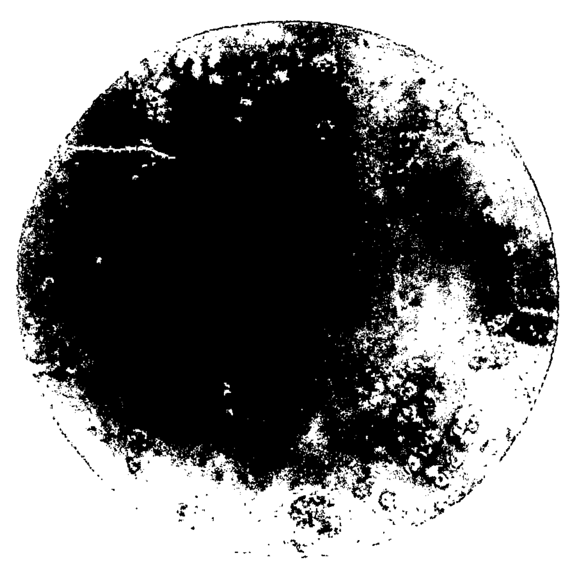

Abb. 10f. Wie Abb. 10a. 14 Tage alte Kultur.

Abb. 10g.   Wie Abb. 10a.   16 Tage alte Kultur.

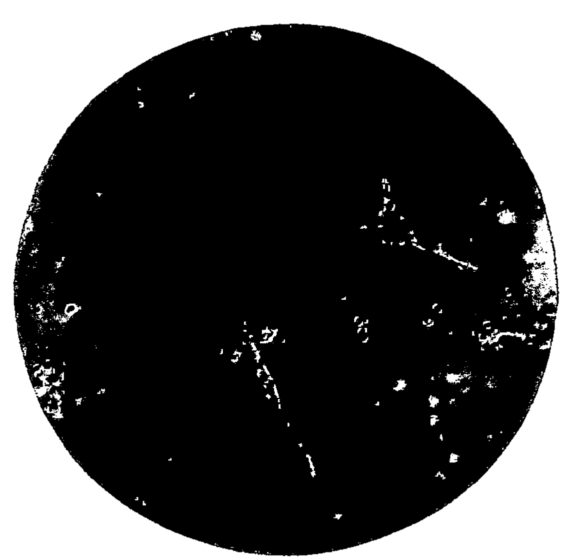

Abb. 10h.   Wie Abb. 10a.   17 Tage alte Kultur.

　　　　H. Hirschfeld und E. Klee-Rawidowicz:

Abb. 10i. Wie Abb. 10a. 18 Tage alte Kultur.

Abb. 10k. Wie Abb. 10a. 20 Tage alte Kultur.

Abb. 10 l. Wie Abb. 10a. 22 Tage alte Kultur.

Abb. 10 m. Wie Abb. 10a. 23 Tage alte Kultur.

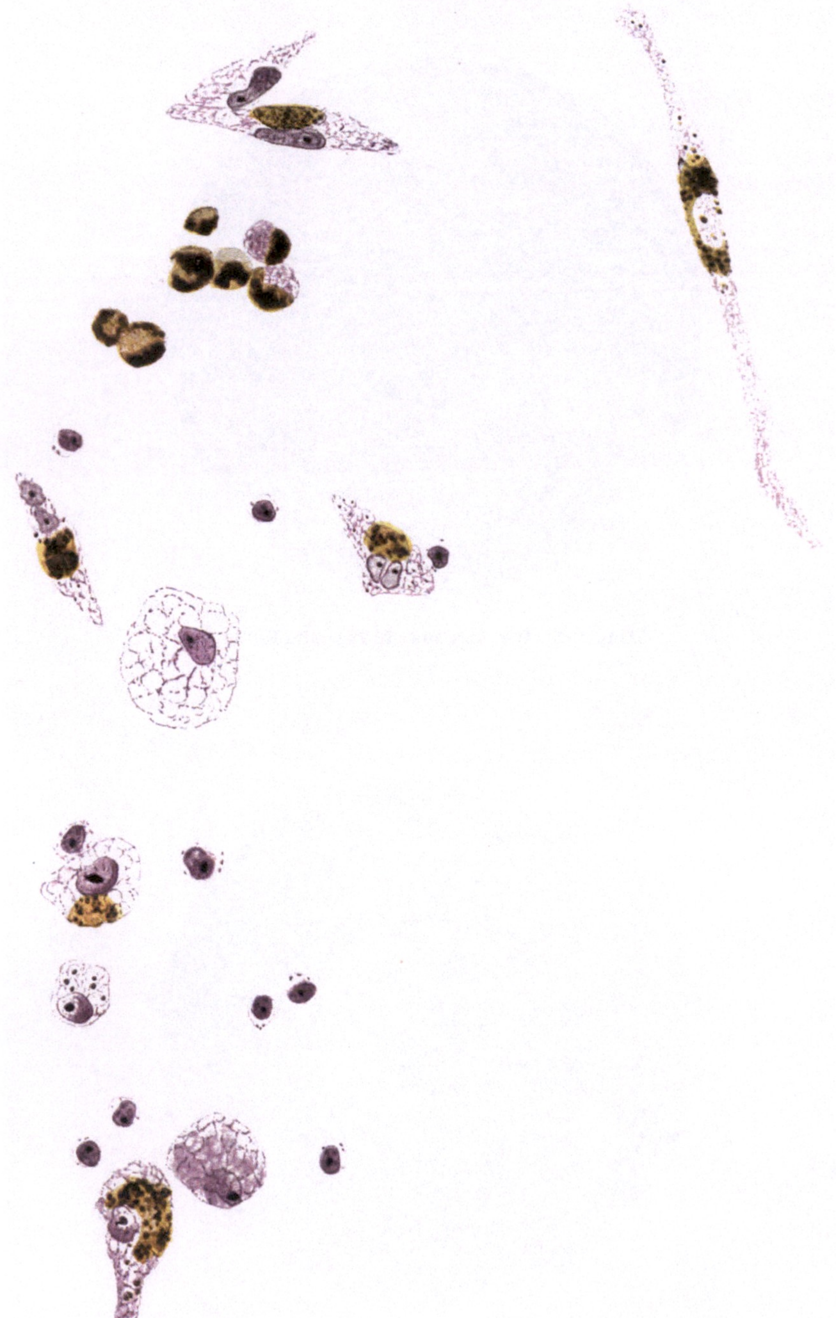

Abb. 11. Peroxydase-positive Zellen aus einer 6tägigen Kultur von normalem Menschenblut
Vergr. 1 : 1040.